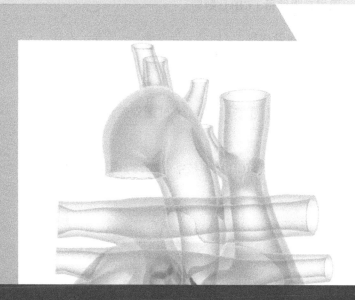

新编心血管内科学

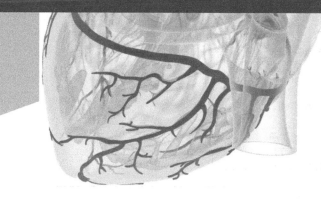

主编 杨慧宇等

U0346739

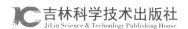

吉林科学技术出版社
JiLin Science & Techonlogy Publishing House

图书在版编目（CIP）数据

新编心血管内科学 / 杨慧宇等主编 . —长春：吉林
科学技术出版社，2023.7
ISBN 978-7-5744-0533-2

Ⅰ.①新… Ⅱ.①杨… Ⅲ.①心脏血管疾病—诊疗
Ⅳ.①R54

中国国家版本馆CIP数据核字（2023）第103713号

新编心血管内科学

主　　编	杨慧宇等
出 版 人	宛　霞
责任编辑	李　征
封面设计	吴　迪
制　　版	吴　迪
幅面尺寸	185mm×260mm
开　　本	16
字　　数	370 千字
印　　张	15
印　　数	1-1500 册
版　　次	2023年7月第1版
印　　次	2024年1月第1次印刷

出　　版	吉林科学技术出版社
发　　行	吉林科学技术出版社
地　　址	长春市福祉大路5788号
邮　　编	130118
发行部电话/传真	0431-81629529 81629530 81629531
	81629532 81629533 81629534
储运部电话	0431-86059116
编辑部电话	0431-81629518
印　　刷	廊坊市印艺阁数字科技有限公司

书　　号	ISBN 978-7-5744-0533-2
定　　价	104.00元

《新编心血管内科学》编委会

主　编

前　言

当前,我国心血管疾病患病人数已达 2.9 亿,心血管疾病病死率居首位,占居民疾病死亡构成的 40%以上,心血管疾病已成为威胁我国城乡居民生命及健康的主要疾病之一。心血管疾病的医疗、预防与保健已成为我国政府、医疗机构和广大民众共同关注的热点问题。心血管内科面临患者多、急难重症多、病情变化快等诸多压力,要求心血管内科医师在较短的时间内做出初步诊断与正确处理。因此,心血管内科医师必须具备扎实的基础,丰富的临床经验,还需要熟练掌握心血管疾病诊治程序及关注心血管领域发展前沿,这也正是我们编写本书的目的。

本书系统介绍了常见心血管疾病的临床诊治及实用技术,主要内容包括心脏电生理检查、冠心病、心力衰竭、心律失常、高血压等。针对每种疾病,分别从病理生理、诊断、治疗和预后等方面进行了深入的探讨。本书内容全面、资料新颖,注重临床实践,力求简明扼要,解决临床实际问题,同时反映当前心血管内科领域的前沿水平,对工作在临床一线的心血管内科低年资医师、进修医师有所帮助,也可作为心血管内科相关专业医学院校师生的参考书。

鉴于编者时间和水平有限,加之心血管疾病进展日新月异,本书中疏漏之处在所难免,需要在今后的医疗实践中不断补充和完善,恳请广大读者不吝批评指正。

编　者

目　录

第一章　心脏电生理检查

第一节　心腔内心脏电生理检查

心腔内心脏电生理检查是一种创伤性检查,与食管心脏电生理检查相似,但其更为精确、全面,是临床上用于诊断异常和复杂性心电现象的一种常规手段。通过各种导管技术来同步记录心脏不同部位和各种异常的电活动信号,同时分析心电信号的特征,提供关于心律失常和异常电现象的发生机制、准确诊断、治疗方法选择和预后判断等方面的重要依据。心腔内心脏电生理的检查还有助于筛选有效的抗心律失常药和作为永久性心脏起搏器的适应证选择和恰当的功能参数选定。自从 20 世纪 80 年代开始,心腔内心脏电生理检查发展很快,尤以经导管射频消融技术治疗心动过速发展更加迅速。因此,现代心腔内心脏电生理检查已不限于开始时所赋予的"检查"含义,而是成为对心律失常的一种可信的诊断方法、实用的研究工具和有效的根治手段。

一、心导管室的设置

心腔内心脏电生理检查技术至今尚无满意的无创性检查方法可以替代。心腔内心脏电生理检查是一项相当安全的检查方法。当然不可否认的是,心脏电生理检查仍然是一项复杂的有创性检查技术,尤其是同时进行治疗时,持续时间可能会较长,而且在检查过程中可能诱发致命的心律失常和(或)其他严重并发症,因此,心导管室需要满足一定的基本要求和配备一定的设备。

1.必须严格消毒无菌。因为在操作过程中需要对静脉或动脉进行穿刺或切开,而且需要将各种导管(标测和治疗导管)经由血管送至心脏的各个不同部位,在需要长时间操作时显得更为重要。

2.必须足够大。此室内需放置各种必需的检查仪器设备和急救所需用的设备和药品,此外,还应有允许相关工作人员进出的充分的活动空间,甚至在发生意外事件或紧急情况时,必须具备进行急救工作时所需空间。

3.必需的仪器和特殊器材。适当的仪器设备对电生理检查是必需的。诸如多导电生理记录仪、程序刺激仪、配有影像增强仪的单向或双向(更佳)可转动的 C 形臂 X 线造影机(DSA),它能自不同的角度(后前位,左、右斜位和侧位)进行透视,最好也能摄片(包括视频摄片)。除此以外,直流电心律转复除颤器(简称除颤器)是必备的仪器,并放在患者附近,充好电,随时可用。心导管室必须备有静脉输液泵和运送患者时的心电监视器。各种必需的导管、鞘管、钢丝、穿刺针及各种连线等也是不可缺少的物件。此外,射频导管消融技术自 20 世纪 90 年代以来已广泛在临床应用,且大多数心脏电生理检查目的都是进行射频导管消融的基础检查,因此,设置心导管室时必须把进行射频导管消融术所必需的仪器和器材要求考虑在内,即包括有射频消融仪、临时和永久起搏器及各种规格的消融导管等。如条件许可的大中心或医院还应必备三维标测仪(如 Carto 系统、Ensite 系统及磁导航系统等)。

4.各种常规急救药品、氧气、简易呼吸器和气管插管等都应该是必备的,并随时可用。进行电生理检查的小组成员,都必须经过训练能在紧急情况发生时熟练而有秩序地进行抢救工作,有明确的分工,而又密切配合。

5.必须具备有一定数量的专业和技术人员,至少应包括 2 名医师、1 名护士和 1 名技术员,他们应具有一定经验和有献身精神。此外,还要一位麻醉医师做好准备,随时可以提供帮助。小组中每位成员都有其重要的职责,最重要的是一位全面负责的医师,对整个电生理检查过程负责。他应当是从事心电生理专业的心内科医师(主任医师或副主任医师),具有临床电生理、心律失常方面的丰富知识;熟悉抗心律失常药的临床药理学,并能够使用心脏起搏技术;能够对在检查过程中记录的同步体表和心腔内心电图做出及时和准确的解释,使一次检查完成所需资料的收集,完成预定的检查目的;能够在检查过程中及时发现新情况、新线索,即时做出判断,修改检查方案,包括及时发现并发症,即刻果断处理。另一位医师是主要助手,负责放置和操纵各种所需的心导管或电极导管,进行心内膜标测和程序刺激。护理人员和技术人员对完成一次安全和成功的电生理检查也十分重要,应熟悉心导管室内所有的仪器和设备操作,能熟练进行心肺复苏术,工作职责主要包括对生命体征的监测,以及在检查过程中记录医师的各种操作步骤、测量资料数据。医师、护理人员和技术人员所组成的小组应当是配合默契的一个整体。

二、电极导管置入术

1.血管途径　在电生理检查的操作过程中首先是常规消毒和铺巾后,再以 1% 利多卡因局部麻醉,选择适合的血管途径,采用经皮血管(股静脉、贵要静脉、锁骨下静脉及颈内静脉等)穿刺的方法自上肢或下肢的血管将电极导管放置于相应心腔部位。经皮穿刺法的优点是快速,疼痛较轻,穿刺血管(静脉或动脉)经数天即可修复。愈合后的血管再次进行电生理检查时仍可利用。直接暴露和切开静脉的方法目前仅偶尔在上肢使用。电生理检查一般在清醒患者(国外部分心导管室采用深度睡眠法)进行。对一些特殊患者或儿童,可以用地西泮或同类药。已经证明地西泮没有任何电生理作用。

(1)股静脉穿刺:股静脉是临床上最常见的穿刺部位,且左、右侧股静脉都可采用。习惯上自右侧股静脉插管比较容易,因为大多数术者是以右手操作为主的,但在国外也有部分心导管室常先利用左侧股静脉,而右侧股静脉保留给治疗时或特殊导管操作时用。首先应在腹股沟部做好皮肤准备,常规消毒铺巾,局部麻醉后,左手指在腹股沟韧带下方 1~2cm 处触摸股动脉搏动,股静脉在股动脉内侧 0.5~1.0cm 处,两者的走向平行,用尖刀片在皮肤做一小切口或直接用穿刺针穿刺,将带有少量生理盐水的注射器连接于穿刺针尾部的插孔后,穿刺针沿股动脉平行的方向进针到底或碰到盆骨后,术者用左手稳固穿刺针,用右手缓慢地后撤穿刺针和保持负压状态的注射器。一旦穿刺针位于静脉内,注射器内就可见流畅的回血,此时,术者用左手固定穿刺针,右手卸去注射器,然后经由穿刺针插入头部可弯曲的导引钢丝。钢丝进入过程应无阻力,如果遇到阻力,应拔出钢丝,重新接上注射器,再次缓缓转动或后撤穿刺针,直到再次看见流畅的回血再次插入导引钢丝;如钢丝仍不能顺利进入,则拔出穿刺针,并局部按压2~3分钟止血,然后进行再一次穿刺。一旦钢丝顺利地进入静脉,便可撤出穿刺针,术者用右手拇指和示指操纵钢丝,轻压穿刺处,以适当大小的扩张管和套管沿着钢丝以旋转的方式进入静脉。注意在这个过程中,导引钢丝必须有一段暴露在扩张管、套管的尾部之外。然后,撤出钢丝和扩张管,只有套管留在静脉内供电极导管插入(图1-1)。由于电生理检查常常需要放置多根电极导管,故一根股静脉需要放入2~3根电极导管,各穿刺点间应相隔1~2cm。有时,左、右侧股静脉都需经皮穿刺插入电极导管。应当注意电极导管的粗细应与套管的内径相匹配。

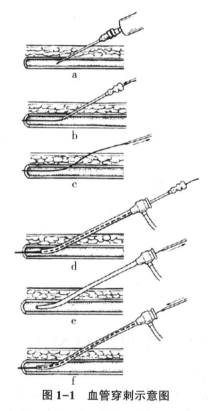

图1-1 血管穿刺示意图

a.穿刺针进入血管;b.从针尾送钢丝进入血管;c.撤出穿刺针;d.沿钢丝送入套管和扩张管;e.撤出扩张管和钢丝;f.经套管送入需要导管。

经皮穿刺股静脉插入导管的禁忌证:①急性或慢性髂、股静脉血栓性静脉炎;②严重的外周血管病变;③局部有皮肤病或外伤;④不能触摸到股动脉搏动可作为相对禁忌证;⑤局部血管畸形。

在进行电生理检查过程中,需要持续的肝素化,因为肝素化后发生出血并发症罕见(除非原有凝血功能异常),仅仅可能会导致压迫止血时间稍长,如果不肝素化,有可能发生栓塞。一般认为对经静脉插管检查的患者,先给予肝素冲击量 2 000U,继以每小时 1 000U。在经动脉插管进行电生理检查者,用肝素 3 000U 为冲击量,继以每小时1 000U, 国外学者多根据实测凝血酶原时间来调节。

(2)锁骨下静脉穿刺:在单纯的电生理检查中很少用到此法,当然如果股静脉发生意外,不能穿刺或出现并发症且又必须检查,此时,锁骨下静脉穿刺途径可以作为首选。必须注意的是,锁骨下静脉穿刺术虽然不难,成功率也高,但国内外有发生严重并发症甚至引起患者死亡的报告。

操作方法(图1-2):局部麻醉后,以尖刀片在锁骨中部或中外 1/3 处皮肤做一小切口,经由伤口插入穿刺针。此时针应与锁骨垂直,进入锁骨下后改将进针方向指向胸锁关节,边进针边回抽注射器形成负压,一旦穿刺针位于静脉内,注射器内就可见流畅的回血。术者一面用左手固定穿刺针,一面用右手卸去注射器。然后经由穿刺针插入头部可弯曲的导引钢丝。钢丝进入过程中不应遇到阻力。如果遇到阻力,应拔出钢丝,重新接上注射器,再次缓缓进入或后撤穿刺针,直到再次看见流畅的回血,插入导引钢丝,必要时在 X 线导引下钢丝进入静脉,而后撤出穿刺针,送入扩张管和套管,最后撤出扩张管和钢丝,送入电极导管。

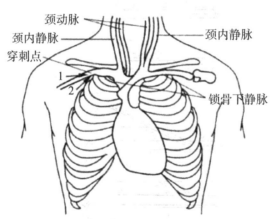

图1-2 锁骨下静脉的解剖关系和穿刺示意图

(3)颈内静脉穿刺:近年有些学者的经验表明,经皮穿刺颈内静脉插管是安全可行的。其定位标志明确而固定,且插管并发症发生率低于锁骨下静脉途径。解剖学结构显示颈内静脉起源于颅骨基底部,下行进入颈鞘,后者还含有颈动脉和迷走神经。颈内静脉在其起始部位于更表浅的颈动脉外侧,但到其终末部分与锁骨下静脉交汇点上方一段时,颈内静脉便走行至颈动脉外侧稍前。颈内静脉下段位于锁骨与胸锁乳突肌、锁骨头形成的三角内,颈内静脉最好的穿刺部位亦是此三角。在胸骨靠锁骨端后面,颈内静脉与锁骨下静脉汇合形成无名静脉。

操作方法:经颈内静脉套管插管有多种基本径路,常用的有低位外侧径路穿刺。当然左、右颈内静脉均可用于穿刺插管。一般习惯选用右侧颈内静脉。可用小号注射针在锁骨中点上方 3~4cm 处和胸锁乳突肌外侧缘 1~3cm 处定位颈内静脉。1%利多卡因局部麻醉后用刀片在穿刺部位做一小切口(这一步亦可在插入导引钢丝后进行),使带注射器的穿刺针与胸锁乳突肌锁骨头外缘平行,针尖朝脚侧,与前额面成30°夹角并指向同侧乳头。穿刺皮肤,在保持注射器一定负压下进针,直到血液通畅流入注射器。如果第一次进入颈内静脉不成功,应在持续抽吸注射器下撤回穿刺针,然后将针尖指向外侧5°~10°后再进针;如仍未进入静脉,可使穿刺针与矢状面再平行些进针,但不要将穿刺针指向正中线,与矢状面交叉成角,以免刺入颈动脉。如可能令患者做 Valsalva 动作有助于扩张静脉,使穿刺成功率增加。在静脉血顺利流入注射器后,通过穿刺针插入适当粗细导引钢丝的柔软端,送入10~15cm后撤出穿刺针,通过导丝送入导管引导管组件,从套管中一起拔出扩张管和导丝,抽吸并用肝素水冲洗套管,然后通过套管送入导管并放至所需部位。

需要注意的是:①在钢丝进入血管后最好在透视的帮助下观察其径路然后再送套管;②应尽量使用带有密封装置的套管;所有接头部位都应可靠密封,并避免在肺过度膨胀时向颈内静脉插管,以减少气胸的危险;③误穿颈动脉后应立即撤出穿刺针并在穿刺点中等度加压5~10分钟,以控制出血,此时,不推荐再穿刺对侧颈内静脉,以免对侧也发生误穿,累及患者呼吸道,尽管有极少数因误穿引起死亡的报道,但大多数颈动脉误穿无危险,不需特殊处理;④对老年患者尤其有动脉粥样硬化的老年人,即使轻度压迫颈动脉也会导致神经损伤,故应选用其他穿刺部位。当然也有应用超声技术来帮助定位,提高穿刺成功率。

2.电极导管的放置 在进行心脏电生理检查时通常需要将电极导管分别放置在高位右心房侧壁、右心室心尖部、冠状静脉窦和希氏束区域(图1-3)。在特殊情况下,需要在心腔内其他一些部位放置电极导管,如为评估心房激动顺序,明确心动过速诊断,除在高位右心房和冠状静脉窦内放置电极导管外,有时需要放置一根电极导管于右心房侧壁(现在常用界嵴专用电极导管),或还有需要在三尖瓣环放置 Halo 电极导管和在肺静脉口放置 Lasso 标测电极导管等。此外,还应建立一条外周静脉通道,以方便药物输送。若在电生理检查时需直接监测动脉血压和测定药物血清浓度而需抽取血标本,还应建立一条动脉通道。

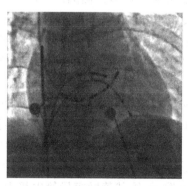

图1-3 高位右心房、希氏束、右心室及冠状静脉窦导管位置

(1)右心房电极:送2极或4极导管由股静脉经下腔静脉至右心房与上腔静脉交界

处。右心房后侧壁部与上腔静脉交界处(窦房结区域)是最常用的记录和刺激部位。如果高位右心房起搏不理想(刺激阈值很高或有刺激膈神经者)可以选择其他的部位,如房间隔、右心房侧壁中部、冠状静脉窦口、右心房下侧壁等。选择房间隔偏上部位,起搏效果较好且位置比较固定,且不会刺激膈肌,可以作为心房刺激的理想区域。

(2)右心室电极:电极导管经静脉途径进入右心房后通过三尖瓣不难到达右心室。送2极或4极导管由股静脉、下腔静脉、右心房,在后前位X线透视下,将导管尖端左旋并推至右心室尖部。有时由于心脏转位或畸形不易进入或到达心尖部,此时,导管进入三尖瓣后,将导管逆时针转动同时向前推送即可到达心尖部。在此处进行记录和刺激,可重复性最高。当然如需要到达流出,道则进入三尖瓣后顺时针方向扭转并向前推送,一般很容易到达。

(3)希氏束电极:送4极或多极导管由右侧股静脉经髂静脉、下腔静脉及右心房下,于三尖瓣口附近,部分电极可跨过瓣口。腔内电图可有适当的房波(A波)和室波(V波),以及两者之间有一双向或单向的希氏束电位(H波)。希氏束电图是临床心脏电生理检查中不可缺少的重要组成部分。常规解剖学定位认为希氏束位于房间隔的右心房侧下部,冠状静脉窦的左上方,卵圆窝的左下方,靠近三尖瓣口的头侧。在X线透视下,将电极导管经静脉送入右心室流入道,并把电极导管通过延长导线与记录器的输入端相连,然后,缓慢地后撤导管,同时密切观察监视器上心腔内电图。当导管自心室向心房后撤过程中,出现小A波和较大的V波时,提示其顶端位于三尖瓣口附近,即所谓的希氏束区域,此时常能发现希氏束电图(H波)。有时需反复地略微推送或后撤导管,并不断改变其顶端的方向,仔细探查希氏束区域,才能找到满意的H波。

(4)冠状静脉窦电极(左心房电极):将4极或更多极导管经由锁骨下静脉或颈内静脉,在X线透视下送入右心室,并在房间隔之间与下腔静脉之间寻找冠状静脉窦口。一般认为后前位X线投影,冠状静脉窦口位于脊柱中央,将导管尖送入三尖瓣口,然后将尖端电极后撤至下腔静脉口上方,再逆时针旋转,即可进入。亦有人采用左前斜位30°,此时三尖瓣环为一时钟面向操作者,记录到H波的导管顶端相当于12~1点钟,5点钟位即为冠状静脉窦。大多数冠状静脉窦口多为椭圆形喇叭口状,亦有报道冠状静脉窦口为扁平状,故多选较细导管电极如6F或5F。一般来讲,左心房电活动记录和起搏相对较难,故在常规电生理检查时通常不需要。若被检查者患有卵圆孔未闭或房间隔缺损,电极导管可自右心房穿过房间隔直接到达左心房,或通过用经房间隔穿刺的技术,将导管自右心房送入左心房。

目前最常采用的方法是通过将电极导管放置于冠状静脉窦内,间接地记录或起搏左心房。导管进入冠状静脉窦口的标志:冠状静脉窦口的解剖位置位于右心房的下后方,在后前位透视时,冠状静脉窦口位于脊柱中央,导管尖端指向左腋窝。导管可被推送至心脏左缘,但不会超出心影边界;左侧位透视时见导管尖端指向后方(脊柱),透视下任何角度均见有导管随心脏搏动而跳动;冠状静脉窦导管电极上记录到心腔内电图上均可见有大A波(多为正负双极波)和V波(QS或rS),且激动顺序由近至远;如若电极导管是有管腔的,可以造影证实或检测该处血氧饱和度加以明确。若不能进入左心房也不能进入冠状静脉窦,也可自食管插入电极导管,记录左心房后部的电位。

(5)左心室电极:通常在常规电生理检查时不需要放置左心室电极导管。仅仅在右心室刺激或扫描不能诱发室性心动过速,或需要进行左心室刺激和记录左心室不同部位的电位,以进行心室标测,找出室性心动过速的起源点时需要放置。一般认为心室标测对室性心动过速或室性期前收缩的非药物治疗成功与否相当密切和紧要。通常选用股动脉途径。经股动脉逆行导管术,电极导管可到达左心室的各个部位。必须注意的是置入左心导管时应用足够量的肝素。

三、心腔内电图

在所有的电极导管均放置到位后,通过多导电生理仪记录心腔内电图(图1-4),并加以测量并分析。一般在同步记录的高位右心房电图、希氏束电图、心室电图及体表心电图上的 P-R 间期可进一步分为 P-A 期间、A-H 期间、H 波、H-V 期间和 V 波。

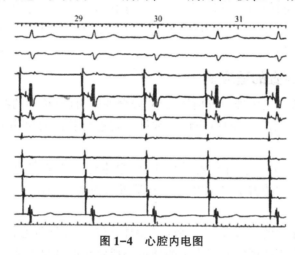

图 1-4　心腔内电图

从上至下分别为 Ⅰ 导联、V1 导联、高位右心房、希氏束、冠状窦静脉电图及右心室电图

1.房内传导　许多学者以 P-A 间期作为心房传导的一个衡量指标,P-A 间期是自 P 波起始点至希氏束电图上 A 波的起始点,实际上顶多代表了右心房内传导时间。近年的研究表明,即使这个假定也不总是真实的,因为有的人其窦房结尾部延伸至右心房侧壁中部,心房激动可自此处开始。一般认为 P-A 间期正常为 25~60ms,平均为 40ms。

2.A-H 间期　A-H 间期代表自房间隔的下部通过房室结至希氏束的传导时间。因而 A-H 间期表示的是大致的房室结传导时间。测量 A-H 间期应在希氏束电图上自最早 A 波至希氏束电位(H 波)的起始处。由于不知道在心房电图上哪一点时冲动进入房室结,因此,测量 A-H 间期最重要的一点是可重复性。另外,患者的自主神经状态可以明显地影响 A-H 间期。因此,不应当把 A-H 间期的绝对值作为评估房室结功能的一个肯定指标。房室结功能无任何异常时,交感神经张力增高使 A-H 间期缩短,而迷走神经张力增高使之延长。A-H间期的正常参考值为 60~130ms。不同中心报告的数字据有差别,这是由于:①测定方法的不同;②进行电生理评定时患者的基础状态不同。

3.希氏束电位（H 波）　指来自房室结的冲动使希氏束除极的时间,正常为 25 ~ 30ms,>80ms 提示希氏束内传导延迟,若此波分裂为 H 和 H′两波,也提示希氏束内传导延迟。

4.H-V 间期　表示自希氏束近段至心室肌的传导时间,亦即冲动在希氏束-浦肯野系统内的传导时间。H-V 间期自希氏束电位（H 波）的起始处测至任何导联上的心室肌的最早起始处,包括同步记录的心内导联上的 V 波或体表导联上的 QRS 波。根据多数学者报告的数据,H-V 间期的正常参考值为 35 ~ 55ms,在不同的心率和自主神经张力情况下,H-V 间期通常保持恒定。许多常用的药物,如洋地黄、β 受体阻滞剂、苯妥英钠、利多卡因和阿托品等,一般不影响 H-V 间期,但奎尼丁和普鲁卡因胺延长 H-V 间期,而异丙肾上腺素使之缩短。儿童的 H-V 间期较短些。

5.心室内传导（V 波）　心室内传导的心腔内电图分析不是电生理检查的常规组成部分,但心室内标测包括右心室和左心室标测,对下列情况是很有用的:①室内传导障碍的分析,如区别近段与远段右束支阻滞,区别左束支传导阻滞与左心室室内传导;②室性心动过速起源处的精确定位。

四、心电生理检查的适应证

尽管进行腔内心脏电生理检查损伤性小,安全性高,且有精确的结果,但应该有其检查的目的,也就是必须有一定的适应证。常见需要进行腔内心脏电生理检查的适应证如下。

1.心脏停搏　引起心搏停止的心律失常,经电生理检查证实绝大多数是心室颤动。被证实为缓慢心律失常的占 10% ~ 20%,也有学者认为缓慢心律失常很可能是心室颤动后的临终心律失常。

对于有心搏停止史的患者,腔内心脏电生理检查对不能诱发心律失常的预后意义尚不清楚。有学者报告不能诱发心律失常能预示心搏停止的低复发率,而另一些研究结果则显示在有和无诱发的快速心律失常两组患者之间,患者的结局没有什么不同。但一般认为无诱发的快速心律失常患者,其预后很可能取决于其他临床因素,如左心室功能异常的程度、有伴随的室性心动过速存在,以及其最初的心搏停止是因急性缺血或其他一过性因素影响所致等。文献报道对于无急性心肌梗死而发生心搏停止的生还者,认为其复发心搏停止的危险性高。

2.昏厥　引起心源性昏厥的原因很多,包括夹层动脉瘤、主动脉瓣狭窄、肺栓塞和心律失常等。有文献报道猝死患者中,其中一半是心律失常所致。因此,若经过详细的临床检查未能找出昏厥的原因,就应当进行心脏电生理检查。多组学者对有过一次或多次原因不明的昏厥发作患者做电生理检查获得积极的意义。18% ~ 88%（平均为 62%）患者的昏厥原因得到明确。

3.宽 QRS 心动过速　对宽 QRS 心动过速患者做电生理检查的目的是确定其精确起源处和明确维持心动过速的发生机制。在宽 QRS 心动过速的鉴别诊断中包括室性心动过速、预激综合征、伴有束支传导阻滞的心动过速等,因此,明确诊断是必需的。心室的程序刺激可诱发持续性室性心动过速,但诱发的可能性随基础心脏病的性质和程度而有所不同。而在冠心病或陈旧性心肌梗死的患者中诱发率最高。如用心室程序刺激能可靠和稳定地诱发和终止单形室性心动过速,那么折返机制通常是心动过速的基础。但目前进行的电生理检查,通常除了确定诱发的心动过速的发生机制符合折返激动的一般概念外,对室性快速心律失常不能明确其细致和肯定的发生机制。一般说来,折返径路的大小、组成部分及折返径路数目,均难以准确决定。

4.窄QRS心动过速　因腔内心脏电生理检查而取得重大进展,明确了室上性心动过速的机制,大多数规则的室上性心动过速现在可以用射频导管消融技术进行根治。由于其疗效好、安全性高,颇受患者欢迎。此类心动过速包括:①恶性房室折返性心动过速;②隐匿性房室折返性心动过速;③房室结折返性心动过速;④心房扑动;⑤心房颤动;⑥各种房性心动过速等。

5.窦房结功能异常　近年来,由于各种检测手段和设备的不断完善,很多时候已经不需要进行心脏电生理检查。但对于一些在安装永久起搏器的指征尚不能确定者,应该进行心脏电生理检查,明确手术指征以免耽误病情。

6.房室传导阻滞　房室传导阻滞的预后和治疗,不仅取决于阻滞程度,更重要的是发生阻滞的部位,以及有无临床症状。一般来说,二度Ⅰ型房室传导阻滞的阻滞部位大多在房室结内,少数可以在希氏束-浦肯野系统内,而二度Ⅱ型房室传导阻滞则无例外地发生于希氏束内或双侧束支水平。发生于双侧束支水平和希氏束内的二度房室传导阻滞很可能进展为完全性房室传导阻滞,需要人工心脏起搏器治疗;而阻滞区在房室结内的二度房室传导阻滞,大多由于迷走神经张力增高、洋地黄中毒等可逆的因素所致,很少进展为完全性房室传导阻滞,一般不需起搏器治疗。因此,如果临床检查包括动态心电图监测未能肯定二度房室传导阻滞的部位,则需要进行心脏电生理检查来确定。

7.其他　临床上有显著的心悸症状,其他检查又不能鉴别者。

五、腔内心脏电生理检查的步骤

(一)术前准备

1.患者准备　检查前须停用影响心脏电生理特性的抗心律失常或其他相关药物至少5个半衰期,以免药物改变心脏电生理特性,从而影响心律失常的诱发。一般不需要禁食,可在就餐2~4小时后进行,术前应将检查目的和步骤向患者说明,取得其同意并签字,尤其对年龄较小或老年的患者应详尽地向其家属详细解释检查目的和一般过程,以便其对检查过程有所认识并协助顺利完成检查,尤其是可能发生的不良反应或不配合造成的检查失败,以保证检查得以顺利完成。在电生理检查过程中,除穿刺血管时局部麻醉外一般不用麻醉剂,患者处于清醒状态。当然对于儿童和易烦躁的患者。可酌用镇静剂甚至浅麻醉。这样有助于消除其恐惧不安,取得配合。

2.器械的准备

(1)刺激仪:指能够发放各种程序和非程序直流电脉冲的心脏刺激仪。一般要求仪器具有以下特点:①操作简便、频率和程序计数准确;②能够连续调节电压;③窗口能显示多参数功能;④具有 S_1S_1 连续递增、递减刺激功能,具有 S_1S_2,甚至有 S_3、S_4 等正、反扫描功能等;⑤有高频率刺激输出限制功能等。

(2)电极导管:临床进行心脏电生理检查的电极导管常有 2 极、4 极导管(不同生产厂商可有针对不同部位的导管形态可供选用)。特殊的导管有冠状静脉窦导管(包括有固定弯度和可调弯度)、多极界嵴导管(有 10~20 极)、Halo 导管(有多种类型,各生产厂家不同)、Lasso 肺静脉标测导管等。

(3)多导电生理记录仪:由于电子科学技术的高度发展,目前多采用多导电生理记录仪(32~128 导),具有冻结、编辑、储存功能,可有效捕捉各种心电生理现象。

(4)必要的抢救设备和药品:心脏电生理检查是一种相对安全的检查方法,但是也不可避免地存在一些潜在的危险,尤其在器质性心脏病患者中有诱发室性心动过速、心室颤动和心搏停止的可能,还有可能诱发心功能不全、心绞痛等。还有极罕见的出现心脏压塞现象。因此,检查室内应备有氧气、各种心肺复苏的抢救药品、心脏除颤器及心包穿刺或切开包等。

(5)DSA 机:一般进行电生理检查仅仅需要小型 C 形臂机即可,但目前一般将电生理检查与电治疗相结合,故有条件时可应用 800mA 以上数字减影血管造影机(DSA)。

3.人员准备 常规需要人员至少包括操作医师和读图医师各 1 人,技术人员和护理人员各 1 人,如有监护人员更好。

(二)刺激方式

1.连续刺激 连续刺激(S_1S_1)可有递增性或递减性刺激。临床上此种方法通常用于测定窦房结和房室结功能;了解心肌及不同部位的有效不应期;还可用于诱发和终止心律失常等。规则的连续刺激是以周长相等的刺激(S_1S_1)做连续刺激,持续10~60秒。休息 1 分钟后再以较短的周长(即较快的频率)再次进行 S_1S_1 刺激。如此继续进行,每次增快刺激(起搏)频率 10 次,逐步增加到 170~200 次/分,或出现房室传导阻滞时为止。这就是分级递增刺激。心房刺激可达 300 次/分,但较少采用,因为如此快速的刺激易诱发心房颤动或其他快速房性心律失常,妨碍继续进行检查。心室刺激一般不宜超过 200 次/分,且刺激持续时间应较短。

2.程序期前刺激(programmed extra stimulation,PES) 程序期前刺激是在自身心律(R,R)或基础起搏(S_1S_1)心律中引入单个或多个期前收缩刺激(并以 5~10ms 步幅正反扫描),即与自身搏动或基本起搏搏动配对的 1 个(S_1S_2)、2 个($S_1S_2S_3$)或 3 个($S_1S_2S_3S_4$)期前刺激。该刺激常用于诱发各种心律失常,判别心律失常发生的可能机制,或终止心律失常等。

(1)S_1S_2 刺激:即释出一个期前刺激。先由 S_1S_1 刺激 8~10 次,称为基础刺激或基础起搏,在最后一个 S_1 之后发放一个期前的 S_2 刺激,由 S_1S_1 的数值规定其配对间期,使心脏在定律搏动的基础上发生一次期前搏动。逐步改变 S_1S_2 数值,达到扫描刺激的目的。

(2)RS_2 刺激:即与自身搏动配对的单个期前刺激。程序刺激器不发放 S_1 脉冲,而感知心脏自身的 P 波或 QRS 波,每感知 8~10 次,发放一个期前刺激,形成在自身心律的基础上出现一次期前搏动。逐步改变 S_2 的配对间期,以进行扫描刺激。

(3) $S_1S_2S_3$ 刺激:先由 S_1S_1 起搏 8~10 次,在最后一个 S_1 之后发放 S_2 和 S_3 刺激各一次,其配对间期分别由 S_1S_1 和 S_2S_3 的数值规定,使心脏在规则的起搏基础上连续发生 2 个期前搏动。逐步分别改变 S_1S_2 和(或) S_2S_3 配对间期数值,以进行扫描刺激。

(4) $S_1S_2S_3S_4$ 刺激:同前依次类推。一般来讲在临床电生理检查方案中,采用连续 3 个期前刺激的较少。

3.分级递增刺激　在比基础心率快 10~20 次/分上,以每次增加 10 次/分进行刺激。该法可以观察不同部位的心肌传导不应期和文氏传导现象;可以用于诱发或终止心动过速。

4.短阵猝发刺激　短阵快速刺激是突然释出十分迅速的连续刺激来诱发和(或)终止心动过速。一般连续发放 6~12 个刺激脉冲,脉冲的间距为 10~30ms(600~200 次/分)。

(三)窦房结功能测定

窦房结位于右心房和上腔静脉外侧连接处,长 1~2cm,宽 0.5~0.8cm,当然每个个体的具体位置也有可能不同。一般认为窦房结主要由两种细胞(一种为起搏细胞——具有起搏功能,另一种为过渡细胞——具有传导功能但无收缩功能)和胶原组织构成。窦房结细胞具有特殊的电生理特性——自律性、兴奋性和传导性,因此,窦房结功能的测定在临床上有着非常重要的作用。主要用来评估患者是否需要进行药物或非药物治疗,也是心脏电生理检查常见的目的之一。主要的指标有窦房结恢复时间和窦房传导时间。

1.窦房结恢复时间　窦房结恢复时间(sinus node recovery time,SNRT)的测定方法是应用快速的频率在右心房上部近窦房结的部位进行起搏,持续 30~60 秒,以达到抑制窦房结冲动的发放,然后突然停止刺激,并观察窦房结自身发放冲动的恢复能力。测量最后一个心房刺激引起的心房波(P′)至第一个恢复窦性心律的心房波(P)之间的距离,称为 SNRT(图 1-5)。一般刺激频率从以比自身频率高 10 次/分的周长递增至 150~170 次/分,每次递增间期为 30~60 秒。应用刺激强度为起搏阈值的 2 倍。起搏 P′以刺激信号为起始点,从最后一个心房刺激信号测量至第一个恢复窦律的 P 波起始点,即为 SNRT。一般来讲,测得的起搏后 SNRT 由 4 部分组成:①从心房刺激处冲动传导至窦房结的时间;②窦房结受超速抑制后的恢复时间;③窦房结固有节律的周长;④冲动从窦房结传导到心房的时间。

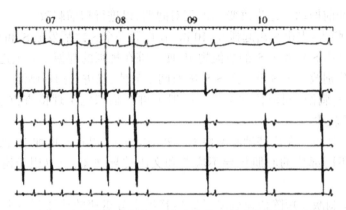

图 1-5 高位右心房刺激 30 秒突然停止后窦房结恢复时间

大多数学者的报道认为 SNRT 正常参考值为 ≤1 400ms。当然也有学者提出对于老年人的 SNRT 应放宽,他们认为 <1 680ms 较为适宜。但临床结果提示如该数据过大则诊断为病窦综合征的假阴性率将会增加。也正因为此种原因,有学者提出了校正的窦房结恢复时间(corrected sinus node recovery time,cSNRT),他们认为 SNRT 的测定值与对照自身心律的快慢有一定关系,为了去除对照自身心律的频率对 SNRT 的影响,用测得的 SNRT 减去对照窦律的 P-P 间期,得到 cSNRT。一般认为 cSNRT 值 <550ms 为正常参考范围。除此以外,另有作者利用测得的 SNRT 与对照窦律 P-P 间期比较求得百分数称为 SNRT 指数(SNRT 指数=SNRT/PP×100%),正常参考值为 <130%。

需要注意的是,在 SNRT 测定时,窦房结的抑制程度与起搏频率有关。一般从较低的频率开始测试,随刺激频率的逐步增加,测得的 SNRT 也有逐渐延长的趋势。也就是说窦房结功能抑制越重,其功能的恢复时间越长。但大多数正常人于测试达一定值后,再继续增加刺激频率时,SNRT 又趋缩短。这是因为窦房结的传入阻滞现象。因为刺激频率很快时,起搏冲动并非全部传入并激动窦房结,也就是窦房结并没有真正受到高频率的超速抑制,SNRT 又缩短了。因此,在测试 SNRT 时,刺激频率在得出最长的 SNRT 时,就是最适当刺激频率。多数人最适当刺激频率在 130~150 次/分。而迷走神经张力高和窦房结功能不良者,窦房传入阻滞现象在低频率心房刺激时就可以出现,此时起搏刺激频率则需从更低限开始。

2.窦房传导时间(sinoatrial conduction time,SACT) 临床用计算窦房传导时间的间接评估方法测量。原理是通过对心房期前刺激的反应推算窦房传导时间,一般有两种方法可以应用。

(1)Strauss 法(程序期前刺激法):是用感知窦性心率时的心房波,再给以不同配对间期的心房期前刺激,观察期前收缩后的回复周期。期前收缩的期前程度由晚期向早期,推移过程中可以见到整个心房舒张期内 4 种性质回复周期反应,称为 Ⅰ、Ⅱ、Ⅲ、Ⅳ 区反应。

1)Ⅰ区($S_1S_2+S_2S_3=2S_0S_0$):Ⅰ区占整个舒张期的后 20%~30%,此区域中心房期前刺激的配对间期(S_1S_1)较长,期前收缩后的心房回复周期(S_2S_3)呈完全性代偿间期。这是因为舒张期后 20%～30% 范围内的心房期前刺激逆传至窦房结过程中,与窦房结自发性除极发生的冲动在窦房结附近相互干扰,不能逆行传入窦房结而重整窦性周期。房性期前收缩的配对间期加上心房回复周期正好等于窦房结自律性兴奋周长的 2 倍,即呈完全性代偿间期。

2)Ⅱ区($S_1S_2+S_2S_3<2S_0S_0$):Ⅱ区占整个舒张期的 40%～50%。当心房刺激的配对间期缩短到一定程度时,心房的回复周期趋于稳定并不相应延长,其长度呈不完全性代偿间期,即期前刺激的配对间期(S_1S_2)加上心房回复周期(S_2S_3)比窦性周期的两倍短。这是由于房性期前刺激已经逆转入窦房结,使窦房结激动重整了窦房结的周期。该区是评价窦房传导时间的重要依据部分。

3)Ⅲ区($S_1S_2+S_2S_1=S_0S_0$):Ⅲ区是由于房性期前刺激的配对时间进一步缩短至某一程度时,心房回复周期突然明显缩短,使 $S_1S_2+S_2S_3$ 大致等于 S_0S_0,即 S_2 成为一个插入性房性期前收缩。这是由于房性期前刺激正值上次窦性冲动在窦房交界区域中形成不应期,不能逆传激动窦房结,窦房结未受期前刺激的影响,仍按自身的周长发放冲动。现在研究该区与窦房结的有效不应期的电生理特性有关。

4)Ⅳ区($S_2S_3<S_0S_0$):Ⅳ区是在房性期前刺激的配对时间缩短到某一程度时,心房回复周期比窦性周期还短,这是因为期前刺激诱使窦房结与心房之间形成折返激动,心房激动顺序与窦性心律相似,P 波的形态亦与窦性心律相似。而真正用于分析窦房传导时间的是Ⅱ区反应,就是期前收缩的配对间期(S_1S_2)加上心房周期(S_2S_3)比窦性周期(S_0S_0)的两倍短($S_1S_2+S_2S_3<2S_0S_0$)。

分析这种Ⅱ区中房性期前收缩后的回复周期,它包含有 3 部分内容:①心房至窦房结的逆传时间,即心房冲动逆传入窦房结并且激动了窦房结所需的时间;②窦房结的自律周长;③窦房结至心房的传导时间,即窦房结激动后再传导入心房所需的时间。对照窦性心房节律的周长(S_0S_0)基本可以代表窦房结的自律周期,从心房回复周期中减去对照窦性心律的 P-P 间期,等于房窦逆传和窦房传导的总和,也称窦房传导时间(SACT),SACT 280～300ms 为正常范围。

假设房窦逆传时间和窦房传导时间相等,SACT = 1/2($S_2S_3-S_0S_0$)。也有些学者认为房窦逆传时间和窦房传导时间不一定相等,因此如上计算 SACT 不够合理,主张用窦房传导时间来表示窦房传导功能较为合理。20 世纪 70 年代末以后的研究基本上肯定了房窦逆传时间慢于窦房传导时间。原因:①心房的期前刺激越早,距离窦房传导交界区域的不应期越靠近;②心房期前刺激可以引起窦房结周边的非主导性起搏细胞兴奋,再引起窦房传导交界区域的不应期反应,所以房窦传导延迟。Strauss 法测定窦房传导时间方法比较烦琐,但观察全面。

(2)Narula 法(心房连续刺激法):先记录 10 次对照窦性搏动,取其平均 P-P 间期作为窦房结的平均周长(S_0S_0),用略快于对照窦律 5～10 次/分的频率连续刺激心房 8～10 次(S_2),停止刺激后观察心房的回复周期(S_2S_3)。机制与 Strauss 法Ⅱ区的原理相同,用略快于窦性心律的频率刺激心房,数次刺激后必能获心房逆行激动窦房结周期。计算原则相同。两种方法刺激心房时,均可能抑制窦房结自律性,尤其在窦房结功能障碍时表现明显。而 Narula 法连续刺激心房时更容易出现:刺激停止后的窦性心律 P-P 间期比对照心率的窦性 P-P 间期长。所以 S_2S_3 中的窦房结周长不能用 S_1S_1 代表,而用 S_3S_4(心房于刺激停止后第一个 P-P 间期)计算更为合理。所以若 $S_3S_4>S_1S_1$ 时,计算 SACT 的公式应为:SACT(窦房传导时间)= $S_2S_3-S_3S_4$。

在整个检查过程中需要注意的是:①刺激部位一般是高、中位右心房位置,目的是比较接近窦房结区域;②在有窦房结周围或心房内阻滞病变时,会使 SNRT 延长;③刺激强度大,对窦房结功能也会产生明显抑制。在 SNRT 测量中有时会出现所谓的"继发性长间歇":一般情况下是快速刺激停止后第一个恢复的窦性周期最长,但有时快速刺激停止后第一个窦性回复周期不是最长的,而以后的(第 2~10 个)窦性回复周期长于第一个窦性回复周期,称为继发性长间歇。有学者将继发性长间歇分为两种类型。一是窦房传导阻滞型,当快速心房刺激停止后,在恢复的窦性周期中有的窦性周长突然延长,有时这种延长是自身窦性周长的倍数;二是自律性受抑制型,刺激停止后 3 个以上的窦性回复周期都很长,间或出现心房逸搏、交界区逸搏,即窦性心律自身频率很慢。这两种继发性长间歇表现都说明窦房结功能障碍;④慢快综合征:快速心房刺激抑制了窦房结的功能后,次级起搏部位的心肌应激性增加容易出现期前收缩,若期前收缩在心脏某部位(如心房、交界区、心室)正值相对不应期,引发缓慢传导和单向阻滞,构成折返激动形成条件,出现阵发性室上性心动过速,甚至心房颤动、心房扑动(主要因为房性期前收缩对心房易损期的反复刺激所致);⑤阿托品可以缩短 SNRT 和 cSNRT。因为阿托品的抗迷走胆碱能作用改善了窦房传导,增加了窦房结起搏细胞的自律性频率,使窦房结对其他次级起搏点的"超速抑制"作用得以加强。同时也可以使交界区自律性频率增加。因此阿托品试验作为鉴别迷走神经张力过高或固有窦房结病变所致的缓慢窦性心律失常时的 SNRT 延长是很有用的试验方法。

3.SNRT 和 cSNRT 的临床意义　SNRT 和 cSNRT 对病窦综合征诊断的灵敏度为 40%~90%。差别是 SNRT 中包含有冲动传入和传出窦房结的时间,而且不同的起搏方法、各自正常值的限定、分析人群的差异及自主神经的影响因素等使灵敏度的报道各家不一。对无症状窦缓人群和正常窦性心律人群研究证实两者之间无差异。注射阿托品对于固有的窦房结病变者 SNRT 是不会有显著延长的。cSNRT 在有窦房结病变时异常,窦性心律亦异常。而在窦性心律正常者,cSNRT 可以正常,也可以异常,但校正后 cSNRT 则正常,说明自主神经系统对 SNRT 的影响。

(四)房室结双径路

房室结折返性心动过速的解剖和功能基础是房室结双径路的存在。通过电生理学检查方法能比较完整地阐明房室结双径传导的电生理现象及其原理。

一般来讲,房室结双径路是指其具有双重的传导特性,亦即具有两条或以上的传导途径。一条为快径路(β 径路),其传导速度快(传导时间短),但其不应期长;另一条为慢径路(α 径路),其传导速度慢(传导时间长),但其不应期短。电生理检查技术对心房采用程序期前刺激(S_1S_2 程序),观察房性期前收缩时房室结传导特征,即 S_1S_2(心房期前搏动的配对间期)与 S_2H_2(房室结传导时间)的关系,亦称为房室传导曲线(图1-6),或者间接观察 S_1S_2 和 HH_2 关系的曲线有没有纵向分离现象。当 S_1S_2 间期从长到短扫描时,相应的 S_2H_2 有所延长,这是因为房室结组织具有频率依赖性传导时间延长(传导速度减慢)。这个改变是渐进的,整个房室传导曲线光滑连续。具有房室结双径路表现的房室传导曲线与上述不同:当 S_1S_2 较长时,S_2H_2 间期较短,随着 S_1S_2 的缩短,S_2H_2 有所延长,呈光滑连续的曲线;当 S_1S_2 缩短到某一临界值时,S_2H_2 突然大幅度延长,呈跳跃式增进,然后 S_1H_2 又呈光滑连续的递增曲线,房室传导曲线的整体,呈中断跃增形态。传导途径的转变是因为快径的前传不应期比慢径的前传不应期长,当 S_1S_2 缩短到一定范围时,S_2 遇到快径的不应期,遂不能应激下传,而慢径则仍能应激下传,故 S_2H_2 骤然延长。因此,用心房 S_1S_2 程序刺激显示快、慢径前向传导的必要条件是快径传导速度明显快于慢径,不应期明显长于慢径。如果慢径的不应期长于快径,则心房 S_1S_2 程序刺激不能使双径路的特征显示出来。

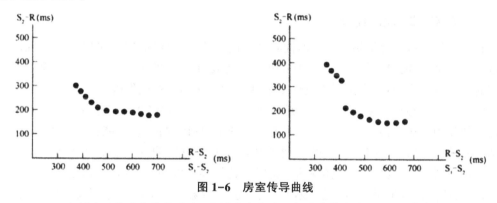

图1-6 房室传导曲线

左侧为正常房室传导曲线;右侧为房室结双径路传导曲线,可见曲线中断

房室结双径路的诊断标准:当 S_1S_2 缩短10ms时,相应的 S_2H_2 跃增50ms以上,就视为房室结双径路的表现,如能同时诱发心动过速则诊断可以肯定(图1-7)。当然这种标准是人为的规定,但它在临床实际应用中有着极其重要的作用。

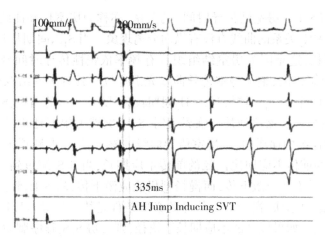

图 1-7　心房扫描(S_1S_2)见有 AH 跳跃并诱发房室结折返性心动过速

（五）房室折返性心动过速

心脏电生理检查对阐明房室折返性心动过速的原理和诊断结果,可以弥补常规体表心电图的不足,对需要进行介入性治疗的患者更是必不可少的手段。对房室折返性心动过速的心脏电生理检查,应按照阵发性室上性心动过速的检查规程进行。

房室折返性心动过速发生的基础是有显性预激综合征(WPW 综合征)和隐匿性房室旁道两种类型。显性预激综合征患者体表心电图上 P-R 的长短,可能存在动态变化,窦房结的冲动传至房室旁路心房端的时间和其传导速度可影响预激成分的大小。房室旁路的电生理特性,呈现快反应电位特征,表现在其传导速度快,且其传导速度不具有频率依赖现象,或多或少地呈"全或无"规律。当然也有少数房室旁路可呈慢反应电位特征,但十分少见。

1.房室旁道的电生理特征　多年的研究结果表明,房室旁道根据起始部位和终止部位分为 3 种类型。临床上最常见的是起始于心房侧(左或右),终止于心室(左或右)的典型预激综合征。

(1)典型预激综合征(Kent 束经典房室旁路):心房冲动经从房室旁路下传的部分,使心室的一部分提前激动,它比从正常希氏束-浦肯野系统下传激动心室的时相提早了一些,因此心电图上 QRS 波群或腔内电图的 V 波提早开始,侵占了一部分 H-V 间期,故 H-V 间期短于正常,心电图上显示有预激波。当通过增加心房起搏频率,或缩短心房期前刺激的配对间期,则可导致经过房室结的传导时间延长,但由于房室旁路的特性是呈"全或无"的规律,故其传导速度不变,仍然保持 A-V 距离,而心电图上心室预激的成分增加,腔内电图上显示 A-H 的延长,并使 H 波后移,进一步侵占了 H-V 间期,故 H-V 间期更加缩短。心室或心房的刺激或扫描可以诱发顺向型或逆向型房室折返性心动过速。

(2)短 P-R 综合征(James 束):心房冲动下传过程不经过房室结延迟,或者只经过一小部分房室结延迟,故 A-H 间期短于正常。心室的激动仍承受从希氏束-浦肯野系统下传的冲动,故 H-V 间期正常,体表心电图无预激波。增加心房起搏的频率,或缩短心房期前刺激的配对间期,A–H 间期不延长,或仅有轻度延长,H–V 间期无变化。

(3)变异的预激综合征(Mahaim):为常见的结室或束室旁道,一般从心房下传的冲动要经过房室结,故 A–H 间期正常,过了房室结以后,冲动才从旁路下传,使心室的一部分提前激动,它比从希氏束–浦肯野系统下传激动心室的时相为早,故 H–V 间期短于正常,体表心电图有预激波。增加心房调搏的频率,或缩短心房期前刺激的配对间期,冲动下传经过房室结的传导时间延长,故 A–H 延长,但对心室预激的情况没有影响,故 H–V 并不进一步缩短。

2.确定房室旁道的位置 预激综合征患者体表心电图上的预激波是否明显,受到诸多因素影响。有时预激波可呈间歇性隐现(即房室旁路间歇性传导);有时在某些特殊情况下,如房室旁路内 3 相和(或)4 相阻滞、房室旁路内隐匿性传导、房室旁路内超常传导、房室旁路内裂隙(gap)现象(假超常传导)等都可能影响预激波形。在实际工作中,对心室预激波不很明显,又疑似为预激波者,或没有心室预激波,又疑有隐性房室旁路者,在电生理检查中可采用一些手段来帮助诊断。可用心房起搏法分级增加起搏频率,或用心房程序期前刺激法,依次缩短心房期前刺激的配对间期,可使房室结组织的传导时间延长,冲动更易于从旁路下传,心室预激成分增加,原来没有预激波的可出现预激波,原来预激波小的可使其成分变大。

显性预激综合征一般通过在体表心电图上预激波的形态即可初步确定其在心脏的大体位置。根据经验有如下判断:应先根据 V1 导联上 δ 波的方向,将旁道分为左侧和右侧。V1 导联上 δ 波的方向向上为左侧,向下多为右侧。但必须注意的是,如果Ⅰ、aVL 导联上 δ 波方向为负向或等电位线,即使 V1 导联主波方向向下,旁道位置也位于左侧,可能是由于 V1 导联上的预激程度较小,而不改变 V1 导联上主波的方向,表现为 R/S<1,此时可通过快速心房起搏观察 V1 导联上 δ 波和 QRS 波群主波方向的改变,并进一步对旁道进行定位。V1 导联上 δ 波的方向呈 rS 或 QS 波形态,且Ⅰ、aVL 导联上 δ 波方向呈正向,旁道为右侧显性旁道。在左侧旁道中,Ⅰ、aVL 导联上 δ 波方向呈正向者提示为间隔处旁道。当 V1 导联上 δ 波的方向呈 rsr′波形态,aVF 上 δ 波方向呈负向时,为左后间隔旁道。若Ⅰ、aVL 导联上 δ 波为负或等电位线,则为左后侧壁及远处旁道,且Ⅰ、aVL 导联上 δ 波方向负向越深,旁道离冠状窦口处越远。在右侧旁道中,V1 导联上 δ 波的方向正立者为右侧游离壁,呈负向或等电位线为右侧间隔处旁道。如右侧间隔处旁道时 aVF 上 δ 波方向正立者为前间隔。aVF 上 δ 波方向倒置或等电位线,同时Ⅱ上 δ 波方向倒置者为后间隔,若同时Ⅱ上 δ 波方向直立为右中间隔处旁道。

对于隐匿性房室旁道则主要通过放置所有导管后采用右心室起搏标测的方法或程序刺激和扫描等诱发心动过速来判断具体的旁道位置。常见的旁道分布见表 1–1。

3.房室折返性心动过速的诱发方式 旁路参与的房室折返性心动过速有顺向型和逆向型两种类型。顺向型房室折返是心房冲动经房室结、希氏束–浦肯野系统下传激动心室,又从房室旁路逆传激动心房,此型占大多数,约 95%。逆向型房室折返是心房冲动经房室旁路下传激动心室,又从房室结、希氏束–浦肯野系统逆传激动心房,此型比较少见,仅占 5%。在房室折返环路中是否能诱发折返、诱发出哪一种折返,主要由房室结、房室旁路、刺激处心肌的传导性和不应期之间的相互关系匹配决定。

表 1-1 预激波向量在标准导联中的振幅

序号	I	II	III	aVR	aVL	aVF
1	+	+	±(+)	-	±(+)	+
2	+	+	-(+)	-	+(±)	±(-)
3	+	±(+)	-	-	+	-(±)
4	+	+	-	-	+	-
5	+	+	-	-(+)	+	-
6	+	+	-	-	+	-
7	+	-	-	±(+)	+	-
8	-(+)	±	±	±(+)	-(+)	±
9	-(+)	+	+	-	-(+)	+
10	+	+	±(+)	-	±	+
1	±	±	+(±)	+	+	+
2	±	+(±)	+(±)	+	+	+
3	±	+	±	+	+	+
4	±(+)	±	+	+	+	+
5	±	+	+	+	+	+
6	+	+	+	+	+	+
7	+	+	+	+	+	-(±)
8	+	+	+	+	-(±)	-(±)
9	+	+	+	+	+	+
10	±(+)	+	+	+	+	+

注:开始 40msδ 波直立为+,倒置为-,等电位线为±。

常见的诱发心动过速的方式如下。

(1)房性期前收缩刺激:即采用心房扫描的程序刺激,其作用是要使房室旁路发生前向阻滞,同时要使从房室结系统下传的时间延长到当冲动从旁路逆传回心房时,旁路和心房已脱离了不应期。隐匿性房室旁路总是处于前向阻滞的状态,间歇性预激的旁路前向不应期亦较长,这两种情况下,用配对间期较长的心房期前收缩刺激,就处在旁路前传不应期之中,诱发环行运动比较容易一些。显性预激的旁路不应期短于上述情况,所以要求用配对间期较短的心房期前收缩刺激,才能处于旁路的前传不应期之中。一旦心房冲动遇到旁路处于不应期之中,只从房室结系统下传心室,是否能形成房室折返,就要看旁路的逆传不应期和心房的不应期了。旁路的逆传不应期必须短于房室结、希氏束-浦肯野系统、心室肌传导时间。心房肌的不应期必须短于房室结、希氏束-浦肯野系统、心室、房室旁路传导时间。而要使环行运动持续下去,必须是环行径路中任何部分的有效不应期都短于环行运动的周长。

此外,心房刺激位置对房室折返性心动过速的诱发也有影响。心房刺激点越靠近旁路的心房端,冲动传导的时间就越短,有可能落在旁路的前传有效不应期之中,且刺激点心房肌的不应期恢复最早,又有利于对从旁路逆传回的冲动应激。有时增加1个心房期前收缩刺激不能诱发,需用多个期前收缩刺激、短阵快速刺激才能诱发,更有甚者需用药物改变心肌的应激性与传导性,加上心房程序刺激才能诱发。

(2)心室期前收缩刺激:采用心室的程序刺激使得心室期前收缩刺激的逆传可能单从旁路逆传入心房,或从房室结系统逆传入心房,再从心房进入房室结系统或旁路,最后回到心室,形成折返性心动过速。

(六)房室传导阻滞

房室传导阻滞是心律失常中最常见的一种心脏传导阻滞。房室传导阻滞是指由于房室间传导系统某个部位(有时两个以上部位)的不应期异常延长,激动自心房向心室传导的过程中,或者传导速度延缓,或者部分甚至全部激动不能下传的现象。这可以是一过性、间歇性,也可以是持久性的。

在临床心电图学上一般将房室传导阻滞分为:①一度房室传导阻滞,房室传导时间延长,但每个来自心房的激动都下传至心室;②二度房室传导阻滞,一部分来自心房的激动被阻不能下传心室,通常又进一步分为莫氏(Mobitz)Ⅰ型和Ⅱ型。莫氏Ⅰ型也称为文氏(Wenckebach)型;③三度房室传导阻滞,所有来自心房的冲动都不能传至心室,因此又称为完全性房室传导阻滞。尽管传统分类法不能令人满意,目前尚无别的分类法可以完全取代。

1.房室传导阻滞的发生原理 心脏激动的传导,实质上是心脏各部的心肌细胞顺序而有规律地激动(除极)而产生可扩布的动作电位的过程。所谓的激动就是动作电位的传播过程。激动传导所产生的速度和是否能够完成一次心脏完整的激动,其主要取决于:①首先产生激动的细胞所发生的动作电位是否可以作为一个刺激的有效性;②需要接受刺激的相邻细胞是否处于不应期(或是否可对刺激产生兴奋)。

现代的研究已经证实心肌细胞的电生理特征可因疾病(如缺血、炎症、退行性变等)而发生改变。当房室传导系统中某个部位的心肌细胞的有效不应期尚正常,而相对不应期却异常地延长,则是发生一度房室传导阻滞的病理生理基础。二度Ⅰ型房室传导阻滞,房室传导阻滞区域的心肌细胞的有效不应期有所延长,相对不应期也明显延长(发生递减传导,传导速度延缓)。二度Ⅱ型房室传导阻滞,主要是有效不应期显著延长,只留下很短的相对不应期,因而房室传导阻滞病变区域处于一种很不稳定的状态,对心房传来的激动,即使于心动周期晚期抵达的冲动,只能以"完全能或完全不能传导"的方式起反应。完全性房室传导阻滞,则由于病变区域的心肌细胞完全丧失了兴奋性,有效不应期占据了整个心动周期,所有来自心房的冲动传导至此部位时便产生阻滞,使得兴奋激动不能继续传导,此时心脏为维持一定的排血功能,位于阻滞部位下方的自律性细胞便发出激动以保持基础的正常生理需要。这时的心律称为逸搏心律。

在正常状态下,P-R 间期可随心率而发生改变。心率明显增快时 P-R 间期短。但在异常的心脏传导时,心率增快却反而可使 P-R 间期延长。根据目前的定义,无论心率是多少,只要 P-R 间期达到或超过 0.20 秒,或超出相应心率时 P-R 间期的正常上限值,即应诊断为一度房室传导阻滞。此外,同一个人在不同时候描记的心电图上,如果心率没有明显改变而 P-R 间期增加了 0.04 秒以上,应考虑一度房室传导阻滞的可能,即使延长的 P-R 间期仍在正常上限以内(因为 P-R 间期通常不会改变)。同样地,当心率增快时,P-R 间期不缩短,反而比原来延长了 0.04 秒以上,也应考虑一度房室传导阻滞。

需要注意的是窦性心律时的一过性一度房室传导阻滞也可能是房室结双径路的表现。这种情况下,P-R 和 A-H 间期延长是由于房室结内快径的阻滞,传导经由慢径所致。在窦性心律无明显变化的情况下,可见到短的和长的 P-R 间期交替出现。

腔内心脏电生理检查技术对辨识和阐明希氏束内传导障碍起了极大的作用。为辨识希氏束内传导异常,心导管术操作者必须以电极导管仔细探查房室交界区域,以记录到近段和远段希氏束电位。正常希氏束的除极所需时间不超过 30ms。用双极导管电极测定的希氏束相当于经由希氏束的总传导时间。因此,如果希氏束电位的总时限 ≥30ms,就可以认为是希氏束内传导延迟,若这个波上有切迹或是碎裂的,便更可肯定。因此,显著的希氏束内传导延迟的首要表现是希氏束电位分裂为两个明显的电位,即近端和远端希氏束电位(图 1-8),近端和远端希氏束电位之间的间期可能是等电位的,或有清楚的低振幅电活动,后者是受损区组织十分缓慢的传导和十分低的电位差所引起。在单纯的希氏束内传导延迟,A 波至近端希氏束电位(A-H)和远端希氏束电位至心室(H′-V)间期都是正常的。不过,希氏束内阻滞与房室传导系统其他部位的传导障碍并存,是不少见的。

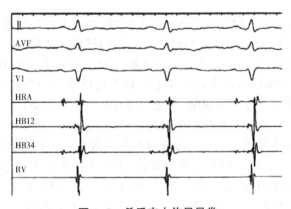

图 1-8　希氏束内传导异常

HB12 上可见 H 分裂成 H_1 和 H_2

2.房室传导阻滞的鉴别诊断　一度房室传导阻滞需与下述不同原因所致的P-R间期延长相鉴别:①发生较早的房性期前收缩,其P-R间期可延长,由于当房性期前激动下传时,房室结尚未脱离前一次激动后的相对不应期,这是一个生理现象;②有时各种期前收缩(室性、交接性或房性)后的第一个窦性搏动的P-R间期延长,尤其在插入性室性或交接性期前收缩后。这种P-R间期延长是由于期前收缩隐匿地逆向传入房室结所致(房室结逆向隐匿性传导);③房室结双径路传导所引起的P-R间期突然显著延长;这是由于房室结内功能性纵行分隔引起房室结内存在着两组传导途径,一组的传导速度快,不应期长(快径),另一组的传导速度慢,但不应期短(慢径)。在一个临界频率时,原经由快径下传的窦性P波,突然改经慢径下传,因而P-R间期显著延长。房室结双径路或多径路传导在正常人中并不少见,可能是个生理性而不是病理性现象;④隐匿性希氏束期前收缩或隐匿性分支性期前收缩引起的P-R间期延长,即为一度房室传导阻滞。

二度房室传导阻滞最重要的鉴别诊断是它本身属于莫氏Ⅰ型还是Ⅱ型,因为Ⅰ型阻滞对阻滞区定位诊断的价值不大,而有Ⅱ型阻滞心电图特征的患者,希氏束电图证实其阻滞部位无例外地在希氏束-浦肯野系统内。事实上,阻滞部位是预后和治疗的主要决定因素。希氏束-浦肯野系统内的二度阻滞往往发展为完全性房室传导阻滞,伴晕厥发作,需要心脏起搏器治疗。而房室结的二度阻滞比较良性。因此,努力从临床心电图上辨认出二度房室传导阻滞是十分必要的。

二度Ⅱ型房室传导阻滞即心搏脱落前、后的下传搏动中,P-R间期必须是恒定的。因此,区别二度Ⅰ型和Ⅱ型房室传导阻滞的最重要的心电图标志是P-R间期是否恒定(即有无文氏现象)。细致的心电图和希氏束电图研究表明,凡符合二度Ⅱ型房室传导阻滞严格的心电图诊断的病例,心搏脱落之前和之后的下传搏动的P-R间期是恒定的,相差不超过5ms。高度房室传导阻滞伴有逸搏性心律而形成不完全性房室分离时,观察连续出现的两个或两个以上的心室夺获(窦性P波下传至心室)的P-R间期长度,有助于做出是Ⅰ型或是Ⅱ型阻滞的正确鉴别。P-R间期固定不变的是Ⅱ型阻滞,而P-R间期长短不定的则属Ⅰ型阻滞。如果没有连续两个或两个以上的心室夺获,只有在异位搏动(逸搏)周期内不同时刻发生的单个心室夺获,则可观察它们的P-R间期是相等的,还是与R-P间期之间存在着反比关系(R-P短,P-R长;或反之),前者是二度Ⅱ型而后者是二度Ⅰ型阻滞的表现。

完全性房室传导阻滞由于其独特的心电图表现,一般诊断不困难,与其他心律失常不易混淆。不过,应当强调在完全性房室传导阻滞,心室率(逸搏性心律)是缓慢的,一般低于45~50次/分,只有在先天性房室传导阻滞,逸搏心律可高于50次/分。如果发现心室率超过60次/分,即使有完全性房室脱节存在,应首先考虑导致房室分离的其他原发性心律失常,如独立存在的加速性交界性自主心律,此时没有房室传导仅表示有轻度房室传导障碍。事实上,房室传导延缓伴次级起搏点频率轻度加速,就可以产生完全性房室分离;如果次级起搏点的频率相当快,那么,即使房室传导正常,也能产生完全性房室分离。

一般来讲,完全性房室传导阻滞有先天性和后天性两种,后者又可以是急性的或慢性的。

先天性房室传导阻滞的原因:①房室结发育不全;②发育不全的希氏束未能连接房室结;③希氏束或束支部分缺如。常常发现有完全性房室传导阻滞的患者年龄均较小,且伴有心脏结构上的缺陷。有些学者对单纯先天性完全性房室传导阻滞患者的长期随访表明,大多数患者保持无症状,但有一些患者会发生晕厥,需要永久性心脏起搏治疗,而少数患者可能突然死亡。

后天性急性完全性房室传导阻滞常发生于急性心肌梗死病程中,也可见于应用某些药物后,或病毒或细菌感染后,或由于心脏外科手术或心导管术时损伤所致,也可能因射频导管消融术引起。后天性慢性完全性房室传导阻滞常见于因各种原因引起的普遍性心肌瘢痕化,尤其是由于缺血性心脏病、扩张型心肌病、原发性传导系统退化性病变和高血压等。罕见的病因包括霍奇金病、心脏肿瘤、类风湿心脏病、皮肌炎、黏液性水肿、淀粉样变性、进行性肌萎缩和贯通性或非贯通性心脏外伤等。

并发于急性心肌梗死后的完全性房室传导阻滞,尤其在下壁心肌梗死,阻滞区绝大多数位于房室结内。逸搏心律通常起源自房室交界区逸搏灶,QRS 是窄的。在少数病例亦可出现房室交界性逸搏心律呈心动过缓依赖的左束支传导阻滞图形。逸搏心律往往为 50~60 次/分,并可由于迷走神经阻滞剂或运动而加快。若发生以下情况需要安装临时起搏器:①逸搏心律呈右束支阻滞形状;②心室率<40 次/分;③伴以低血压或充血性心力衰竭;④对心动过缓依赖性室性心律失常做超速抑制。一般认为大多数急性下壁心肌梗死发生完全性房室传导阻滞是暂时性的,往往仅持续几天,预后较好,不需要永久性心脏起搏器。但也约有 10%的患者,完全性传导阻滞区在希氏束内,在这些患者,由于逸搏心律不稳定,常需植入永久性起搏器。

传导系统有功能障碍者在应用某些药物,如抗心律失常药物,能诱发二度和三度希氏束内或希氏束下传导阻滞。各种心脏手术,尤其复杂的先天性心血管畸形的心内直视手术,如主动脉瓣病变和室间隔缺损不论是否为法洛四联症,可能直接或间接地损伤房室传导系统,尤其希氏束,导致暂时性或永久性房室传导阻滞。同样地,洋地黄中毒、急性风湿病和能引起心肌炎的一些细菌性或病毒性感染和高钾血症等,也可产生二度甚至完全性房室传导阻滞。

当然完全性房室传导阻滞也可能在心导管操作过程中因无意损伤了传导束支而产生。不过,大多数由导管引起的传导束支的损伤是暂时性的,往往于几小时内可以恢复,近年来由于温控导管的应用,尽管治疗的成功率大大提高,但如发生传导系统损伤时也难以恢复。

房室传导阻滞的预后和治疗取决于许多因素,包括病史、症状、病因、心功能状态、阻滞程度、持续时间和部位等。必须根据每个患者的具体情况,进行细致分析,综合判断,并制订适当的治疗方案,其中主要是人工心脏起搏器的适应证选择。

(1)一度房室传导阻滞,一般不产生血流动力学改变,对它本身不需特别治疗,但对位于希氏束-浦肯野系统内的一度房室传导阻滞无症状患者,必须密切随访观察,因为它可能突然转变为二度、高度甚或完全性房室传导阻滞。如果患者有晕厥发作的病史,又能够排除其他引起晕厥的原因,尽管心电图上无希氏束下一度阻滞,应当考虑用起搏器治疗。

(2)有晕厥史的患者心电图上没有房室传导阻滞的表现(包括 P-R 间期在正常限度内),但若希氏束电图检查发现 H-V 间期显著延长,也是起搏器治疗的一个适应证。当然,应当先排除可引起晕厥发作的其他原因。

(3)临床上有症状(尤其是有晕厥史)的二度房室传导阻滞患者,不论其阻滞区的位置,都是心脏起搏器治疗的对象。

(4)对于临床上无症状的二度房室传导阻滞患者,其治疗则随阻滞区的位置而异。阻滞区位于房室结者(均为二度 I 型阻滞),通常不需要治疗。而阻滞区位于希氏束-浦肯野系统内者的二度房室传导阻滞(I 型或 II 型),尽管没有症状,应考虑心脏起搏治疗。发生在儿童的二度房室传导阻滞,即使是二度 I 型阻滞,应当加强随访观察,有研究结果表明,约半数二度 I 型房室传导阻滞儿童患者,日后发展为完全性房室传导阻滞。

(5)完全性房室传导阻滞患者,如果有症状不论其阻滞区的位置在哪里都是起搏器治疗的指征。无症状的完全性房室传导阻滞患者,如果阻滞区在希氏束下,也应该是起搏器治疗的指征。对于阻滞区位于房室结内或希氏束内而无症状的完全性房室传导阻滞患者,如果逸搏的频率足够且功能稳定,可以不用起搏器治疗。

(6)急性心肌梗死并发的完全性房室传导阻滞,不论逸搏心律的 QRS 波是窄的或是宽的,都应进行临时性心脏起搏。如果第四周末房室传导阻滞持续存在,则应进行心脏电生理检查确定阻滞区的位置,以助决定患者是否需要埋植永久性起搏器。

(7)心脏直视手术后的完全性房室传导阻滞,大多是暂时性的。若手术后 1 个月,这个传导障碍持续存在,多数学者认为就是永久性起搏的适应证。少年儿童处于生长发育阶段,永久性起搏器埋植可能带来许多麻烦,慎重的权衡利弊是必要的。

(8)对无症状的先天性完全性房室传导阻滞,一般不需要心脏起搏治疗。但应进行 Holter 心电图监测,以排除常常可遇到的其他严重心律失常。

对于存在有房室传导阻滞(不论何种类型阻滞)的患者,奎尼丁的应用均应十分谨慎,洋地黄类药物如果临床上很有必要,则一度房室传导阻滞一般不是禁忌证,而在二度房室传导阻滞应避免使用,以免加重阻滞的程度。完全性房室传导阻滞伴有充血性心力衰竭时,可以小心地使用洋地黄。

(七)室性心动过速

室性心动过速(简称室速,ventricular tachycardia,VT)是一种起源于左心室或右心室的异常心律,频率超过 100 次/分。室速包括自无症状的非持续性 VT 至持续性单形或多形室速。持续性室速可能产生血流动力学状态恶化,也可演变为心室扑动和(或)心室颤动,若不能及时有效终止,可导致心源性猝死。

持续性室速和非持续性室速的区别是人为的。一般来说,室速持续 30 秒以上才能认为是持续性室速。或者室速持续时间虽未达到 30 秒,但患者已出现血流动力学状态恶化的表现,也应认为是持续性室速。事实上,持续 15 秒的室速都将持续 30 秒以上。

持续性单形室速常发生于冠心病,尤其是发生过心肌梗死,或有室壁运动异常或室壁瘤,以及心肌病或心功能较差者。室速也可以发生于任何其他器质性心脏病甚至无心脏病的患者,可以是单形或多形,以及持续性或非持续性。

持续性单形室速可由电生理技术来明确性质,而非持续性、多形室速或心搏停止生还者的电生理检查结果,较难以做出肯定解释。

室速的电生理检查程序和普通电生理检查一样,包括术前准备、器械准备、刺激和检查程序项目等准备。检查是否成功或有无基础结果,与病因、基础心脏结构及程序刺激的方法学等有相当大关系。检查时所采用的刺激程序参数包括期前刺激的数目、起搏的周长、刺激的部位和电流等,这些参数均可能影响室速诱发能力。

1.附加期前刺激的数目   一般来说,期前刺激的数目越多,心律失常的诱发灵敏度越高,但诱发室速的特异度降低。就持续性单形室速来说,心室期前刺激增至 3 个,诱发灵敏度高,再加第 4 个期前刺激或行快速起搏,刺激越积极,越易诱发非特异性反应,如多形室速和室颤。有学者认为如需要检查鉴定的是持续性单形室速,诱发了多形室速应认为是非特异性反应。同样在没有室速或心搏停止史的正常人,积极的程序刺激尤其刺激的配对期间很短($\leqslant$180ms)时,也可诱发非持续性和持续性多形室速,包括室颤,而此时的结果并无实际临床意义。因此,大多数学者的意见是用 3 个期前刺激的灵敏度和特异度最佳。极少患者需要 4 个期前刺激,必须注意的是此时诱发非特异性心律失常的危险也增高。而对有心搏停止史的生还者进行电生理检查时最好不要用多于 3 个期前刺激,否则,诱发多形室速的机会多于单形室速,而在这些患者,诱发的多形室速可能被认为是非特异性的,而无实际临床意义。

2.室速常规检查的程序刺激方案   对有持续性单形室速病史的患者进行常规电生理检查,其方案根据各个具体医院不同,采取的方案也不同。目前使用的方案经过多年的实践和推广,认为其既稳妥又积极,循序渐进,诱发率较满意,而与临床无关的室性快速心律失常的诱发率也不高。本方案程序刺激的步骤:先以比正常窦率快 10~20 次/分的频率和快 30~40 次/分的周长做驱动起搏(S_1),并引进一个心室期前刺激(S_2),然后分别在右心室心尖部和右心室流出道处进行刺激;如果不能诱发心律失常,则在上述同样方式下引进两个心室期前刺激(S_2S_3)进行刺激。一般情况下在不同部位,两种不同频率的刺激下可诱发出心律失常;如仍诱发不成功,则可采用再增加第三个期前刺激(S_2S_3S)以便增加诱发率。如再不能诱发心律失常,则可采用快速心室起搏的方法,虽然快速心室起搏使室速的诱发率增高并不多,但它的非特异性反应(多形室速或室颤)发生率低。快速心室起搏开始时采用的是递增起搏,开始周长为 400ms,然后逐渐缩短周长(增快频率),直至心室起搏频率达到 280~300ms 为止。如仍不能成功诱发,有些实验室则加用异丙肾上腺素静脉滴注,待窦性频率加快后,再进行上述的程序刺激步骤。加用异丙肾上腺素静脉滴注后对运动诱发的室性心动过速的患者诊断有帮助。如经过上述方法后仍未能成功诱发则可以改用心房或左心室刺激(条件允许下),或即可结束检查。如果已经诱发出室性心动过速,下一步的操作则需根据患者的耐受性而定,已经造成血流动力学改变者或不能耐受者,应立即电复律;当然如耐受性尚可,即有时间进行其他的操作。

(八)药理试验

药理试验常常是心电生理检查的目的之一。已经证明能在电生理实验室预防心律失常的药物在临床上亦有效。当然在药物试验前固定程序刺激或扫描能反复诱发心律失常很重要。在进行任何药物试验前,必须排尽以前应用过的药物。一般在给药前都要重复一次对照诱发,并且一天仅进行一种药物或两种药物联合;药物必须逐渐给予,这样可以严密地观察不良反应的发生,并在用药后重复完整的电生理检查。需要注意的是同时应进行药物浓度的检测。

用以进行试验的药物选择主要根据患者心律失常的性质和特性来决定,同时也应该注意药物的过敏史和禁忌证。如果一种药物经试验后能够预防心律失常的诱发,即可认为有效。如果用药后进行刺激引起的心律失常能自行终止,该药也被认为是有效的药物。

第二节 经食管心脏电生理检查

经食管心脏电生理检查是一项无创性临床心脏电生理的诊断和治疗技术。该法充分利用了食管与心脏解剖关系十分密切的特点,将电极导管经鼻腔送入食管内,应用心脏刺激仪发放直流电脉冲,通过贴近心脏的食管电极间接对心房或心室进行调搏。通过检查时记录体表及食管内心电图以获得心脏各部位的电生理参数,揭示某些心律失常的发生机制,对于复杂性心律失常的临床诊断和治疗有选择参考意义。临床上通过经食管心脏电生理检查可以评价其窦房结功能(窦房结传导功能和窦房结恢复时间);了解心房激动顺序和测定其不应期、传导特性;评价房室结功能;诱发和终止室上性心动过速。本法简单易行,相对安全,不需要 X 线机(DSA)和多导生理记录仪等大型仪器,在一定的范围内能替代心腔内心脏电生理检查,尤其适合于基层医院,自在国内应用以来,取得了良好的临床效果和社会效应。

但经食管心脏电生理检查是间接刺激心房,因此,在实际应用过程中存在着显著的不足,临床上常常将该法仅作为对心脏电生理检查的初步过程和一个补充。由于经食管心脏电生理检查无法记录到希氏束电图,因此,不能对房室传导阻滞进行详细定位,对某些阵发性室上性心动过速类型无法做出明确的鉴别诊断,对房室旁道不能详细定位。经食管进行心室起搏时,由于所需电压较高,部分患者难以忍受,甚至不愿继续进行下去,无法准确检测心室电生理特性、房室传导系统或旁道的传导功能等。本节就其检测窦房结、房室结功能方面进行介绍。

一、适应证

1.窦性心动过缓,或疑有窦性静止或窦房传导阻滞者。

2.原因不明的黑矇、头晕、晕厥,怀疑窦房结或房室结功能异常者。

3.阵发性胸闷、心悸、气急,尤其是突发突止未能记录到心电图异常者。

4.预防性心房起搏治疗窦性心律失常及终止阵发性室上性心动过速等患者。

二、禁忌证

1.心电图呈严重心肌缺血性改变、不稳定型心绞痛或心肌梗死患者。

2.急性心肌炎、心内膜炎、心包炎和肥厚型心肌病有流出道梗阻患者。

3.严重心律失常,如高度房室传导阻滞、频发多源室性期前收缩、室性心动过速等。

4.各种疾病引起的严重心脏扩大、重度心功能不全者。

5.严重电解质平衡紊乱、心电图 Q-T 间期明显延长,易诱发扭转型室性心动过速者。

6.重度高血压患者收缩压≥200mmHg 或者舒张压≥110mmHg。

7.心房颤动者因无法起搏心房不能进行检查。

8.食管疾患如食管癌症、食管静脉曲张等。

三、术前准备

1.仪器设备　经食管心脏电生理检查时应该要求必须具备有人工心脏刺激仪、电极导管、多导电生理记录仪、抢救设备和抢救药品等。

(1)刺激仪:指能够发放各种程序和非程序直流电脉冲的心脏刺激仪。一般要求仪器具有:①操作简便、对频率和程序计数准确;②对电压有能够连续调节等功能;③要求窗口能显示多参数功能;④具有 S_1S_1 连续递增、递减刺激功能,具有 S_1S_2,甚至有 S_3、S_4 等正、反扫描功能等;⑤有高频率刺激输出限制功能等。

(2)电极导管放置前准备:食管电极导管按原则应该是一次性使用,但实际上大多是采用在 2%戊二醛中浸泡 30 分钟以上,然后在使用前应用生理盐水冲洗干净备用,如确实需要重复使用,应该与胃镜检查相同,即术前需要检查患者乙肝表面抗原(HBSAg)等。此外,检查前还要让患者平卧,并记录标准 12 导联心电图以做对照。

(3)电极导管:为用作食管电图的记录或起搏用的导管,两端有相对应连接的环状电极。可用连接线将体外端电极与心电图机胸导联相连接后即可记录单极食管导联心电图,将刺激仪输出端连接在一对电极上即可进行心脏起搏。临床上常见的导管:①双极心内膜电极导管;②双极食管电极导管;③双极食管球囊电极导管(该导管经电极球囊充气膨胀后能紧贴食管壁,起到降低起搏阈值的作用);④单极食管球囊电极导管等。此外,还有各家心脏电生理研究室自行改进后的 2 极和 4 极食管电极导管,主要目的是能达到有效降低起搏阈值。

(4)多导电生理记录仪:由于电子科学技术的高度发展,目前多采用多导电生理记录仪,具有冻结、编辑、储存功能,可有效捕捉各种心电生理现象。可以体表导联与食管导联同步记录。

(5)必要的抢救设备和抢救药品:经食管进行心脏电生理检查是一种相对安全的无创性检查方法,但是也不可避免地存在一些潜在的危险,尤其在器质性心脏病患者中有诱发室性心动过速、心室颤动和心搏停止的可能;还有可能诱发心功能不全、心绞痛等。因此,检查室内应备有氧气、各种心肺复苏的抢救药品及心脏除颤器等。

2.患者准备　检查前患者须停用影响心脏电生理特性的抗心律失常或其他相关药物至少 5 个半衰期或 48 小时以上;一般在就餐 4~6 小时后进行,对年龄偏大或老年或伴有上消化道(尤其是食管)疾病的患者应详尽地向患者和其家属解释检查目的和一般过程,以便其对检查过程有所认识并能协助顺利完成检查。在检查中耐心地指导其完成吞咽动作(放置电极导管的关键步骤),尤为重要的是向患者及其家属交代可能发生的不良反应或不配合造成的检查失败,并需请患者或(和)家属签字。

3.术者准备

(1)检查前应细心检查心脏刺激仪、多导电生理记录仪、各种导管的性能和各连接线是否完好,仪器能否正常工作,心脏电刺激仪电量是否充足,各种急救药品是否准备完善,以及带心电监护的除颤仪能否良好工作等。

(2)检查者应对本次检查的目的和应该了解的内容做到心中有数,明白需要进行哪几种项目操作和应该避免哪些操作,以免遗漏;应对患者的基本情况有所了解。

(3)检查过程中应密切观察患者心电图情况和基本生命体征,做出相应的正确处理。如测定窦房结功能出现极长的窦房结恢复时间甚或心搏停止时应及时起搏。如诱发出心动过速后应尽快完成标测及时终止心动过速,以免老年患者或器质性心脏病患者出现血压异常或发生心力衰竭、心绞痛甚至心肌梗死等严重并发症。检查完毕后应在心电监护下拔除电极导管,经观察无异常后结束检查。在整个操作过程中应严格掌握适应证和禁忌证,及时处理突发意外事件等。检查室需要有至少1名医师、1名护理人员和1名技术员在场,并互相配合、协调地完成检查。

四、操作方法

(一)食管电极导管的放置

1.电极导管的放置　取出备用的食管电极导管,用纱布将经过消毒的电极导管顶端涂上适量的液状石蜡,将电极导管顶端略做弯曲后从患者一侧鼻腔徐徐插入,动作要轻、慢、稳。尽量减小电极导管头部对咽喉壁刺激。如遇到鼻中隔偏曲造成插入困难时,可改用另一侧鼻腔或经口腔送入。电极导管进入鼻腔达上腭部时将鼻腔外电极导管抬向头顶部,可顺利通过该生理弯曲。到达咽部有阻力时,可稍许旋转导管以改变导管顶端方向,同时嘱患者做吞咽动作,随之将导管送入食管。对咽喉部刺激较敏感者出现恶心时,或预先向咽部喷少量1%的利多卡因液,或采用其他一些如嘱患者喝水等减轻反应的方法。一旦导管误入气管,患者会出现剧烈咳嗽或者气急,此时应将电极导管退出重新插入。

2.电极导管定位　一般认为当电极导管进入35~40cm或到达按身高测算公式计算[(受检者身高+200)/10]的厘米数时,电极基本位于相当于左心房水平(图1-9)。将导管尾端电极与心电图导联(通常采用V1导联)连接后上下略微调节电极导管在食管内位置,如P波和QRS波群均呈负向,提示电极导管不够深;如基线飘移不定,P波形态过于低矮,QRS波群呈qR或R型,则提示电极导管插得过深,稍微退出即可。当记录到最大的负正双相或直立P波时表明此处最贴近左心房,用胶布在鼻腔外固定导管后,用连接线将导管尾端一对电极与刺激仪输出端连接后即可测试起搏阈值。

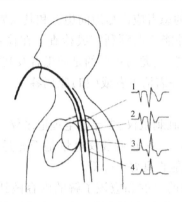

图1-9　食管电极的放置

3.测定导管的起搏阈值　以快于自身心率10~20次/分的频率刺激时逐步将起搏电压从低调高,直至心房被稳定起搏后的最低电压即为起搏阈值。一般认为进行电生理检查时刺激电压应高于起搏阈值2~5V,以保证全部有效起搏心房。不同的患者因心房肌应激性不同,电极在食管内位置不同和接触是否紧密等因素影响下,起搏阈值不尽相同,一般在15~25V。起搏阈值越低,对患者刺激越小。反之对患者刺激越大,当起搏阈值>25V时患者会感到灼痛感,甚至极少数患者躯干亦随刺激频率发生跳动,从而难以完成检查。此时要设法将起搏阈值降低,以减轻患者痛苦。一旦食管电极能有效起搏心房后,再按临床需要进行不同类型的心脏电生理检查,以便完成预定目的。

4.调节导管的感知　将感知连接线的两端分别接在右下肢导联和右上肢或胸前导联后即可调节感知,以连接右下肢和胸前导联时感知灵敏度最强。

5.刺激脉冲发放形式　刺激脉冲的发放是心脏电生理检查的主要手段,熟练地掌握刺激脉冲的发放不但能顺利完成各项检查,更重要的是能防止因误操作而引起的不良后果。常用的刺激方法:①非程控 S_1S_1 刺激;②S_1S_1 连续刺激;③S_1S_1 定时刺激;④S_1S_1 定数刺激;⑤S_1S_1 频率递增、递减刺激;⑥Burst 刺激(快速终止心动过速刺激);⑦S_1S_2 或 $S_1S_2S_3$ 或 $S_1S_2S_3S_4$ 期前刺激;⑧RS_2 或 RS_2S_3 程控期前刺激。

(二)窦房结功能检测

窦房结的功能主要为生成并发出冲动,即表现为持续而规则的主导心脏搏动的起搏功能和传导功能。当窦房结发生器质性或功能性改变时,即可造成窦房结的冲动发放和传导功能异常,从而会产生各种心律失常、血流动力学障碍、心功能改变,乃至发生心源性猝死。目前国内外学者已将窦房结功能的异常如窦性心动过缓、窦房传导阻滞、窦性静止和心动过缓心动过速综合征等统称为"病态窦房结综合征"。

一般认为病态窦房结综合征多由器质性心脏病所致(窦房结及其周围组织器质性病变所致),临床症状常常较为严重。也可为受自主神经影响(即无器质性心脏病),是迷走神经张力异常增高所致,属功能性改变,临床表现也较轻。由于病态窦房结综合征的自然病程较长,临床症状轻重不一,心电图上呈多样性,且常为间歇性发作,故对窦房结功能较难做出准确的判断和明确的诊断。临床上常用的评定窦房结功能的方法主要有:

①常规体表心电图、动态心电图、运动心电图等；②药物激发试验，如阿托品试验、异丙肾上腺素试验等；③心脏固有心率测定，即用药物消除自主神经对窦房结的影响后，测定窦房结的固有频率；④经食管心脏电生理检查；⑤心腔内心脏电生理检查等。以上各种方法均有一定的局限性。一般而言，心腔内心脏电生理检查较体表心电图、动态心电图等其他检查更能发现窦房结功能障碍，但限于设备、技术等方面的原因，难于在广大基层医院中普及，使其临床应用受到限制。

经食管心脏电生理检查技术属无创性检查，方法简单易行、安全性强，非常适合基层医院。研究表明，经食管心脏电生理检查在某些方面可达到与腔内心脏电生理检查相同的效果，目前已成为评估窦房结功能的手段之一。经食管心脏电生理检查窦房结功能的主要指标：窦房结恢复时间、窦房传导时间、窦房结有效不应期等。

1.窦房结恢复时间的测定

（1）机制：心脏自律性细胞被外来的刺激除极后，其本身的自律性倾向于受抑制而降低，停止起搏后，需经过一定的时间才能恢复自律性。一般认为自律细胞恢复发放冲动的时间主要受两个因素影响；一方面是超速起搏的频率和持续时间，频率越快持续时间越长，则抑制越深，恢复时间越长；另一方面是自律细胞的自律性越低，恢复时间则越长。如外来刺激的频率和时间相对固定，恢复时间就主要取决于自律细胞本身的自律性。临床上测定窦房结恢复时间的方法就是根据上述机制而设计的，即采用插入食管中的电极快速起搏心房，使窦房结处于超速抑制状态，停止心房起搏后，窦房结便经过一定的时间恢复自律性而发出冲动，这个时间即称为窦房结恢复时间（sinus node recovery time, SNRT）。

经食管心脏电生理检查中的窦房结恢复时间实际上包含 4 个部分的时间：①刺激脉冲从食管电极到左心房的传导时间；②从左心房开始兴奋到传入窦房结的时间；③窦房结摆脱抑制状态，恢复并发放冲动的时间；④激动从窦房结发出传到心房并使之开始除极的时间，即窦房传导时间。这其中只有窦房结摆脱抑制状态，恢复并发放冲动的时间是真正反映窦房结自律性功能，而左心房窦房结、窦房结左心房的传导时间则是反映了窦房结的传导功能。食管电极到左心房的传导时间较短，一般在 40~80ms，增加刺激频率时虽可能会在一定程度上稍有延长，但对窦房结恢复时间影响不大。因此窦房结恢复时间主要是反映了窦房结的自律性、窦房间的顺向传导和逆向传导时间。

（2）检测方法：检查前停用影响窦房结功能或影响自主神经张力的药物48小时，或至少5个半衰期。

开始刺激频率一般采用高于自身心率10~20次/分开始逐级递增，常用有80次/分、90次/分、110次/分、120次/分、130次/分、150次/分，每级均以 S_1S_1 刺激法刺激 30~60 秒后停止刺激，同时记录心电图至停止刺激后 10 次心动周期为止。每级刺激后应间歇 1 分钟以上，再开始下一级频率的刺激。如在刺激后记录的心电图上有迟发的长间歇，则应适当延长心电图记录时间。记录心电图宜选窦性 P 波最明显的导联，如标准 II 导联、V1 导联，如能同步记录食管导联则更为理想。需要注意的是，如停止刺激后停搏时间>4 000ms 应立即起搏治疗，而后逐步降低起搏频率直至恢复窦性节律，以策安全。

（3）测量方法：测量每级刺激的最后一次脉冲信号到第一个窦性 P 波起点之间的时距，取各级刺激后的最大值即为该受检者的窦房结恢复时间。需要注意的是少数受检者在刺激停止后，首先恢复的不是窦性心律，而是房室交界性逸搏。如交界性逸搏仅出现 1 次，即恢复窦性节律，窦房结恢复时间仍应以末次刺激脉冲至第一个窦性 P 波起点为准，而末次刺激脉冲至房室交界性逸搏的时距称为交界区恢复时间（junction recovery time，JRT），是交界区自律细胞摆脱起搏的抑制，恢复自律性的时间。

在连续给予 30 秒的递增刺激后突然停止，最后一个刺激的心房波至恢复第一个窦性 P 波此段距离即为窦房结恢复时间。

（4）结果判断

1）窦房结恢复时间（SNRT）的正常参考值一般认为在 800~1 500ms，如 SNRT 超过 1 500ms 为阳性，老年人 SNRT 以 1 600ms 为正常参考值上限，SNRT>2 000ms 可诊断病态窦房结综合征。一般认为>3 000ms 为安装心脏起搏器的绝对适应证。

2）双结病变食管电极刺激左心房时，刺激脉冲在上传窦房结的同时，也必然会下传至交界区而抑制交界区的自律细胞。在正常情况下，首先恢复自律性的应是窦房结，但当窦房结的自律性明显下降而低于房室交界区，或因窦房有传出阻滞时，就有可能出现房室交界性逸搏，甚至成逸搏心律。此时表露出来的交界区恢复时间一般在 1 500ms 以内，如交界区恢复时间>2 000ms，或当窦房结恢复时间>2 000ms 仍无交接性逸搏出现，均提示房室交界区的自律性也不正常，应考虑有双结病变。

3）窦房结恢复时间继发性延长现象：部分患者在停止起搏后，最长的 P-P 间期出现在第二、第三甚至是第四、第五个心动周期，并可持续 10 个周期以上，这种现象称为继发性窦房结恢复时间延长。出现这种现象的原因大多是窦房结传导阻滞，也可能是窦房结自律性改变。继发性延长现象是窦房结功能受损特异度高的一项指标，其价值高于窦房结恢复时间，因此在停止起搏后应至少记录 10 个心动周期，以防遗漏。

4）影响因素：①起搏频率。无论窦房结功能正常与否，刺激频率越高，窦房结恢复时间越长。但临床上刺激频率达一定范围（110~150 次/分）后，窦房结恢复时间不再延长，甚至反而缩短。其原因可能是由于频率过高时，出现窦房传导阻滞，使进入窦房结的刺激脉冲反而减少；②刺激时间。动物试验和临床研究表明，刺激 30 秒后窦房结恢复时间即趋稳定，且与刺激 30 秒、60 秒、120 秒的结果并无显著差别。为规范操作，目前把刺激时间定为每级 30~60 秒，每次间隔 1~2 分钟；③自主神经功能状态。窦房结内有丰富的自主神经纤维分布，交感和迷走神经的作用相互制约。迷走神经张力过高或窦房结对迷走神经的敏感性增高时，会影响窦房结的自律性和窦房传导时间，导致窦房结恢复时间的延长，也即所谓功能性窦房结低下。可以通过测定心脏的固有频率来鉴别；④当发生窦房间传导传入阻滞时，刺激脉冲不能全部进入窦房结抑制其自律性，而影响窦房结恢复时间，临床上可致假阴性。当窦房间传导传出阻滞时也会导致窦房结恢复时间的延长，而影响对其自律性的判断。当然，窦房传导阻滞本身即是病态窦房结综合征的一种表现，就此意义而言，也不能称之为假阳性。因此，在测定 SNRT 时，同时测定窦房传导时间是十分必要的。在分析窦房结恢复时间时，参照同时所测的窦房传导时间，才能对窦房结的自律性、传导性做出正确的评价。

5)校正的窦房结恢复时间:窦房结恢复时间常常受到自身心动周期的长度影响较大,心率慢者恢复时间较长。为了消除心率的影响,多主张在测定窦房结恢复时间同时计算校正的窦房结恢复时间(corrected sinus node recovery time,cSNRT)。

校正的窦房结恢复时间=窦房结恢复时间-起搏前P-P间期

校正的窦房结恢复时间>550ms,老年人>600ms为异常。大多数人认为校正的窦房结恢复时间是一个较窦房结恢复时间更有价值的指标,特异度高,但灵敏度较低。

2.窦房传导功能测定　窦房结功能测定的另一个重要指标是窦房结与心房之间的传导功能。兴奋从窦房结发出并传至心房并使心房开始除极的时间,称窦房传导时间(sinoatrial conduction time,SACT)。经食管心脏电生理检测可通过心房程控期前刺激技术,间接测定窦房传导时间,从而可以发现心电图上无法发现的窦房传导阻滞。

(1)机制:在窦性心律的前提下,利用人为的程控心房期前刺激在心动周期的晚期产生1个提早的心房激动后,恢复正常的心脏节律,亦即从期前刺激开始至下一个正常节律的时间。在此间期中包含了4个时间:①期前刺激的脉冲从食管电极发出到左心房开始激动的时间;②从左心房开始激动到传入窦房结并使之提前除极的时间(房窦传导时间);③窦房结除极后,按窦性周期重新发放下一次激动的时间;④激动从窦房结发出传至心房,并使之开始除极的时间(窦房传导时间)。故用代偿间期(P_2P_3)减去窦律周期(P_1P_1)后的时间,是刺激脉冲从心房传入窦房结和窦性激动从窦房结传到心房时间的总和,有学者称之为窦房总传导总时间。假设窦房的传入和传出时间相等,则窦房总传导时间的一半即为窦房传导时间(图1-10)。

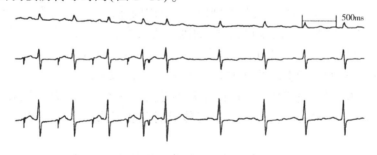

500ms

图1-10　窦房传导功能测定

采用S_1S_2方法给予8个S_1刺激后再给一个逐渐提早的S_1刺激,然后测量计算(从S_2后的P波至恢复后的第一个P波距离减去正常窦律周期,除以2,结果即为窦房传导时间)。

(2)测定方法:测定窦房传导时间的方法,目前在国内外公认的主要有两种,即Strauss程控心房期前刺激法和Narula连续刺激法。

1)程控心房期前刺激法(Strauss法):是由Strauss等1973年首创。其基本原理是用程控扫描的心房期前刺激扫描至Ⅱ区并取得稳定的回归周期时,用回归周期P_2P_3减去窦性周期P_1P_1,即可得到窦房传导总时间,再除以2即为窦房传导时间。具体操作时可用

S_1S_2法或 RS_2法、PS_2法。

RS_2法或 PS_2法为用略短于窦性周期的 R-S 间期做负扫描,步长一般为-10ms 或-5ms,每 8 个窦性激动后发出一个 S_2刺激,直至出现期前刺激前后两个心动周期之和小于 2 个正常窦性周期。一般认为记录时选用 Ⅱ、V1 导联,如能同步记录 Ⅱ、V1 及食管导联则更为理想。

$$窦房传导时间 = (P_2P_3 - P_1P_1)/2$$

需要注意的是测量 P_2起点时,如 V1 导联或食管导联上明确有 P 波时,应以 P 波起点测量,以排除食管电极到左心房激动的传导时间影响。

S_1S_2程控期前刺激法为采用快于自身心率5~10次/分的 S_1S_1为基础刺激。8 次 S 刺激后发放 1 次期前刺激 S_2,刺激发放后用略短于基础刺激周期的 S_2S_2间期做负扫描,步长为-10~-5ms。当扫描出现稳定的回归周期时,即可计算窦房传导时间。

$$窦房传导时间 = (P_2P_3 - P_1P_1)/2$$

P_2点应从 S_2刺激所引起的 P_2波起点为准。

2)连续刺激法:又称 Narula 法,采用先记录 10 个窦性周期,然后用高于窦性频率5~10次/分的 S_1S_1刺激,连续8~10次后停止起搏,间隔 20 个周期后重复刺激,如此反复 5 次,此时,因测定方法为连续 S_1S_1刺激,各波命名与程控期前刺激有所不同,P_1为末次 S_1刺激产生的 P 波,P_3为刺激终止后第一次窦性 P 波,P_1P_3为代偿间期,P_3P_4为刺激停止后第一次窦性周期。计算起搏前 10 次窦性周期的平均值(P_0P_0)、5 次 P_1P_3和 P_3P_1的平均值。

$$窦房传导时间 = (P_1P_3 - P_0P_0)/2$$

大量的研究表明,影响窦房传导时间测定值的因素很多,且在计算时假设条件多,因此各家测定值差异较大。总的来讲,影响的因素主要有:自律性、传导时间、迷走神经张力及心房内传导时间。此外,对 P_2波的确定不应从 S_2刺激脉冲的起点计,而应以 V1 导联或食管导联上 S_2刺激所引出的 P 波起点计,以尽可能减少误差。

(3)正常值及评价:窦房传导时间的正常参考值范围各家报道差异较大,一般认为正常参考值≤150ms,>150ms 为阳性,总窦房传导时间正常参考值为<300ms,≥300ms 为阳性。

窦房传导时间对病态窦房结综合征的诊断价值低于窦房结恢复时间和校正的窦房结恢复时间,但窦房传导时间和窦房结恢复时间反映的是窦房结的两种不同功能,如将窦房传导时间和窦房结恢复时间结合分析,则有助于提高病态窦房结综合征诊断的灵敏和正确性,而且有助于病态窦房结综合征的分类。

3.房室结功能的检测 房室结的解剖位置是指心脏传导系统位于心房和心室之间的部分,实际上又称为房室交界区,包括有真正的房室结和希氏束两部分,是正常窦房结激动从心房到心室的必经之路,它具有起搏和传导功能。在房室结内具有起搏细胞,由于其自律性低于窦房结,故在正常窦性心律时并不能显示。只有在显著的窦性心动过缓、窦性静止、窦房传导阻滞、二度房室传导阻滞或高位三度房室传导阻滞时才能显露出来,并发挥其作为低位起搏点的作用。

（1）房室交界区恢复时间测定：房室交界区恢复时间的测定方法与测定窦房结恢复时间相同，应用分级递增（S_1S_1）的方法经食管刺激心房，每串刺激30秒，突然停止起搏，此时，如窦房结功能正常，在停止起搏后首先恢复出现的是窦性心律，且窦房结恢复时间也在正常范围，此时就无法测定房室交界区恢复时间。如窦房结功能明显减低，停止起搏后，则首先出现的是房室交界区的逸搏心律。从最后一次刺激脉冲后的QRS波群到第一个交界性逸搏QRS波群的时间，即为房室交界区恢复时间（atrioventricular junction recovery time，AVJRT）。

房室交界区恢复时间正常参考值应<1 500ms，如>2 000ms提示房室交界区的起搏功能降低。当然在检测中出现有房室交界区恢复时间延长者，其窦房结功能也一定是有障碍，同时提示窦房结功能低下。如窦房结恢复时间>2 000ms，就一定提示房室交界区恢复时间延长。因此，两种情况都提示窦房结和房室结均有病变，即所谓的双结病变。

（2）房室交界区的传导功能检查：房室交界区最主要的功能是传导激动。房室交界区的传导功能明显障碍时，普通常规心电图检查就会出现相应的改变，但当其传导功能仅轻度降低时，常规心电图可以是完全正常，此时，只有房室传导的负荷增加时，才可能表现，也即所谓"隐匿性房室传导阻滞"。经食管心脏电生理检查中，由于无法记录希氏束电图，从而不能对发生传导阻滞的部位进行具体的定位，因此，仅仅是大致上反映房室传导功能的异常与否。

1）测定房室传导阻滞点：房室间的传导阻滞点反映了房室交界区的传导功能，一般认为可在测定窦房结恢复时间时同时进行。常用的方法同样是分级递增（S_1S_1）刺激，通常采用高于受检者自身窦性心率（10~20次/分）的频率开始，每级递增速度为10次/分，刺激10~30秒，其间需要休息30秒。刺激中应该连续记录心电图，直至出现2∶1房室传导阻滞为止。如出现有一度房室传导阻滞点<100次/分、房室文氏传导阻滞点<130次/分、2∶1房室传导阻滞点<150次/分时，提示房室结区的传导功能障碍。

一度房室传导阻滞点的标志是随起搏频率的增加，S-R间期会逐渐延长，并呈线性相关。一般认为出现有S-R间期≥240ms时的起搏频率为一度房室传导阻滞点，正常一度房室传导阻滞点应≥100次/分，如出现<100次/分时则提示存在隐匿性一度房室传导阻滞；此时如静脉注射阿托品后，仍然出现一度房室传导阻滞点<100次/分，提示房室结区存在有病理性改变。

二度Ⅰ型（文氏）房室传导阻滞点的测定就是在以上的基础上进一步增加起搏频率时，可出现文氏型房室传导阻滞，出现文氏型房室传导阻滞的最低起搏频率即为文氏型阻滞点。正常文氏型房室传导阻滞点≥130次/分，如文氏型阻滞点<130次/分，提示房室结传导功能低下。如果静脉注射阿托品后文氏阻滞点仍<130次/分，提示为病理性房室传导功能降低。2∶1房室传导阻滞点的测定是在以上的起搏频率的基础上进一步提高频率。正常人的2∶1房室传导阻滞点≥180次/分，若<150次/分，并且在静脉注射阿托品后仍<150次/分，同样提示房室传导功能降低。

2）影响房室交界区传导功能测定的因素：迷走神经因素是影响房室结传导功能的主要影响因素。一般情况下当迷走神经张力增强时，可分别使房室交界区出现一度传导阻滞点、二度Ⅰ型（文氏）传导阻滞点和2∶1传导阻滞点下降；此时，鉴别要点是应用静脉注射阿托品1~2mg后重新测定，如用药后各传导阻滞点恢复正常则表明是迷走神经张力增强所致，如用药后各阻滞点仍然低于正常，则可排除迷走神经张力影响。

临床上可能的另一影响因素为患者存在有房室结双径路。如果用不同的频率（在出现有阻滞点的起搏频率以上）进行刺激，出现有不同的P-R间期，且长短不一的间期是有固定间期，与文氏现象不同，此时，加用心房递减扫描见有P-R间期的跳跃，可以诊断为房室结双径路。

另一最不容忽视的因素是药物的影响。诸如β受体阻滞剂、维拉帕米及胺碘酮等许多抗心律失常药物，它们均能延长房室结的不应期，引起房室交界区传导阻滞。相反，兴奋交感神经或对抗迷走神经的药物如异丙肾上腺素、麻黄素及阿托品等则能促进房室交界区传导。因此，在检查前应该仔细地询问病史和用药情况，避免影响检查结果的可信度。

检查结果发现有隐匿性房室传导阻滞存在，有助于医师对临床现象的判断，并产生着较大的影响力。尤其是对有临床症状如头晕、黑矇甚至晕厥的患者更重要，结果的判断对预后和选择心脏起搏的方式及其他治疗方式均有重要的价值。

4.房室结双径路

(1)解剖学基础：房室结双径路是一种常见的心脏电生理现象，临床上经常与房室结折返性心动过速、不典型文氏房室传导阻滞和反复搏动等引起的多种心律失常有关。一般根据传导速度认为房室结有快径和慢径两种通道。通常人们以为影响房室结双径路传导的因素很多，可以是生理性的，也可以是病理性的；前者多由自主神经本身的不平衡所致，后者则是由于房室结的某部分纤维发生病理性质的改变造成不应期和传导速度的变化所致。

近年来，由于心脏电生理检查的深入研究，发现房室结也有一定的解剖位置，在房室结的心房周围存在传导的纤维束，且与冠状静脉窦相平行，并分为传导特性不一的快、慢径路。一致认为快径位于致密房室结的前上方，慢径位于致密房室结的后下方。

(2)电生理特点：电生理的检查（心房的递增或程控刺激）使得激动在不应期较长的快径内发生传导阻滞，而由于在慢径其不应期较短，且传导速度较慢，易于显示慢径的传导，临床上将此种由于心房刺激配对间期缩短10ms，而S_2-R间期突然延长的慢径传导现象称为"房室结的跳跃现象"，一般认为突然跳跃50ms以上即可诊断房室结双径路。或以心房刺激的配对间期S_1-S_2为横坐标，S_2-R间期为纵坐标，将每次刺激记录并画出曲线，正常情况下是光滑的曲线，如果有一次中断，则可诊断为房室结双径路。

心房分级（S_1S_1）的递增刺激：当其刺激频率达到一定的周期时，激动进入快径相对不应期，有S-R间期逐渐延长，并进入慢径路传导，由于其隐匿传导，使得传导一直沿着慢径路传导，当然这也是诊断房室结双径路的一种方法。

心房的程控期前刺激（S_1S_2）是作为诊断房室结双径路的主要方法之一。通过采用S_1S_2负扫描法，出现S_2-R间期逐渐延长，当处在快径不应期内会发生传导在慢径中，并突然出现有S_2-R间期延长>50ms的跳跃现象，如果延长间期超过50ms，并出现2次或

3次的跳跃,且可诱发不同频率的心动过速,就考虑可能存在有三径路和四径路。如果能重复(有固定窗口)诊断更为可靠。

当出现传导从慢径下传并有机会逆传至快径,造成快径的功能性阻滞,此时,在体表心电图上可出现假性一度或二度Ⅰ型房室传导阻滞,临床上应加以注意。

发生折返性心动过速被认为必须具备有以下条件:①存在两条或以上的径路;②其中一条道路存在有单向阻滞;③存在有不同的不应期和传导速度。流行病学的结果认为人群中存在房室结双径路者有0.3%~0.5%,其中仅有一部分患者有心动过速的发作,房室结双径路的存在并不一定可以发生与其相关的心动过速事件,因此,大多数人认为只有在其发生了心律失常时才具有临床意义。

五、并发症及处理

经食管心脏电生理检查也可以出现较少不同程度的不良反应,在临床应用时应该加以注意。术前充分了解病情,严格掌握适应证,术中严格按规定进行操作,避免产生并发症。

主要并发症:①有器质性心脏病者,心脏起搏频率过快会诱发心绞痛或心肌缺血性心电图改变;②窦房结功能低下者在快速刺激心房停止后可出现极度延长的窦房结恢复时间,有时会造成患者出现晕厥、黑矇,此时应及时采用起搏治疗;③反复多次强刺激可能会诱发心房颤动或心房扑动等,一般能在短时间内自行复律。如患者为显性预激综合征患者,尤其旁道前向不应期较短者会伴发极快心室率,情况危急时需紧急电复律;④由于经食管间接起搏,所需电压较高,极少数患者难以忍受,甚至拒绝检查;⑤经食管心脏电生理检查也有可能诱发室性心动过速及完全性房室传导阻滞等。

第二章　动脉粥样硬化与冠心病

第一节　动脉粥样硬化

动脉粥样硬化(atherosclerosis,AS)是一组称为动脉硬化的血管病中最常见、最重要的一种。各种动脉硬化的共同特点是动脉管壁增厚变硬、失去弹性和管腔缩小。动脉粥样硬化的特点是受累动脉的病变从内膜开始,先后有多种病变合并存在,包括局部有脂质和复合糖类积聚、纤维组织增生和钙化沉着,并有动脉中层的逐渐退变,继发性病变还有斑块内出血、斑块破裂及局部血栓形成。

现代细胞和生物学技术显示,动脉粥样硬化病变具有巨噬细胞游移、平滑肌细胞增生,大量胶原纤维、弹力纤维和蛋白聚糖等结缔组织基质形成,细胞内、外脂质积聚的特点。由于在动脉内膜积聚的脂质外观呈黄色粥样,因此称为动脉粥样硬化。

其他常见的动脉硬化类型还有小动脉硬化和动脉中层硬化。前者是小型动脉弥漫性增生性病变,主要发生在高血压患者;后者多累及中型动脉,常见于四肢动脉,尤其是下肢动脉,在管壁中层有广泛钙沉积,除非合并粥样硬化,否则多不产生明显症状,其临床意义不大。

鉴于动脉粥样硬化是动脉硬化的一种类型,因此习惯上简称为"动脉硬化",而将说明其特点的"粥样"两字简化掉,实属不妥。

一、病因和发病情况

动脉粥样硬化的病因尚未完全确定,对常见的冠状动脉粥样硬化进行的广泛而深入的研究表明,本病是多病因的疾病,即多种因素作用于不同环节所致,这些因素称为危险因素或易感因素。

1.主要危险因素

(1)年龄、性别:动脉粥样硬化临床上多见于40岁以上的中老年人,49岁以后进展较快,但在一些青壮年甚至儿童的尸检中,也曾发现他们的动脉有早期的粥样硬化病变,提示这时病变已经开始。男性与女性相比,女性发病率较低,但在更年期后发病率增加。年龄和性别属于不可改变的危险因素。

(2)血脂异常:脂质代谢异常是动脉粥样硬化最重要的危险因素。总胆固醇、三酰甘油、低密度脂蛋白(LDL)增高,高密度脂蛋白(HDL)降低,载脂蛋白A降低和载脂蛋白B增高都被认为是危险因素。最近又认为脂蛋白增高是独立的危险因素。

(3)血压:血压增高与动脉粥样硬化有着密切关系。60%~70%的冠状动脉粥样硬化患者有高血压,高血压患者动脉粥样硬化的患病率较血压正常者高3~4倍。收缩压和舒张压都与本病密切相关。

（4）吸烟：吸烟者与不吸烟者比较，动脉粥样硬化的发病率和病死率增高 2~6 倍，且与每天吸烟的数量成正比。被动吸烟也是危险因素。

（5）糖尿病和糖耐量减低：糖尿病患者中动脉粥样硬化发病率较非糖尿病者高 2 倍。本病患者中糖耐量减低者也常见。

2.次要危险因素

（1）肥胖：肥胖也是动脉粥样硬化的危险因素。超标准体重的肥胖者易患本病，体重迅速增加者尤其如此。近年的研究认为肥胖者常有胰岛素抵抗，因而动脉粥样硬化的发病率明显增高。

（2）职业：从事体力活动少，脑力活动紧张，经常有工作紧迫感。

（3）西方的饮食方式：常进食较高热量，含较多动物性脂肪、胆固醇、糖和盐的食物。

（4）遗传因素：家族中有在较年轻时患本病者，其近亲患病的概率可 5 倍于无这种情况的家族。常染色体显性遗传所致的家族性高脂血症是这些家族成员易患本病的因素。近年已经克隆出与人类动脉粥样硬化危险因素相关的易感或突变基因 200 种以上。

（5）A 型性格：A 型性格者性情急躁，好胜心和竞争性强，不善于劳逸结合。

近年发现的危险因素还有血中同型半胱氨酸增高，胰岛素抵抗增强，血中纤维蛋白原及一些凝血因子增高，病毒、衣原体感染等。

以往动脉粥样硬化在我国不多见，近年来本病相对和绝对增多，现已经跃居于导致人口死亡的主要原因之列。

二、发病机制

对于动脉粥样硬化的发病机制，曾有多种学说从不同角度进行阐述，包括脂质浸润学说、血栓形成学说、平滑肌细胞克隆学说等。近年多数学者支持"内皮损伤反应学说"。该学说认为本病各种危险因素最终都损伤动脉内膜，而粥样硬化病变的形成是动脉对内膜损伤做出的炎症-纤维增生性反应的结果。

动脉内膜受损可为功能紊乱或解剖损伤。在长期高脂血症的情况下，增高的脂蛋白中主要是氧化修饰的低密度脂蛋白和胆固醇对动脉内膜造成功能性损伤，使内皮细胞和白细胞表面特性发生变化，黏附因子表达增加。单核细胞黏附在内皮细胞上的数量增多，并从内皮细胞之间移入内膜下成为巨噬细胞，通过"清道夫"受体吞噬低密度脂蛋白，转变为泡沫细胞，形成最早的粥样硬化病变脂质条纹。巨噬细胞不仅能氧化低密度脂蛋白、形成过氧化物和超氧化离子，还能合成和分泌至少 6 种细胞因子：血小板源性生长因子（PDGF）、成纤维细胞生长因子（FGF）、表皮细胞生长因子、白细胞介素-1、巨噬细胞集落刺激因子和转化生长因子（TFG）。PDGF 和 FGF 刺激平滑肌细胞和成纤维细胞增生和游移到内膜，也刺激新的结缔组织形成。TGF-β 刺激结缔组织形成，但抑制平滑肌细胞增生。因此，平滑肌细胞增生情况取决于 PDGF 和 TGF-β 之间的平衡。PDGF 中的 PDGF-β 蛋白不但使平滑肌细胞游移到富含巨噬细胞的脂质条纹中，并转变为泡沫细胞，且促使脂质条纹演变为纤维脂肪病变，再发展为纤维斑块。

动脉粥样硬化病变中的平滑肌细胞，PDGF 基因的表达和分泌也增加，并参与促进病变的进一步发展,形成恶性循环。在血流动力学发生变化的情况下,如血压增高、动脉分支形成特定角度、血管局部狭窄所产生的湍流和切应力变化,使动脉内膜内皮细胞间连续性中断,内皮细胞回缩,从而暴露内膜下组织。此时血小板活化因子激活血液中的血小板,使之黏附、聚集于内膜上,形成附壁血栓。血小板可释放出上述各种因子在内的许多细胞因子。这些因子进入动脉壁,也对促发粥样硬化病变中平滑肌细胞增生起重要作用。

在人类动脉粥样硬化各阶段病变中,观察到 T 淋巴细胞,说明病变的发展可能有免疫或自身免疫反应的参与。

三、病理解剖和病理生理

动脉粥样硬化的病理变化主要累及体循环系统的大型弹力型动脉和中型肌弹力动脉,发生率下肢大于上肢,而肺循环动脉极少受累。多为数个组织、器官的动脉同时受累。最早出现病变的部位多在主动脉后壁及肋间动脉开口等血管分支处。

1.病变发展过程　正常动脉壁由内膜、中膜和外膜三层构成。动脉粥样硬化时相继出现脂质点和条纹、粥样和纤维粥样斑块、复合病变三类变化。美国心脏病学会根据其病变发展过程,将其细分为 6 型。

(1)Ⅰ型:脂质点。动脉内膜出现小黄点,为小范围的巨噬细胞含脂滴形成泡沫细胞积聚。

(2)Ⅱ型:脂质条纹。动脉内膜出现黄色条纹,为巨噬细胞成层并含脂滴,内膜有平滑肌细胞也含脂滴,有 T 淋巴细胞浸润。细胞外间隙也有少量脂滴。脂质成分主要为胆固醇酯,也有胆固醇和磷脂。其中Ⅱa 型内膜增厚,平滑肌细胞多,进展快;Ⅱb 型内膜薄,平滑肌细胞少,进展慢。

(3)Ⅲ型:斑块前期。细胞外出现较多的脂滴,在内膜和中膜平滑肌层之间形成脂核,但尚未形成脂质池。

(4)Ⅳ型:粥样斑块。脂质积聚多,形成脂质池,内膜结构破坏,动脉壁变形。

(5)Ⅴ型:纤维粥样斑块。纤维粥样斑块为动脉粥样硬化最具有特征性的病变,呈白色斑块突入动脉腔内引起管腔狭窄。其中Ⅴa 型斑块含有大量平滑肌细胞、巨噬细胞和 T 淋巴细胞,前两者细胞内含脂滴,细胞外脂质多,为胶原纤维、弹力纤维和蛋白聚糖所包围,形成脂质池;病灶处内膜被破坏,纤维组织增生,形成纤维膜(纤维帽)覆盖子脂质池上。Ⅴb 型斑块内含脂质更多,成层分布。Ⅴc 型斑块则所含胶原纤维更多。斑块体积增大时向管壁中膜扩展,可破坏管壁的肌纤维和弹力纤维,代之以结缔组织和增生的新生毛细血管。脂质沉积较多后,其中央基底部常因营养不良发生变性、坏死和崩解,这些崩解物与脂质混合形成粥样物质。

(6)Ⅵ型:复合病变。复合病变为严重病变,由纤维斑块发生出血、坏死、溃疡、钙化和附壁血栓所形成。粥样斑块可因内膜表面破溃而形成粥样溃疡。破溃后粥样物质进入血流成为栓子。破溃处可引起出血,溃疡表面粗糙易产生血栓,附壁血栓形成又加重管腔的狭窄甚至使之闭塞。容易破裂的斑块为不稳定斑块或称乱斑块,其覆盖的纤维帽中平滑肌细胞减少、胶原含量少,因而较薄;其脂质池较大,所含脂质较多,因而较软;其外形不规则呈偏心性分布;当血压升高,血流冲击或动脉痉挛时,纤维帽与正常内膜交界处易破裂。巨噬细胞的浸润、炎性反应 T 细胞的堆积、滋养血管破裂出血、血小板活性增强等都是触发斑块破裂、出血和血栓形成的因素。此外,纤维帽钙化时,其顺应性减低也易破裂。在血管逐渐闭塞的同时,逐渐出现来自附近血管的侧支循环,血栓机化后又可以再通,从而使局部血流得以部分恢复。

2.病理生理 受累的动脉弹性减弱,脆性增加,其管腔逐渐变窄甚至完全闭塞,也可扩张而形成动脉瘤。根据受累的动脉和侧支循环建立情况,可引起整个循环系统或个别器官的功能紊乱。

(1)主动脉因粥样硬化而致管壁弹性降低:当心脏收缩时,使收缩压升高而舒张压降低,脉压增宽。主动脉形成动脉瘤时,管壁被纤维组织取代,不但失去紧张性而且向外膨隆。这些都足以影响全身血流的调节,加重心脏的负担。

(2)内脏或四肢动脉管腔狭窄或闭塞:在侧支循环不能代偿的情况下,动脉粥样硬化使器官和组织的血液供应发生障碍,产生缺血、纤维化或坏死。

本病病理变化进展缓慢,明显的病变多见于壮年以后,但明显的症状多在老年期才出现。

四、分期与分类

动脉粥样硬化发展过程可分为四期,但临床上各期并非严格按顺序出现,各期还可交替或同时出现。

1.无症状期或隐匿期 该期过程长短不一,包括从较早的病理变化开始,直到动脉粥样硬化已经形成,但尚无器官或组织受累的临床表现。

2.缺血期 该期由于血管狭窄而产生器官缺血的症状。

3.坏死期 该期由于血管内血栓形成或管壁腔闭塞,产生器官、组织坏死的症状。

4.纤维化期 该期是由于长期缺血,器官组织纤维化萎缩而引起症状。

不少患者不经过坏死期而直接进入纤维化期,而在纤维化期的患者也可重新发生缺血期的表现。

根据受累动脉的部位,动脉粥样硬化有主动脉及其主要分支、冠状动脉、颈动脉、脑动脉、肾动脉、肠系膜动脉和四肢动脉粥样硬化等类别。

五、临床表现

临床表现为主要有关器官受累后出现的现象。

1.一般表现 可能出现脑力与体力衰退。

2.主动脉粥样硬化 大多数主动脉粥样硬化无特异性症状。主动脉广泛粥样硬化病变,可出现主动脉弹性降低的相关表现,如收缩期血压升高、脉压增宽、桡动脉触诊可类似促脉等。X 线检查可见主动脉结向左上方凸出,有时可见片状或弧状钙质沉着阴影。

主动脉粥样硬化最主要的后果是形成主动脉瘤,以发生在肾动脉开口以下的腹主动脉处最为多见,其次常见于主动脉弓和降主动脉。腹主动脉瘤多在体检时发现腹部有搏动性肿块而被发现,腹壁上相应部位可听到杂音,股动脉搏动可减弱。胸主动脉瘤可引起胸痛、气急、吞咽困难、咯血、声带因喉返神经受压而麻痹引起声音嘶哑、器官移位或阻塞、上腔静脉或肺动脉受压等表现。X线检查可见主动脉的相应部位增大;主动脉造影可显示梭形或囊性的动脉瘤。二维超声、X线检查或磁共振成像可显示瘤样主动脉扩张。主动脉瘤一旦破裂,可迅速致命。在动脉粥样硬化的基础上也可发生动脉夹层分离,但较少见。

3.冠状动脉粥样硬化。

4.脑动脉粥样硬化 脑缺血可引起眩晕、头痛和晕厥等症状。脑动脉血栓形成或栓塞时可引起脑血管意外(缺血性脑卒中),有头痛、眩晕、呕吐、意识丧失、肢体瘫痪、偏盲或失语等表现。脑萎缩时可引起痴呆,有精神变态、行动失常、智力和记忆力减退,以致性格完全改变等。

5.肾动脉粥样硬化 肾动脉粥样硬化可引起顽固性高血压,年龄在 55 岁以上而突然发生高血压者,应考虑本病的可能。如肾动脉血栓形成,则可引起身躯疼痛、尿闭和发热等。长期肾缺血可致肾萎缩并发展为肾衰竭。

6.肠系膜动脉粥样硬化 肠系膜动脉粥样硬化可能引起消化不良、肠道张力减低、便秘和腹痛等症状。血栓形成时,有剧烈腹痛、腹胀和发热等。肠壁坏死时,可引起便血、麻痹性肠梗阻和休克等症状。

7.四肢动脉粥样硬化 在四肢动脉粥样硬化中,以下肢动脉较多见,由于血供障碍而引起下肢发凉、麻木和典型的间歇性跛行,即行走时发生腓肠肌麻木、疼痛以致痉挛,休息后消失,再走时又出现;严重者产生可持续性疼痛,下肢动脉尤其是足背动脉搏动减弱或消失。动脉管腔完全闭塞时可产生坏疽。

六、辅助检查

动脉粥样硬化尚缺乏灵敏而又特异的早期实验室诊断方法。部分患者有脂质代谢异常,主要表现为血总胆固醇增高、低密度脂蛋白胆固醇增高、高密度脂蛋白胆固醇降低、三酰甘油增高、载脂蛋白 A 降低、载脂蛋白 B 和脂蛋白(a)增高。在血脂异常的患者中,90%以上表现为Ⅱ型或Ⅳ型高脂蛋白血症。X线检查除了前述主动脉粥样硬化的表现外,选择性或数字减影法动脉造影可显示冠状动脉、脑动脉、肾动脉、肠系膜动脉和四肢动脉粥样硬化,所造成的管腔狭窄或动脉瘤病变,以及病变的所在部位、范围和程度,有助于确定外科治疗的适应证和选择施行手术的方式。多普勒超声检查有助于判断颈动脉、四肢动脉和肾动脉的血流情况和血管病变。脑电阻抗图、脑电图、X线检查、CT 检查或磁共振成像,有助于判断脑动脉的功能情况及脑组织的病变情况。

七、诊断

动脉粥样硬化发展到相当程度,尤其是有器官明显病变时,诊断并不困难,但早期诊断很不容易。年长患者如实验室检查发现血脂异常,动脉造影发现血管狭窄性病变,则应首先考虑诊断本病。

八、预后

动脉粥样硬化的预后随着病变部位、程度、血管狭窄发展速度、受累器官受损情况和有无并发症而有所不同。若病变涉及心、脑、肾等重要器官动脉,则预后不良。

第二节 冠心病的危险因素

大样本筛选的流行病学调查已证明冠心病是有多种危险因素的疾病,其中一些已确定为直接的肯定的危险因素,另一些为不同人群的相对危险因素。

冠心病危险因素的定义为,一些能使冠状动脉粥样硬化发病率和病死率有统计学意义的显著增加的因素。因此,干预试验亦可鉴定是否是危险因素。如是,则使其改变的干预措施,应能预防冠状动脉粥样斑块的形成,抑制其增长,或减少其范围。

美国的 Framingham 18 年随访研究,首先揭示冠心病的原发和继发性危险因素。现在已有众多的研究,予以进一步论证并明确。在病变的早期阶段,可直接证明干预危险因素,在人类可使粥样硬化逆转。近年的几组二级干预试验显示,降低血胆固醇和低密度脂蛋白(LDL)水平,能减慢肢体和冠状动脉粥样硬化斑块的形成。

原发的可变的危险因素:高胆固醇、高血压和吸烟。糖尿病和低高密度脂蛋白(HDL)水平亦被确定为冠心病危险因素。其他已确定的有血三酰甘油增高、性格类型、体力活动水平及肥胖,则具有相对重要意义。

流行病学研究表明,冠心病是一种受多种因素影响的疾病,其危险因素是影响个体体内一种或数种病理生理机制而促进冠心病的发生。一般将影响冠心病发病的主要危险因素分为:①致动脉粥样硬化的因素,如高血压、糖尿病、脂质代谢紊乱;②一些易患冠心病的生活习惯,如过量进食、吸烟、缺乏体力活动等;③冠状动脉循环受累的临床指征,并非致病的危险因素,但可预示冠状动脉已有相当程度的病变;④其他先天易患因素,如早期患冠心病的家族史。冠心病的危险因素简述如下。

一、血清胆固醇与膳食成分

1.血清胆固醇对冠心病的影响　近年来,多次人群研究证明,血清胆固醇水平与冠心病患病率明显相关。研究指出,胆固醇水平在 5.2～5.72mmol/L(200～220mg/dL)时,冠心病发病相对稳定,但超过此界限,其发病危险则随血清胆固醇浓度升高而增加,同时认为当胆固醇浓度在 5.2mmol/L(200mg/dL)以下时,采取措施预防冠心病的意义不大。但多因素干预试验(MRFIT)对 356 222 名年龄在 35～57 岁的男性随访 6 年的结果指出,血清胆固醇浓度与冠心病病死率是正性曲线关系。而低水平血清胆固醇者冠心病危险较低,但总胆固醇低于 5.2mmol/L(200mg/dL)并不排除可能导致动脉粥样硬化。

血清胆固醇的不同组成部分对心血管危险有着不同作用。低密度脂蛋白(LDL)与心血管危险呈正相关;而高密度脂蛋白(HDL)则呈负相关。血清胆固醇的致动脉粥样硬化作用的强弱取决于 HDL 和 LDL 之比。已证实在 LDL 中所携带的血清总胆固醇部分是致动脉粥样硬化的成分,这一成分正是总胆固醇与冠心病发病率之间联系的主要原因。反之,HDL 胆固醇部分有降低冠心病危险的作用。研究表明,在考虑心血管危险时,要重视 LDL/HDL 的比例,由于 LDL 与总胆固醇之间密切相关,所以总胆固醇水平也能表示

LDL 水平,因而采用总胆固醇/高密度脂蛋白比值则更为实用。

高三酰甘油血症作为冠心病一个独立的危险因素问题,虽然曾做过大量的工作,但至今尚未彻底解决。有学者认为女性高三酰甘油血症是冠心病高度有意义的独立的危险因素,在男性 HDL 水平低于 1.04mmol/L 时高三酰甘油血症也是重要的危险因素。该问题尚需进一步探讨。

2.膳食成分　动物试验已证明将含有胆固醇的饲料喂养试验动物可产生高胆固醇血症及大致与人类相似的动脉病变。人体亦可能出现同样的情况,但其血胆固醇水平的升高远不如动物明显。而且不同个体对膳食胆固醇的反应可不同,如有的个体在增加摄入膳食胆固醇时,其血胆固醇水平有一定的升高;但另一些人则升高甚微,甚至完全不升高。流行病学、代谢疾病和实验研究均证实,饱和脂肪酸确实可使血胆固醇水平升高。这主要是低密度脂蛋白(LDL)水平的提高,HDL 水平则无变化。主要的单价不饱和脂肪酸既不升高也不降低胆固醇水平,多价不饱和脂肪酸降低 LDL 水平的作用并不明确。

目前临床、实验室和流行病学的资料均不足以说明食物中蛋白质、糖类等对血脂水平或冠心病的影响。

二、高血压

现在研究认为,高血压是冠心病发病的独立危险因素,不依赖于其他已知危险因素。在任何年龄的男女中,高血压都是冠心病的最常见和强有力的促进因素,冠心病发病与血压水平呈曲线相关,无论是收缩压或舒张压都能很好地预测冠心病发病,舒张压水平与冠心病发病危险呈正相关。随着收缩压或舒张压水平的升高,心绞痛、心肌梗死或冠心病猝死的发病危险也明显升高,且舒张压和收缩压对冠心病发病的危险相似,但舒张压和收缩压对冠心病死亡的危险均较发病的危险为大。而在一定的平均血压时,血压的波动程度对危险没有影响。同时,高血压合并其他危险因素所表现的危害大于单纯性血压升高。血压升高通常伴有高脂血症、高血糖症、纤维蛋白原升高和心电图(ECG)不正常,这些都会增加冠心病的发病危险。心电图左室肥厚、蛋白尿、左心功能不全等代表靶器官受累,会增加冠心病的发病危险。特别是心电图左室肥厚表明冠状动脉循环不良,被认为是冠心病独立的预报因子。且血清胆固醇增高与血压异常,两种因素同时存在时,对冠心病影响程度显著升高。

高血压已被充分证明在不同性别、年龄、种族的人群中,均是冠心病的主要危险因素。高血压如伴高胆固醇血症或吸烟,则危险性更大。高血压引起冠心病的危险作用是持续的,且随血压增高而增加。传统观点认为主要是舒张压增高引起冠心病发生率和病死率增加。但近年的流行病学调查发现,收缩压和冠心病危险性亦密切相关。

三、吸烟

目前认为吸烟是冠心病的重要危险因素之一。烟草中含有多种致病因子,与冠心病有关的化学物质有 10 余种,能激惹和加重冠心病发病的主要成分是尼古丁和一氧化碳,它们影响机体血流动力学、凝血功能,促使心肌缺氧,诱发冠状动脉痉挛,因而加速动脉粥样硬化的发病。另外,吸烟还能使高密度脂蛋白下降,这也会加速冠心病的发病。国外多次群组调查研究揭示,吸烟者心肌梗死发病率和冠心病病死率均高于不吸烟者。在吸烟者中,冠心病死亡危险随着开始吸烟年龄越早,每天吸烟支数越多,吸烟期限越长及将烟吸入得越深越多而增加,吸烟者冠心病患病率较不吸烟者高 3.5 倍,且吸烟斗和雪茄者,其冠心病发病率和病死率均低于吸纸烟者。在低发人群,当其他危险因素水平较低时,吸烟的影响较弱,但吸烟仍是冠心病重要的独立危险因素。

男性吸烟者发生冠心病的危险性约为非吸烟者的 2.14 倍。雪茄和烟斗的危险性较小于纸烟。吸烟的心血管效应主要是尼古丁兴奋交感神经系统,一氧化碳和血红蛋白结合而降低血液携氧能力。其他可能的机制为吸烟可使血管壁免疫能力降低,并增加血小板黏附力,从而增加血管损伤。

随着吸烟量增加,心肌梗死发生率和心血管疾病病死率相应增加。吸烟者猝死发生率也高于非吸烟者。可能因血管壁易损及一氧化碳血红蛋白形成而减少组织供氧。吸烟者外周血管病变增加,脑血管病的发生率约为非吸烟者的 1.5 倍。超过 25 支/天的吸烟者,血 HDL 下降,极低密度胆固醇(VLDL)和三酰甘油增高。吸烟者冠心病危险性还和吸烟数量、持续时间及存在其他危险因素有关。

年轻妇女吸纸烟者,可诱发冠状动脉痉挛。其原因可能是尼古丁引起去甲肾上腺素释放,以及前列环素 PGI_2)/血栓素$_2$(TXA_2)比值降低有关。如同时服用避孕药,则还可进一步引起血小板聚集和血栓栓塞,故可在无冠状动脉病变的年轻妇女中诱发心肌梗死。

30~54 岁男性吸烟者比不吸烟者发生心肌梗死的危险性增加近 2.8 倍。因此,可以认为吸烟是引起年轻人发生心肌梗死和其他冠状动脉事件的一个重要因素。

近年来多项研究显示,吸烟者在戒烟后,其冠心病危险性和病死率均明显下降。在 Framingham 的研究中已证明,戒烟 2 年者,心肌梗死发病率降低。在 45~54 岁的戒烟男性中,冠状动脉事件的发生率明显降低,约为有 18 年以上吸烟史者的 50%。英国的一项调查报告同样也证明,终止吸烟 5 年内,总病死率虽然仍稍高于非吸烟者,但较吸烟者有显著降低。最近的研究显示,在戒烟后早期,心肌梗死发生率和病死率即有明显降低。在戒烟后 12 个月内,冠心病病死率和心肌梗死发生率即降低 50%。

一些研究证明,吸纸烟者每吸一口烟,即通过肺和口腔黏膜吸入 50~150μg 的尼古丁,每吸 1 支烟吸入 1~2mg 尼古丁。有研究证明,应用滤嘴虽能减少尼古丁吸入量,但并不安全,并不能减少冠心病的危险性。在 Framingham 的研究中,与吸普通纸烟者相比,吸带滤嘴的纸烟者冠心病发病率更高。也有研究证明,滤嘴并不能降低吸纸烟者的一氧化碳摄入。因此,作者认为不宜推荐应用滤嘴、低尼古丁烟来试图降低冠心病危险性。必须进行戒烟,才能真正降低冠心病的发生率和病死率。

我国的吸烟率甚高,在 2020 年进行的全国抽样调查中,我国吸烟人数超过 3 亿,15 岁及以上人群吸烟率 26.6%,其中,男性吸烟率高达 50.5%。

吸烟是冠心病危险因素中最易去除其影响的因子,在戒烟后即能迅速降低其危险性。因此,积极宣传戒烟,并采取有效的方法帮助戒烟,应是能够实行的降低我国冠心病危险的一个重要措施。

四、糖尿病

糖尿病易引起心血管疾病。在糖尿病患者中,无论男女,不同年龄组,其心血管疾病发病率都是糖尿病组高于非糖尿病组。有报道,糖耐量不正常的男性发生冠心病的危险较糖耐量正常者多 50%,女性则增加 2 倍。糖尿病作为冠心病的危险因素对两性来说,男性具有较强的发病危险,但经校正年龄和其他危险因素后,女性糖尿病患者冠心病发病危险明显高于男性。甚至有报告糖尿病是女性冠心病的独立的危险因素。

糖尿病是重要的冠心病危险因素,但就大多数人群而言,其作用不如上述 3 个主要因素那样大。各危险因素如同时存在,可互相加重对冠心病发病的危险性。

显性糖尿病是冠心病的主要危险因素之一。但对糖尿病的诊断标准,以及糖耐量降低而无尿糖患者的冠心病危险性,目前还有争议。糖尿病引起冠心病的多种机制均和血小板改变或血液黏度增加有关。另外,糖尿病还常伴高血压、肥胖和血脂异常等。在 Framingham 研究中,糖尿病显示对冠心病危险性的临界值为空腹血糖>6.7mmol/L;糖耐量试验第 1 小时末血糖>8.8mmol/L,第 2 小时末血糖>6.1mmol/L。这和其他国家的资料近似。

显性糖尿病在人群的发病率为 2%~6%,但如按糖耐量异常的发病率则约占人群的 20%。在中度糖耐量缺损(2 小时血糖 7.7~11.1mmol/dL),只有 5%发展成显性糖尿病。所以,目前一般采用糖耐量缺损作为糖尿病的更灵敏的诊断标准。

无症状(包括无尿糖)的血糖升高者,其缺血性心脏病危险性尚不清楚。最近,在 15 个国家多变量分析试验资料中,对无症状高血糖的危险性做出肯定的结论,尤其是如同时伴有其他危险因素(如高血压、吸烟和高胆固醇血症等),则冠心病危险性更为显著。但另一些经典的试验却未能证明无症状性糖尿病和冠状动脉粥样硬化有显著相关性。但如伴尿糖则肯定使冠心病危险性增加。目前已经肯定,不论是否伴有尿糖,高血糖症均能引起微血管和大血管病变。妇女在绝经期前对冠心病的保护机制,在 1 型糖尿病患者中则不起作用。其次,糖尿病常能引起其他疾患,高血压、高三酰甘油血症和降低 HDL 水平。糖尿病导致血胰岛素抵抗作用,可使血游离脂肪酸增加,从而促使三酰甘油的合成,降低血 HDL 胆固醇(HDL-C)而使糖基化 LDL(SLDL)升高。

SLDL 的形成是糖尿病发生大血管病变或粥样硬化的机制。目前还没有证据证明,降低血糖水平至正常水平能降低大动脉病变或粥样硬化并发症的危险性。减少糖尿病致冠心病的危险性,必须是多方面的。除控制血糖外,还应注意防治其他伴发的疾患,如血脂异常、高血压、肥胖等。长期控制血糖在正常水平对血管并发症的发生虽尚有争议,但视网膜和肾脏小血管的损害,则随血糖水平正常而显著降低。另外,血糖正常也常能同时改善血脂异常。故有效地控制血糖水平,肯定是有益的。

五、饮酒

目前由于缺乏有效的标准化的方法,饮酒与冠心病的关系仍是一个尚未解决的问题。有报道认为,轻、中度饮酒可抑制血小板聚集,防止血凝而起预防心肌梗死的作用,从而减少冠心病死亡,但鉴于饮酒本身导致患高血压、肝硬化等其他疾病及对社会产生一些不良影响,故世界卫生组织(WHO)专家组并不推荐用这种方法作为预防冠心病的措施。

六、肥胖

有资料表明,肥胖有增加冠心病发病的趋势。而对于体重的评价,不能单看体重指数,而应测量皮下脂肪的厚度,已有前瞻性研究资料表明,向心性肥胖者具有较大的发病危险。如果单纯化肥胖而不伴有血压、血脂的升高和糖耐量的不正常,则较少增加冠心病的危险,但实际上超重者往往合并血压升高、脂质和糖代谢的异常。肥胖者脂肪组织的蓄积与冠心病发病的关系可能是由肥胖者摄取过多热量,在体重增加的同时,增加血胆固醇,并伴随血压的升高,使动脉粥样硬化病变加重,同时肥胖者体力活动减少,当冠状动脉形成斑块后不易形成侧支循环。另外,肥胖者由于心排血量增加而增加氧耗量,当运动量相同情况下,肥胖者的氧耗量将两倍于正常体重者,故肥胖者易发作劳力性心绞痛。有研究发现,肥胖与冠心病之间的联系,可能是由于与肥胖同时存在的心血管危险因素所致。已发现体重超重与有害的脂质成分、高血压和糖耐量低下有密切联系。体重的改变可由这些心血管危险因素的相应改变反映出来。虽然肥胖对冠心病发病率的作用可能主要通过心血管危险因素而发挥的,但是必须把肥胖看作是冠心病的一个重要的可变的危险因素。即便考虑了这些心血管危险因素,肥胖对男性冠心病发病率仍有其独自的作用。

七、体力活动

流行病学证据明显地证明,耐力运动能预防冠心病。研究发现总病死率和冠心病病死率都与体力活动水平呈负相关。这种预防作用虽然较主要心血管危险因素的作用为轻微,但其作用是持久的。

八、性格与行为

近年来,国内外对人的行为模式与冠心病的联系做了大量的研究工作,认为A型性格者争强好胜,有时间紧迫感,好动和缺乏耐性,觉得环境对自己有压力,对生活不满意,焦虑和神经过敏等A型性格是冠心病的一个危险因素。西方协作组曾对3 000多名男性进行随访研究,A型性格者冠心病(包括致死和未致死事件)的相对危险为2。国内曾报道对139例经冠状动脉造影确诊的冠心病患者与200例正常人用填表和谈话方式所取得的资料表明,A型性格的男性冠状动脉病变的相对危险6倍于对照组,女性则为5倍。

九、年龄与性别

动脉粥样硬化的发生率及病变程度随着年龄的增长而逐渐加重,男性在50岁以后,女性在60岁以后,发展较为迅速。临床上绝大多数的冠心病发生于40岁以上的人,在50岁后尤为常见,心肌梗死和冠心病猝死的发病与年龄成正比。在美国目前55~64岁的人死于冠心病者已占总人口的35%,冠心病甚至已成为35~44岁者的主要死因。我国也有冠心病发病年龄提前的报道。

在西方发达国家,无论白种人还是非白种人,冠心病病死率中都是男性占优势,但在白种人中更明显,且年轻人的冠心病病死率比老年人为高。我国冠心病发病率虽低于西方发达国家,但男性发病率依然高于女性。这可能与男性在壮年和中年时期具备危险因素较多有关。女性多患心绞痛,少患心肌梗死和猝死。

十、遗传因素

遗传因素在冠心病发生中确有其作用。已患冠心病或正在发生冠心病的人们,都集中在少数家庭,而不是偶然地分布在各家庭。这种聚集性不能完全用证实了的脂质成分和血压异常等来解释。先天易感性指标包括过早发生心血管疾病和糖尿病、高血压、高胆固醇血症等家族史,有资料表明冠心病的家族性倾向不都是高水平的共有易患危险因素的函数,但可以相信遗传上易感者能承受已知危险因素的耐受性比不易感者为小。

十一、钠及微量元素

现有的临床、实验室和流行病学的资料说明,钠盐摄入与高血压之间的关联。如限制钠盐摄入量,可使严重高血压患者的血压明显下降。大量消耗体内的钠盐可使较小剂量的降压药物发挥控制血压的作用。但目前,尚没有证据表明摄入钠盐将直接影响动脉粥样硬化和冠心病。有人报道细胞内铜、铬、硒的缺乏及铜/锌比值失调,可能引起冠状动脉狭窄的形成。锌能影响某些需锌酶在组织中的浓度及活力,调节核酸与蛋白质的合成速度,从而影响组织的修复过程。急性心肌梗死血清锌浓度降低,血清铜及镉均升高,镉具有代谢活性,在浓度高时可刺激肾上腺释放儿茶酚胺,对心肌具有损害作用,是冠心病的易患因素。

十二、高尿酸血症

高尿酸血症是间接的致动脉粥样硬化因素,很可能是通过伴发的高血压、高脂血症和肥胖而起作用,在男性冠心病的发生中其独自的净化作用很小。无症状的高尿酸血症与冠心病发生之间似有联系。

十三、口服避孕药

研究发现口服避孕药与冠心病危险性增高有关,年龄在35岁以上的吸烟妇女,尤其是高血压、高胆固醇血症或糖尿病患者,长期服用避孕药可有不良作用,与其有关的危险因素:主要是心血管危险因素的不良作用,血液凝固和血小板因子的改变,组织化学血管改变和血栓栓塞疾病等。在有些易感妇女中,口服避孕药可能引起严重的高血压,明显的高脂血症及显性糖尿病。一旦妇女超过育龄,这些危险因素就可能引起严重后果。在口服含有大量雌激素的避孕药时,不良作用更为常见。

十四、地理环境

流行病学的研究结果表明,就世界范围而言,不同地区人群冠心病病死率相差10倍以上,在同一地区冠心病的病死率也不尽相同。在环境因素中有人认为气候、地势高低与病死率有关。温度越低可能冠心病发病率越高,而海拔高度与死亡率呈反比。但是种族和地理环境对冠心病发病率或病死率的增减,可能主要还是由于经济状况、文化水平,通过对环境和生活习惯的影响而表现出来。

十五、危险因素的联合

在不同地区的流行病学调查和分析表明,动脉血压、总血清胆固醇水平和吸烟这三个冠心病主要的危险因素中的每一个因素均有牢固的独立的作用及相加的危险作用。两种危险因素同时存在,对冠心病发病的影响将显著升高,其作用可以是协同的。除高胆固醇血症、低 HDL 和高 LDL 水平外,冠心病主要危险因素中可改变的为高血压、吸烟、糖尿病;不可变的为性别、年龄、早发的冠心病家族史。较次要的因素为高三酰甘油血症、肥胖、A 型性格、体力活动水平等。

第三节　调脂治疗

动脉粥样硬化重在预防。首先应积极预防动脉粥样硬化的发生(一级预防)。如已发生,应积极治疗,防止病变发展并争取其逆转(二级预防)。已发生并发症者,及时治疗,防止其恶化,延长患者的寿命(三级预防)。

一、一般防治措施

1.发挥患者的主观能动性配合治疗　已有客观证据表明,本病经防治病情可以控制,病变可能部分消退,病变本身又可以促使动脉侧支循环的形成,使病情得到改善。因此,说服患者耐心接受长期的防治措施至关重要。

2.合理的膳食

(1)膳食成分:应减少饱和脂肪酸和胆固醇摄入。增加不饱和脂肪酸(如以脱脂奶代替全脂奶等),使饱和脂肪酸供热量不超过总热量的 10%,单不饱和脂肪酸占总热量的 10%~15%,多不饱和脂肪酸占总热量的 7%~10%;膳食中胆固醇含量不宜超过 200mg/d,保证每天摄入的新鲜水果及蔬菜达 400g 以上,并注意增加深色或绿色蔬菜比例;膳食成分中应含有足够的维生素、矿物质、微量元素、植物固醇(2g/d)和可溶性纤维(10~25g/d),但应适当减少食盐摄入。

(2)膳食总热量:勿过高,以维持正常体重为度。正常体重的简单计算法:身高(cm)－110＝体重(kg)或 BMI＝体重(kg)/[身高(m)]^2,国人 BMI≥24kg/m^2 为超重,BMI≥28kg/m^2 为肥胖。

3.适当的体力劳动和体育活动　参加一定的体力劳动和体育活动,对预防肥胖、锻炼循环系统的功能和调整血脂代谢均有裨益,是预防本病的一项积极措施。体力活动应根据原来身体情况、原来体力活动习惯和心脏功能状态来规定,以不过多增加心脏负担和不引起不适感觉为原则。体育活动可循序渐进,不宜勉强做剧烈活动,提倡有氧运动,如快走、慢跑、骑自行车或游泳等(每天半小时至 1 小时)。

4.合理安排工作和生活　生活要有规律,保持乐观、愉快的情绪,避免过度劳累和情绪激动,注意劳逸结合,保证充分睡眠。

5.戒烟,少量饮酒　酒精(红葡萄酒)适量饮用时升高 HDL,并可能有抗血栓形成、抗氧化和抗感染作用。但长期大量饮酒可引起肝硬化、胃癌、酒精性心肌病等疾病,还会造成意外事故及其他精神、社会问题,因此不宜提倡。

6.积极治疗与本病有关的疾病 如高血压、血脂异常、痛风、糖尿病、肝病、肾病综合征和有关的内分泌系统疾病等。

二、调脂药物治疗

1.血脂异常治疗的原则 血脂异常治疗最主要的目的是防治动脉粥样硬化性疾病,所以应根据是否已有动脉粥样硬化性疾病,以及有无心血管危险因素,结合血脂水平进行全面评价,以决定治疗措施及血脂的目标水平。

不同危险等级人群,开始药物治疗的 LDL-C 水平和需达到的 LDL-C 目标值有很大的不同,主要结合我国人群的循证医学的证据制定这些数值(表 2-1)。

表 2-1 血脂异常开始药物治疗的 LDL-C 值及其目标值

危险等级	开始治疗时 LDL-C 值 [mmol/L(mg/L)]	LDL-C 目标值 [mmol/L(mg/L)]
低危(10 年危险性<5%*)	≥4.92(190)	<4.14(160)
中危(10 年危险性 5%~10%**)	≥4.14(160)	<3.17(130)
高危(冠心病或冠心病等危症或 10 年危险性 10%~15%***)	≥2.59(100)	<2.59(100)
极高危(急性冠状动脉综合征或缺血性 心血管疾病合并糖尿病)	≥2.07(80)	<2.07(80)

注:*,无高血压且其他危险因素<3 个;或虽有高血压或其他危险因素≥3 个,但 LDL-C 值<4.14mmol/L;**,有高血压或其他危险因素≥3 个,且 LDL-C 值≥4.14mmol/L;或高血压+≥1 个其他危险因素,但 LDL-C 值<4.14mmol/L;***,高血压+≥1 个其他危险因素+LDL-C 值≥4.14mmol/L。

其他危险因素:年龄(男性 ≥45 岁,女性 ≥55 岁)、吸烟、低 HDL-C 值(<1.04mmol/L)、肥胖和早发缺血性心血管疾病家族史(一级男性亲属发病时<55 岁,一级女性亲属发病时<65 岁)。HDL-C 值≥1.55mmol/L 时可抵消 1 个"其他危险因素"。

血清三酰甘油(TG)的理想水平是 1.70mmol/L(150mg/dL),HDL-C 值≥104mmol/L(40mg/d)。对于特殊的血脂异常类型,如轻、中度 TG 升高[2.26~5.63mmol/L(200~500mg/dL)],LDL-C 达标仍为主要目标,非 HDL-C 达标为次要目标,即非 HDL-C=TG-HDL-C,其目标值为LDL-C目标值+0.78mmol/L(30mg/dL);而重度高三酰甘油血症[≥5.65mmol/L(500mg/dL)]。为防止急性胰腺炎的发生,首先应积极降低 TG。而依据最新的欧洲血脂异常管理指南,HDL-C 不再作为干预靶点。

2.调脂药物的分类 临床上供选用的调脂药物可分为他汀类、贝特类、烟酸类、胆固醇吸收抑制剂、树脂类和其他(如普罗布考、鱼油制剂和多甘烷醇)。

（1）他汀类：也称 3-羟基-3-甲基戊二酰辅酶 A（HMG-CoA）还原酶抑制剂，可以竞争性抑制细胞内胆固醇合成早期过程中限速酶的活性，继而上调细胞表面 LDL 受体，加速血浆 LDL 的分解代谢，此外还可抑制 VLDL 的合成。因此，他汀类药物能显著降低 TG、LDL-C 和 ApoB，也降低 TG 水平和轻度升高 HDL-C。此外，他汀类还可能具有独立于调脂之外的多种有益作用，称为多效性，主要包括改善血管内皮功能、抑制炎症反应、抑制平滑肌细胞的增生和促进凋亡、抑制血栓形成和稳定斑块等。在现有的调脂药物中，他汀类药物对于冠心病一级预防和二级预防具有最充分的循证医学获益证据，被证实可显著降低患者的心血管事件、心血管疾病死率和总病死率。因此，当前主要的临床指南均推荐他汀类药物作为血脂异常患者的首选调脂药物。

国内已上市的他汀类药物有洛伐他汀、辛伐他汀、普伐他汀、氟伐他汀、阿托伐他汀、瑞舒伐他汀和匹他伐他汀。他汀类药物使 LDL-C 降低 18%～55%，HDL-C 升高 5%～15%，TG 降低 7%～30%。他汀类药物降低 TG 和 LDL-C 的作用虽与药物剂量有相关性，但不呈直线相关关系。当他汀类药物的剂量增大 1 倍时，其降低 TG 及 LDL-C 约 6%，但不良反应如肝病和肌病却成倍增加，故有他汀作用六原则之说。

大多数人对他汀类药物的耐受性良好，不良反应通常较轻且短暂，包括头痛、失眠、抑郁，以及消化不良、腹泻、腹痛、恶心等消化道症状。有 0.5%～2.0% 的病例发生肝氨基转移酶如丙氨酸氨基转移酶（ALT）和天冬氨酸氨基转移酶（AST）升高，且呈剂量依赖性。由他汀类药物引起并进展成肝功能衰竭的情况罕见。胆汁淤积和活动性肝病被列为使用他汀类药物的禁忌证。他汀类药物可引起肌病，包括肌痛、肌炎和横纹肌溶解。肌痛表现为肌肉疼痛或无力，不伴肌酸激酶（CK）升高。肌炎有肌肉症状，并伴 CK 升高。横纹肌溶解是指有肌肉症状，伴 CK 显著升高超过正常上限的 10 倍（即 10×ULN）和肌酐升高，常有褐色尿和肌红蛋白尿，严重者可以引起死亡。肌炎最常发生于合并多种疾病和（或）使用多种药物治疗的患者。多数他汀类药物由肝细胞色素 P450（cytochrome P450，CYP450）进行代谢，因此同其他与 CYP 药物代谢系统有关的药物同用时会发生不利的药物相互作用。他汀类药物忌用于孕妇。

为了预防他汀类药物相关性肌病的发生，应十分注意可增加其发生危险的情况，如高龄（尤其>80 岁）患者（女性多见）、体形瘦小、虚弱、多系统疾病（如慢性肾功能不全，尤其由糖尿病引起的慢性肾功能不全）、合用多种药物、剂量过大、围术期和合用下列特殊的药物或饮食，如贝特类（尤其是吉非贝齐）、烟酸（罕见）、环孢霉素、吡咯抗真菌药、红霉素、克拉霉素、HIV 蛋白酶抑制剂、奈法唑酮（抗抑郁药）、维拉帕米、胺碘酮和大量西柚汁及酗酒（肌病的非独立易患因素）。

在启用他汀类药物时，要检测 ALT、AST 和 CK，治疗期间定期监测复查。轻度的氨基转移酶升高（<3×ULN）并不作为治疗的禁忌证。无症状的轻度 CK 升高常见。

（2）贝特类：亦称苯氧芳酸类药物，此类药物可激活过氧化物酶增生体活化受体 α（PPARα），通过基因调控，增加血中脂蛋白脂酶（LPL）、ApoA Ⅰ、ApoA Ⅱ 的浓度和活性，抑制 ApoC Ⅲ 基因的表达，有利于去除血液循环中富含 TG 的脂蛋白，降低血浆 TG 和提高 HDL-C 水平，促进胆固醇的逆向转运，并使 LDL 亚型由小而密颗粒向大而疏松颗粒转变。贝特类药物可平均降低 TG 20%~50%,降低总胆固醇(TC) 6%~15%,降低 LDL-C 5%~20%,升高HDL-C 15%~25%;它还具有抗感染、降低纤维蛋白原、改善内皮功能及改善胰岛素敏感性等调脂以外的抗动脉粥样硬化作用。其适应证为高 TG 血症或以 TG 升高为主的混合型高脂血症和低高密度脂蛋白血症。虽然一些临床研究或亚组分析表明,贝特类药物单用或与他汀类药物合用可有效地改善血脂谱,尤其是导致动脉粥样硬化性的血脂异常,延缓动脉粥样硬化病变的进展,降低心血管事件。但是,还没有随机对照临床研究证实贝特类药物单用或与他汀类能降低总病死率。

临床上可供选择的贝特类药物:非诺贝特片剂 0.1g,每天 3 次;微粒化片剂 0.16g,每天 1 次;苯扎贝特 0.2g,每天 3 次;吉非贝齐 0.6g,每天 2 次。

此类药物的常见不良反应为胃肠道不适(消化不良、恶心、呕吐、便秘和腹泻)、皮疹、胆囊炎和胆石症等,也可引起肝脏血清酶升高。贝特类药物还可引起可逆性的血清肌酐升高。最严重的不良反应是肌病,尤其是与他汀类药物联合应用时风险增大。吉非贝齐虽有明显的调脂疗效,但安全性不如其他贝特类药物。由于贝特类单用或与他汀类合用时也可发生肌病,应用贝特类药时也须监测肝酶与肌酶。绝对禁忌证为严重肾病和严重肝病。

(3)烟酸及其衍生物:烟酸属 B 族维生素,当用量超过作为维生素作用的剂量时,可有明显的调脂作用。此类药物通过抑制脂肪组织内的二酰甘油酶活性,而抑制脂肪组织的动员,减少脂肪组织中 TG 库游离脂肪酸的动员,降低血浆中的游离脂肪酸含量,从而减少肝 TG 合成和 VLDL 的分泌。增强脂蛋白酯酶(LPL)的活性,促进血浆 TG 的水解,降低 VLDL 浓度,进而减少 VLDL 向 LDL 转化。减少 ApoB 的合成,促进 VLDL 的分解代谢,从而降低 VLDL 和 TG 的水平。烟酸能通过阻断肝摄取 ApoA I 和增加 ApoA I、ApoA II 的合成,升高 HDL-C 的水平,是现有调脂药物中升高 HDL-C 作用最强的。烟酸也是目前唯一观察到的能降低 Lp(a)的调脂药物,但作用机制不明,可能与烟酸能减少 Lp(a)的合成有关。因此,烟酸具有较全面的调脂作用,可使 TC 降低 5%~20%、LDL-C 降低 5%~25%、TG 降低 20%~50%,HDL-C 升高 15%~35% 和 Lp(a)降低 20%~30%。其适用于高 TG 血症、低高密度脂蛋白血症或以 TG 升高为主的混合型高脂血症。

烟酸有速释剂和缓释剂两种剂型。速释剂的不良反应明显,一般难以耐受,现多已不用。缓释型烟酸片的不良反应明显减轻,较易耐受。烟酸缓释片的常用量为 1~2g,每天 1 次。一般临床上建议,开始用量为 0.375~0.5g,睡前服用;4 周后增量至 1g/d,逐渐增至最大剂量 2g/d。阿昔莫司的常用量为 0.25g,每天 3 次,是一种新合成的烟酸衍生物,与烟酸相比,阿昔莫司具有半衰期长、抗脂肪分解作用持续时间较长及效能较强,能改善糖代谢,不引起尿酸代谢变化,较少引起肝功能异常等作用的特点。烟酸的常见不良反应有皮肤瘙痒、颜面潮红、皮疹、胃肠道不适、糖耐量异常(胰岛素抵抗)、诱发痛风和肝毒性等。这类药物的绝对禁忌证为慢性肝病和严重痛风;相对禁忌证为消化性溃疡、肝毒性和高尿酸血症。

(4)胆固醇吸收抑制剂:依折麦布是目前已经上市的唯一一种胆固醇吸收抑制剂。胆固醇吸收抑制剂可选择性抑制位于小肠黏膜刷状缘的一种特殊转运蛋白 NPC1L1 的活性,从而减少肠道内胆固醇的吸收,降低血浆胆固醇水平和肝胆固醇储备,进而促进肝LDL受体的合成,加速LDL的代谢,可进一步增加血液中胆固醇的清除。依折麦布不影响小肠对TG、脂肪酸、胆汁酸、黄体酮及脂溶性维生素等的吸收。由于此药几乎不经细胞色素P450代谢,很少与其他药物相互影响。

依折麦布的常用剂量为10mg/d,可使LDL-C降低约18%,与他汀类合用对LDL-C、HDL-C和TG的作用进一步增强,未见有临床意义的药物间药代动力学的相互作用,安全性和耐受性良好。最常见的不良反应为头痛和恶心,CK和ALT、AST和CK升高超过3×ULN的情况仅见于极少数患者。考来烯胺可使此药的曲线下面积增大55%,故两者不宜同时服用,必须合用时注意要在服考来烯胺前2小时或后4小时服此药。环孢素A可增高此药的血药浓度。

(5)胆酸螯合剂:又称碱性阴离子交换树脂。其在肠道内能与胆酸呈不可逆结合,从而阻碍胆酸的肠肝循环。促进胆酸随粪便排出体外,阻断胆汁酸中胆固醇的重吸收,通过反馈机制刺激肝细胞膜表面的LDL受体,加速血液中LDL清除,结果使血清LDL-C水平降低。胆酸螯合剂可使TC降低15%~20%、LDL-C降低15%~30%、HDL-C升高3%~5%;对TG无降低作用甚或稍有升高。研究显示,胆酸螯合剂还具有调脂以外的多效性作用,如降低C-反应蛋白的抗感染作用、改善2型糖尿病患者血糖控制水平的降糖作用。

常用的胆酸螯合剂有考来烯胺(每天4~16g,分3次服用)和考来替泊(每天5~20g,分3次服用)。胆酸螯合剂的常见不良反应有腹胀、便秘等胃肠道不适,并会影响某些药物的吸收,干扰叶酸和脂溶性维生素的吸收。鉴于其不良反应较多,现已很少单独应用,但可与其他调脂药合用。此类药物的绝对禁忌证为异常β脂蛋白血症和TG>4.52mmol/L(400mg/dL);相对禁忌证为TG>2.26mmol/L(200mg/dL)。

(6)其他调脂药物

1)抗氧化剂:普罗布考是一种轻度降脂药。它通过掺入脂蛋白颗粒中影响脂蛋白代谢,而产生调脂作用。可使血浆TC降低20%~25%、LDL-C降低5%~15%,而HDL-C也明显降低(可达25%),但该药虽使HDL-C降低,但可使黄色瘤减轻或消退,动脉粥样硬化病变减轻,其确切作用机制未明。主要适应于高胆固醇血症尤其是纯合子型家族性高胆固醇血症。普罗布考尚具有强烈的抗氧化作用。常用剂量为0.5g,每天2次。常见的不良反应包括恶心、腹泻、消化不良等;亦可引起嗜酸性粒细胞增多,血浆尿酸浓度增高;最严重的不良反应是引起Q-T间期延长,但极为少见,因此有室性心律失常或Q-T间期延长者禁用。

2)多甘烷醇:是一种新型调脂药物,是从古巴西部甘蔗蜡中提取的含8种脂肪醇的混合物。它通过激活腺苷激酶(AMP-kinase)途径,抑制胆固醇合成中的关键酶HMG-CoA还原酶的活性,或增加其降解,从而抑制胆固醇的合成;通过增加LDL受体数量,增大LDL-C的血液清除率,促进血清中LDL-C的降低。多甘烷醇的常用剂量为5~20mg/d,能显著降低TC 13%~23%、LDL-C 19%~30%,升高HDL-C 8%~29%及轻度降低TG,疗效呈非线性依赖性。常见不良反应有头痛、嗜睡、恶心、腹痛和蛋白尿。本药适用于高胆固醇血症或低 HDL-C 血症伴他汀类不耐受或肝功能受损或老年患者。本药禁用于孕妇,也不推荐用于儿童。

3)鱼油制剂:主要有效成分为 ω-3 脂肪酸,主要包括二十碳戊烯酸(EPA)和二十二碳六烯酸(DHA),ω-3 脂肪酸制剂(多烯酸乙酯)中的 EPA+DHA 含量应>85%,否则达不到临床调脂效果。ω-3 脂肪酸通过诱导 ApoB 的降解,减少 ApoB 从肝细胞的分泌,抑制肝 VLDL 和 TG 的合成,降低 VLDL 的形成,加速 VLDL 代谢并形成 LDL 颗粒。ω-3 脂肪酸可降低 TG,轻度升高 HDL-C,对 TC 和 LDL-C 无影响;当用量为 2~4g/d 时,可使 TG 下降 25%~30%。本药主要用于高 TG 血症;也可与他汀类药物合用治疗混合型高脂血症。ω-3 脂肪酸制剂还具有多效性,能够抑制血小板聚集和炎症反应,抗氧化,改善血管内皮功能和顺应性,改善心功能和降低血压。ω-3 脂肪酸制剂的常用剂量为 0.5~1.0g,每天 3 次。该类制剂的不良反应少,有 2%~3% 的患者服药后出现消化道症状,如恶心、消化不良、腹胀,便秘;少数病例出现氨基转移酶或 CK 轻度升高,偶见出血倾向。

4)中草药:我国的传统医学中含有大量的调节血脂的药物,如泽泻、首乌、大麦须根、茶树根、水飞蓟、山楂、桑寄生、虎杖、参三七、葛根、黄精、决明子、灵芝、玉竹、蒲黄、大蒜、冬虫夏草、绞股蓝等。

三、调脂药物的联合应用

尽管目前他汀类药物是血脂异常患者的首选调脂药物,然而,越来越多的证据显示,即使应用大剂量的他汀类药物治疗,也不能规避所有的心血管风险,仍有不少患者发生心血管事件和死亡,即所谓的剩留心血管风险。目前认为剩留心血管风险可能与 HDL-C 降低、TG 显著升高等复杂血脂异常有关,而非他汀类调脂药物针对此类血脂异常具有很好疗效,对减少剩留心血管风险可能具有重要意义。因此,为最大限度地降低心血管风险,不同类别调脂药物的联合应用是有必要的。由于他汀类药物作用肯定、不良反应少、可降低患者总病死率和具有降脂以外的多效性,因此联合使用调脂药物的原则多是在他汀类药物的基础上加用另一种调脂药物。

1.调脂药物联合应用方案

(1)他汀类与贝特类药物联合应用:此种联合治疗适用于混合型患者,目的是使 TC、LDL-C 和 TG 水平明显降低,HDL-C 水平明显升高,适用于有致动脉粥样硬化血脂异常的治疗,尤其是在糖尿病和代谢综合征时伴有的血脂异常。由于他汀类和贝特类药物均有潜在损伤肝功能的可能,并有发生肌炎和肌病的危险,应高度重视他汀类和贝特类药物联合用药的安全性。最引人关注的不良反应是肌病。在中等剂量他汀类与贝特类药物合用时,肌病的发生率较低。他汀类药物与吉非贝齐合用较与非诺贝特合用更易发生肌病,可能是由于吉非贝齐与他汀类药物的药动学相互影响较为显著,前者可干扰细胞色素 P450(CYP4503A4)通路,抑制他汀类药物的葡萄糖醛酸化,从而使他汀类药物的血药浓度增加。

(2)他汀类与依折麦布联合应用:可协同作用于胆固醇的生成和吸收环节,较单独增加他汀类药物的剂量可更好地改善血脂紊乱,提高降脂治疗的达标率。目前的研究结果均证实,依折麦布与他汀类药物联用,降低 LDL-C 的疗效优于他汀类剂量翻倍(可使 LDL-C 进一步降低 18%~24%),还可以使 TG 降低 8%~11%、HDL-C 升高 1%~5%,并显著改善患者的其他心血管参数,如 ApoB 和 C-反应蛋白。依折麦布不良反应小,联合使用他汀类药物和依折麦布治疗的患者耐受性好,不增加肝毒性、肌病和横纹肌溶解的发生。因此,依折麦布与低剂量他汀联合治疗使降脂疗效大大提高,达到高剂量他汀类药物的效果,但无大剂量他汀类药物发生不良反应的风险。因此,在大剂量使用他汀类药物仍不能达标时,加用依折麦布也不失为当前的最佳选择。

(3)他汀类与烟酸类药物联合应用:在常规他汀类药物治疗的基础上,加用小剂量烟酸是一种合理的联合治疗方法,烟酸类药可以协同他汀类药物进一步降低 LDL-C,而且在降低 TG,升高 HDL-C 方面又强于他汀类药物。研究发现烟酸与他汀类联合治疗还可进一步降低心血管死亡、非致死性心肌梗死和血管重建术的发生率。缓释型烟酸与洛伐他汀复方制剂的临床观察证实其疗效确切、安全,更利于血脂全面达标。目前的研究并未发现他汀类药物和烟酸缓释剂联用增加肌病和肝毒性的发生。但由于烟酸增加他汀类药物的生物利用度,可能有增加肌病的危险,同样需要监测 ALT、AST 和 CK,指导患者注意肌病症状,一旦发现征兆,及时就诊。联合治疗较单用他汀类治疗有升高血糖的危险,应加强血糖监测。

(4)他汀类与胆酸螯合剂联合应用:两药合用有协同降低血清 LDL-C 水平的作用。研究还表明,两者联用可延缓动脉粥样硬化的发生和发展进程,可减少冠心病事件的发生。他汀类与胆酸螯合剂合用并不增加其各自的不良反应,且可因减少用药剂量而降低发生不良反应的风险。但由于胆酸螯合剂具体服用的一些不便,此种联合方案仅用于其他治疗无效或不能耐受者。

(5)他汀类与 ω-3 脂肪酸联合应用:也是临床治疗混合型血脂异常安全、有效的选择组合。流行病学研究及临床研究均已显示 ω-3 多不饱和脂肪酸可降低 TG,并可减少 SLDL 颗粒及餐后血脂增高,他汀类药物与 ω-3 多不饱和脂肪酸联合应用并不会增加两药的不良反应。但需注意,服用较大剂量 ω-3 多不饱和脂肪酸有增加出血的危险,并且对于糖尿病和肥胖患者可因增加热量的摄入而不利于长期应用。

2.调脂药物联合应用的策略

(1)TG 升高但<4.5mmol/L,同时伴 TC 或 LDL-C 增高,应首选他汀类药物,使 LDL-C 水平达标。对于伴 LDL-C 水平显著增高的心血管疾病高危或极高危患者,单纯增加他汀类药物剂量可能难以达标,可联合应用标准剂量的他汀类药物与依折麦布、胆酸螯合剂或烟酸,以进一步改善 LDL-C 的达标率。

(2)TG 显著升高并>5.65mmol/L,有诱发急性胰腺炎的危险,且伴 TC 或 LDL-C 轻中度增高,应首选贝特类药物或烟酸以降低 TG。对动脉粥样硬化性心血管疾病伴严重高三酰甘油血症患者,通常需要联合应用他汀类与贝特类药物或烟酸类药物。

(3)TC 或 LDL-C、TG 均有升高,可选他汀类或贝特类药物。但对冠心病或其他动脉粥样硬化性疾病患者,应首选他汀类药物。

(4)高 LDL-C 伴 HDL-C 显著降低患者,LDL-C 仍为达标的首要目标。在此基础上根据 HDL-C 水平,首先以生活方式改变为主,必要时特别是存在代谢综合征时,建议合用可升高 HDL-C 的贝特类或烟酸类药物。

3.调脂药物联合应用的注意事项 联合用药须特别注意安全性,根据药物的药动学特点,选择较少发生药物间相互作用的药物,可从各自的较低剂量开始,严密观察不良反应。初始用药 4 周需复查血脂和安全性指标 ALT、AST 和 CK,以后仍需注意复查上述指标。若 ALT 或 AST 超过正常上限 3 倍,应暂停用药。肌病是联合治疗的严重不良反应,如有肌痛、肌压痛、肌无力、乏力和发热等症状,血 CK 升高超过正常上限 5 倍,应及时停药,停药后绝大多数肌病症状自行缓解消失。老年、肝肾功能不全或患有其他多系统慢性疾病患者联合应用调脂药物导致肌病的危险性增加,需持谨慎态度。

由于联合应用他汀类与贝特类药物或烟酸可增加肌病的风险,治疗时还要特别注意:①可采取晨服贝特类药物,晚服他汀类药物的服药方法,以避免血药浓度显著升高;②指导患者关于肌病危险和警示性信号(如肌痛、肌无力、棕色尿),当出现肌病警示性信号时,应及时就诊;③注意易于诱发肌病的危险因素,包括老年、女性、肝肾疾病、糖尿病、甲状腺功能减退症、虚弱状态、手术、休克、酗酒及剧烈运动等;④联合应用他汀类和贝特类药物治疗需尽量避免与大环内酯类抗生素、抗真菌药物、人免疫缺陷病毒(HIV)蛋白酶抑制剂,以及环孢素、地尔硫䓬和胺碘酮等药物合用;⑤糖尿病患者注意加强血糖监测。

四、动脉粥样硬化的非药物治疗

1.血脂异常的其他治疗 有外科手术治疗、透析疗法和基因治疗等。外科手术治疗包括部分小肠切除和肝移植等,现已基本不用。基因治疗对单基因缺陷所致的家族性高胆固醇血症是一种有希望的治疗方法,但目前技术尚不成熟。透析疗法是一种通过血液体外转流而除去血中部分 LDL 的方法,能降低 TC、LDL-C,但不能降低 TG,也不能升高 HDL-C。这种措施降低 LDL-C 的作用也只能维持 1 周左右,故需每周重复 1 次,每次费用偏高,且是有创性治疗,甚至可能同时移出血液中的某些有益成分。因此不适用于一般的血脂异常治疗,仅用于极个别的对他汀类药物过敏或不能耐受者或罕见的纯合子家族性高胆固醇血症患者。

2.介入治疗和手术治疗 当动脉粥样硬化达到一定的程度或药物治疗不能奏效时,还可行介入或手术治疗,包括对狭窄或闭塞血管,特别是冠状动脉、主动脉、肾动脉和四肢动脉施行再通、重建或旁路移植等外科手术。如可用带气囊导管进行经腔血管改形术、经腔激光再通、经腔动脉粥样硬化斑块旋切或旋磨、经腔血管改形术后放置支架、经腔超声再通等介入性治疗。对不能进行内科介入手术治疗的患者可考虑外科旁路移植术。对颈动脉斑块增生严重者,还可行动脉内膜剥脱术。

五、抗血小板及抗凝药物

抗血小板黏附和聚集的药物,可防止血栓形成,有助于防止血管阻塞性疾病的发生和发展,可用于动脉粥样硬化的一级预防和二级预防。

1.抗血小板治疗

(1)环氧化酶抑制剂:阿司匹林可降低动脉粥样硬化患者短期和长期病死率,如无禁忌证应无限期小剂量(75~100mg/d)使用。阿司匹林的主要不良反应是胃肠道反应和上消化道出血,部分患者还存在血小板抵抗现象。对有胃肠道出血或消化性溃疡病史者,推荐联合用质子泵抑制剂。

(2)二磷酸腺苷(ADP)受体阻滞剂:氯吡格雷和噻氯匹定属噻吩吡啶类衍生物,能选择性阻断血小板 ADP 受体,从而抑制 ADP 诱导的血小板聚集。噻氯匹定起效较慢和不良反应较多,已少用。对于急性冠状动脉综合征患者不论是否行介入治疗,阿司匹林加氯吡格雷均为常规治疗,联合应用至少 12 个月。氯吡格雷起始负荷剂量为 300mg,以后维持75mg/d。对于不能耐受阿司匹林的患者,氯吡格雷可替代阿司匹林作为长期的抗血小板治疗。双嘧达莫可使血小板内环磷酸腺苷增高,抑制钙离子活性,因可引起所谓的"冠状动脉窃血",反而使心肌缺血加重引起心绞痛,目前不推荐使用。

普拉格雷和替格瑞洛是近年上市的新型 ADPP2Y12 受体阻滞剂,前者是新一代噻吩吡啶类药物,而后者是另一类抗血小板药物属环戊基-三唑并嘧啶。与氯吡格雷相比,两者具有抗血小板聚集作用更强、起效快、作用更持久的特点。

(3)GP Ⅱb/Ⅲa 受体阻滞剂:激活的 GP Ⅱb/Ⅲa 受体与凝血因子Ⅰ结合,形成在激活血小板之间的桥梁,导致血小板血栓形成。阿昔单抗是直接抑制 GP Ⅱb/Ⅲa 受体的单克隆抗体,在血小板激活起重要作用的情况下,特别是患者接受介入治疗时,该药多能有效地与血小板表面的 GP Ⅱb/Ⅲa 受体结合,从而抑制血小板的聚集,可明显降低急性和亚急性血栓形成的发生率。一般使用方法是先静脉注射冲击量 0.25mg/kg,然后 10μg/(kg·h)静脉滴注 12~24 小时,经皮冠状动脉介入术前 6 小时内开始应用该类药物,疗效更好。合成的该类药物还包括替罗非班和依替非巴肽。替罗非班是目前国内 GP Ⅱb/Ⅲa 受体阻滞剂的唯一选择,其用法:①急性冠状动脉综合征保守治疗,负荷量 0.4μg/(kg·min),30 分钟;维持量 0.1μg/(kg·min),48~108 小时;②急性冠状动脉综合征介入治疗,负荷量 10μg/(kg·min),静脉推注>3 分钟;维持量 0.15μg/(kg·min),静脉泵入 24~36 小时。肌酐清除率<30mL/min 者减半。

(4)环核苷酸磷酸二酯酶抑制剂:西洛他唑除有抗血小板聚集和舒张外周血管作用外,还具有抗平滑肌细胞增生、改善内皮细胞功能等作用,主要用于慢性周围动脉闭塞症。但目前西洛他唑预防冠心病经皮冠状动脉介入术后急性并发症的研究证据尚不充分,所以对于冠心病患者仅作为阿司匹林不耐受或氯吡格雷耐药患者的替代药物。

2.溶栓和抗凝治疗　对动脉内形成血栓导致管腔狭窄或闭塞者,可用溶解血栓制剂继而用抗凝药物治疗。

第三章 心肌梗死

第一节 概述

一、定义

随着心肌坏死生物标志物检测技术灵敏度和特异度的提高、成像技术不断的发展与成熟,以及操作相关性心肌梗死发生率的增高,从流行病学调查、临床研究到公共卫生政策的制订和临床实践,都需要一个更为精确的心肌梗死(myocardial infarction,MI)定义。据此,2012年欧洲心脏病学会(ESC)、美国心脏病学院(ACC)、美国心脏学会(AHA)和世界心脏联盟(WHF)联合颁布了第三次全球MI的通用定义。该定义维持了急性心肌梗死(AMI)的病理学定义,即由持续较长时间的心肌缺血导致的心肌细胞死亡。急性MI的诊断标准:检测到心脏生物标志物心肌肌钙蛋白(cTn)水平升高超过99%正常值上限,且符合下列条件中至少1项:①心肌缺血的症状;②心电图提示新发缺血性改变(新发ST-T改变或新发左束支传导阻滞);③心电图出现病理性Q波;④影像学证据提示新发局部室壁运动异常或存活心肌丢失;⑤冠状动脉造影或尸检发现冠状动脉内存在新鲜血栓。

二、分类

第三次全球心肌梗死的定义对心肌梗死的临床分型进行了较大的更新。

1型:自发性心肌梗死(MI),由原发性冠状动脉事件如粥样斑块破裂、溃疡、侵蚀和(或)破裂、裂隙或夹层导致一个或多个冠状动脉内血栓形成。

2型:继发性心肌缺血性MI,主要由心肌氧供减少或氧耗增加(如冠状动脉痉挛、冠状动脉栓塞、缓慢或快速心律失常、低血压等)而非冠状动脉本身疾病引起。

3型:猝死型MI,此型患者有前驱心脏不适症状和心电图改变,但死亡发生在心脏生物标志物升高前,或没有采集到心脏生物标志物。

4a型:经皮冠状动脉介入治疗(PCI)相关性MI,存在支持诊断的阳性症状、心电图改变、血管造影结果和区域变化成像,cTn较99%正常值上限升高需达5倍,如果基线值原本已升高,cTn再升高20%并稳定且有下降趋势,也具有诊断价值。

4b型:支架内血栓相关性MI,通过冠状动脉造影或尸检可检出与支架内血栓形成,cTn升高超过99%正常值上限1倍。

5型:冠状动脉旁路移植术(CABG)相关性MI,cTn升高超过99%正常值上限的10倍,还应具备以下标准之一。①新发病理性Q波或新发完全性左束传导阻滞(LBBB);②冠状动脉造影显示新的移植血管或原冠状动脉闭塞;③影像学证实新发的存活心肌丢失或室壁运动异常。

近年来,随着心脏瓣膜病介入治疗的发展,除 PCI 相关性 MI 外的介入相关性 MI 也有发生,如经皮主动脉瓣置换术和二尖瓣修复术等均有导致心肌损伤的风险,主要是源于操作相关的直接心肌损伤和冠状动脉闭塞所致,这与 CABG 相似,也会导致心肌生物标志物升高和预后恶化,但由于临床资料较少,尚难确定诊断标准,可参照 CAEG 相关性 MI 的诊断标准。

第二节　病理生理

一、病理机制

1.冠状动脉斑块易损与破裂　冠状动脉粥样硬化是导致几乎所有 MI 的病理基础。MI 的多样临床表现均由冠状动脉病变的急性变化(即粥样斑块的破裂)所致。

易损斑块的组织学特征:①薄帽纤维粥样硬化(即有较大的脂质核心、薄纤维帽和富含巨噬细胞的斑块);②富含糖蛋白基质或炎症导致内皮受侵蚀和血栓形成;③钙化结节斑块。研究显示 65%~70% 的血栓由薄纤维帽引起,25%~30% 的血栓来源于斑块侵蚀,2%~5% 的血栓由钙化结节突出管腔所致。

决定纤维帽的易碎性的因素主要有 3 个:圆周壁张力(或称纤维帽"疲劳"性)、病变特征(位置、大小和坚固度)及血流特征。近年来的研究发现,导致粥样斑块破裂的机制为:①斑块内 T 细胞通过合成细胞因子 γ-干扰素(interferon γ)能抑制平滑肌细胞分泌间质胶原使斑块纤维帽结构变薄弱;②斑块内巨噬细胞、肥大细胞可分泌基质金属蛋白酶,如胶原酶、凝胶酶、基质溶解酶等,加速纤维帽胶原的降解,使纤维帽变得更易损;③冠状动脉管腔内压力升高、冠状动脉血管张力增加或痉挛、心动过速时心室过度收缩和扩张所产生的剪切应力,以及斑块滋养血管破裂均可诱发与正常管壁交界处的斑块破裂。实际上,具有相似特征的斑块可有不同的临床表现,这要归因于很多其他因素,如较强的凝血功能等。易损斑块的形成与很多因素有关,如血小板及凝血因子活化、炎症、氧化应激、细胞凋亡、血管重构、内皮功能障碍、白细胞迁移、细胞外基质降解等都对易损斑块的形成及发展起到重要作用。而且这些因素之间互相影响,共同促进。其中血小板对易损斑块的形成起到关键作用。动脉血栓是建立在动脉粥样硬化病变破损基础上的急性并发症,它已成为最常见的致急性冠状动脉综合征及致死的原因。血小板、炎症细胞和内皮细胞相互作用成为启动动脉粥样硬化的基石。此外,1/3 急性冠状动脉综合征猝死患者并无斑块破裂,而是出现明显管腔狭窄和斑块纤维化,这是由于全身因素启动了高凝状态导致血栓形成。这些全身因素包括低密度脂蛋白(LDL)增加、高密度脂蛋白(HDL)减少、吸烟、糖尿病及与血栓复合物相关的止血过程。

一系列炎症因子均参与易损斑块的形成过程。当存在血管内或血管外源的氧化应激和感染等促炎危险因素时,机体即在白细胞介素-18(IL-18)、肿瘤坏死因子(TNF-α)等促炎细胞因子作用下,通过信使细胞因子白细胞介素-6(IL-6)诱导肝细胞产生 C-反应蛋白(CRP)等,继而会触发急性炎症反应,使大量的白细胞、单核细胞浸润在斑块局部,激活为巨噬细胞,分泌基质金属蛋白酶,如基质金属蛋白酶-1(MMP-1)、基质金属蛋白酶-9(MMP-9)和妊娠相关蛋白 A(PAPP-A)等,可以降解细胞外基质,使斑块的纤维帽变薄,也可使斑块变得不稳定,最后导致斑块破裂和血栓形成,同时伴有血小板活化。此外,内皮黏附分子活化,如细胞间黏附因子-1(ICAM-1)和 E-选择素,也能促进单核细胞及白细胞渗出到血管外间隙中;斑块内的炎症还能刺激血管生长,从而导致斑块内出血和斑块不稳定,血管内皮生长因子(VEGF)、胎盘生长因子(PIGF)和肝细胞生长因子(HGF)都是有力的血管生长因子,都易引起斑块出血破裂。

2.急性冠状动脉血栓性狭窄与闭塞　冠状动脉病变或粥样硬化斑块的慢性进展,可导致冠状动脉严重狭窄甚至完全闭塞,但由于侧支循环的渐渐形成,通常不一定产生 MI。相反,冠状动脉的粥样硬化病变在进展过程中即使狭窄程度不重,但是只要发生急性变化即斑块破裂,就会经血小板黏附、聚集和激活凝血系统,诱发血栓形成,致冠状动脉管腔的急性狭窄或闭塞而产生 MI。若冠状动脉管腔急性完全闭塞,血供完全停止,临床上则表现为典型的 S-T 段上抬型 MI,导致所供区域心室壁心肌透壁性坏死,即传统的 Q 波 MI;若冠状动脉管腔未完全闭塞,仍有血供,临床则表现为非 S-T 段上抬型即非 Q 波 MI或不稳定型心绞痛,心电图仅出现 S-T 段持续压低或 T 波倒置。如果冠状动脉闭塞时间短,累计心肌缺血<20 分钟,组织学上无心肌坏死,也无心肌酶的释出,心电图呈一过性心肌缺血改变,临床上,就表现为不稳定型心绞痛:如果冠状动脉严重狭窄时间较长,累计心肌缺血>20 分钟,组织学上有心肌坏死,心肌坏死标志物也会异常升高,心电图上呈持续性心肌缺血改变而无 S-T 段上抬和病理性 Q 波出现,临床上即可诊断为非 S-T 段上抬型或 Q 波 MI。非 S-T 段上抬型 MI 虽然心肌坏死面积不大,但心肌缺血范围往往不小,临床上依然很高危;这可以是冠状动脉血栓性闭塞已有早期再通,或痉挛性闭塞反复发作,或严重狭窄的基础上急性闭塞后已有充分的侧支循环建立的结果。

MI 时冠状动脉内血栓既有白血栓(富含血小板),又有红血栓(富含纤维蛋白和红细胞)。S-T 段上抬型 MI 的闭塞性血栓是白、红血栓的混合物,从堵塞处向近端延伸部分为红血栓,而非 S-T 段上抬型 MI 时的冠状动脉内附壁血栓多为白血栓;也有可能是斑块成分或血小板血栓向远端栓塞所致;偶有由破裂斑块疝出而堵塞冠状动脉管腔者被称为斑块灾难。

3.冠状动脉栓塞与无再流　无再流是指闭塞的冠状动脉再通后,无心肌组织灌注的现象。冠状动脉造影表现为血流明显减慢(血流 TIMI≤2 级),而无冠状动脉残余狭窄、夹层、痉挛或血栓形成等机械性梗阻存在。无再流产生的病理生理机制还不完全清楚,但其结果是由于微循环损伤或功能障碍使微血管水平血流受阻致心肌组织无血流灌注已被公认。目前可能的机制:①毛细血管结构完整性破坏;②毛细血管功能完整性损伤;③血小板激活;④微栓子栓塞;⑤白细胞聚集;⑥氧自由基损伤,氧自由基能破坏细胞膜的通透性和功能、钙的内环境稳定和微循环的完整性。无再流或慢血流的临床表现与冠状动脉急性濒临闭塞或完全闭塞相似,发生率为 1%~5%,无再流现象使 MI 的病死率明显升高。

4.心肌缺血与坏死　冠状动脉闭塞后的心肌坏死是由心内膜下扩向心外膜下,坏死范围的大小取决于冠状动脉供血减少的程度、供血停止的时间和侧支循环血流的多少。不少患者的 MI 呈间歇性加剧和缓解,相应提示冠状动脉血流完全中断和部分再通。这种由冠状动脉张力变化或痉挛所产生的梗死相关冠状动脉血流的动态变化可能与血小板激活释放出血管活性胺和血管内皮功能丧失有关。

病理学上,MI 可分为透壁性和非透壁性(或心内膜下)。前者 MI 累及心室壁全层,多由冠状动脉持续闭塞所致;后者坏死仅累及心内膜下或心室壁内,未达心外膜,多是冠状动脉短暂闭塞而持续开通的结果。不规则片状非透壁梗死多见于非 S-T 段上抬型 MI,在未形成透壁梗死前,早期再灌注(溶栓或经皮冠状动脉介入治疗)成功的患者。

光学显微镜下,MI 心肌坏死有 3 种类型:①凝固性坏死,主要由心肌持续严重缺血所致,多位于梗死中央区,心肌细胞静止于舒张期并处于被动拉长状态。所见肌原纤维被动拉长,核固缩,血管充血,线粒体损伤伴絮状物沉积而无钙化,坏死细胞通过吞噬作用而消除;②收缩带坏死,又称凝固性心肌细胞溶解,主要是心肌严重缺血后再灌注的结果,心肌细胞死亡过程中由于钙离子内流增加而停止于收缩状态,多位于大面积 MI 的周围,在非透壁 MI 中更多见,是 MI 成功再灌注(如溶栓或经皮冠状动脉介入治疗)后的特征性心肌坏死。可见肌原纤维高度收缩伴收缩带形成,线粒体有钙超载损伤,血管明显充血,坏死细胞可溶解而使 MI 愈合;③心肌细胞溶解,是长时间严重缺血的结果,多位于梗死边缘区,镜下特征为细胞水肿或肿大、肌原纤维和核溶解呈空壳样,无中性粒细胞浸润,通过坏死细胞溶解、被吞噬和最终瘢痕形成而愈合。

MI 再灌注后的典型病理改变为不可逆心肌损伤区内心肌细胞坏死和出血;再灌注区内的凝固性心肌细胞溶解伴收缩带形成和细胞结构变形,非存活细胞线粒体中有磷酸钙沉积并最终导致细胞钙化,加速胞质内蛋白(血浆标志物)如肌钙蛋白 T、肌钙蛋白 I 和酶(如CK-MB)的快速洗出并产生提前峰值。

MI 后坏死心肌的组织学改变和修复过程如下:发生 MI 后 2~3 小时,光镜下可见梗死边缘区心肌纤维呈波浪样;8 小时后,心肌间质水肿,心肌纤维内脂肪沉积,有中性粒细胞和红细胞浸润,心肌细胞核固缩核溶解,小血管坏死;24 小时后胞质或因失去横纹,呈局灶玻璃样变性,核固缩甚至消失,心肌毛细血管扩张,中性粒细胞在梗死周边或中央区聚集;头 3 天内,心肌间质水肿,红细胞外渗;第 4 天,巨噬细胞开始从梗死边缘区清理坏死组织,随后淋巴细胞、巨噬细胞和纤维白细胞浸润;第 8 天,坏死心肌细胞全部分解;第 10 天,白细胞浸润减少,肉芽组织在边缘区开始生长;直到此后 4~6 周,梗死区血管和成纤维细胞一直在生长,伴胶原修复,替代坏死心肌细胞;梗死后 6 周前,梗死区被坚固的结缔组织瘢痕修复,其间可见散在完整的心肌纤维。

二、病理生理

1.左心室节段运动异常、整体收缩功能降低　MI 的病理生理特征是由于心肌丧失收缩功能所产生的左心室收缩功能降低、血流动力学异常和左心室重构。

MI 的直接结果是梗死区心肌收缩功能丧失,产生左心室节段收缩运动异常。当冠状动脉闭塞使前向血供终止后,MI 区心肌随即丧失收缩功能,相继出现下列不同程度的收缩功能异常:①收缩不协调,即与相邻节段正常收缩运动不同步;②收缩运动低下,指收缩运动程度降低;③无收缩运动,即收缩功能消失;④收缩矛盾运动,即收缩期向外膨出,呈矛盾运动。同时,非 MI 区心肌出现代偿性收缩运动增强,这对维持左心室整体收缩功能的稳定有重要意义。倘若非梗死区有心肌缺血,即"远处缺血"存在,则收缩功能也可降低,主要见于非梗死区域冠状动脉早已闭塞,供血主要依靠此次 MI 相关冠状动脉者。同样,若 MI 区心肌在此次 MI(冠状动脉闭塞)以前就已有冠状动脉侧支循环形成,则对于 MI 区乃至左心室整体收缩功能的保护也有重要意义。

2.左心室重塑扩张与心力衰竭   MI 致左心室节段和整体收缩、舒张功能降低的同时,机体启动了交感神经系统兴奋、肾素-血管紧张素-醛固酮系统激活和 Frank-Starling 等代偿机制,一方面通过增强非梗死节段的收缩功能、增快心率代偿性增加已降低的每搏量(SV)和心排血量(CO),并通过左心室壁伸长和肥厚增加左心室舒张末容积(LV-EDV)进一步恢复 SV 和 CO,降低升高的左心室舒张末压(LVEDP);但另一方面,其也同时开启了左心室重构的过程。

急性 MI 时左心室重塑(LV remodelling)是指 MI 后所产生左心室大小、形状和组织结构的变化过程,即梗死区室壁心肌的变薄、拉长,产生"膨出",即梗死扩展和非梗死区室壁心肌的反应性肥厚、伸长,致左心室进行性扩张和变形伴心功能降低的过程。急性 MI 左心室重塑与临床上产生心脏破裂,真、假室壁瘤形成等严重并发症和心脏扩大、心力衰竭有关,是影响急性 MI 近期、远期预后的主要原因之一。

梗死扩展是梗死区重塑的主要表现,也是急性 MI 早期重塑的特征。其实质是梗死区室壁的局限性变薄、扩张和膨出。梗死扩展是梗死心肌愈合过程中,薄弱的心室壁在左心室腔压力作用下形成,始于急性 MI 后数小时,1~2 周时最重,4~6 周时结束;其组织学表现为心肌纤维束的侧向滑行和心肌细胞本身被动拉长,在室壁变薄中分别占 75% 和 25%。产生机制主要是收缩期梗死区室壁张力增加所致(室壁张力 = P×R/2h,P、R、h 分别为左心室腔压力、半径和室壁厚度)。梗死扩展与 MI 早期严重并发症有关,心脏破裂或假性室壁瘤(血急性心脏破裂)可认为是梗死区极度扩展所致。真性室壁瘤多在梗死扩展基础上形成,MI 早期左心室扩大、心力衰竭多是梗死扩展的直接结果。

影响梗死扩展的因素:①梗死范围和透壁程度,大面积透壁梗死几乎无例外地会产生梗死扩展;②梗死部位,前壁和心尖部的梗死,因梗死范围大,心尖部室壁薄且弯曲度大而更易发生梗死扩展;下、后壁梗死,则因梗死范围小、室壁弯曲度小和膈肌的保护作用而不易发生梗死扩展;③心脏负荷,MI 早期持续高血压和输液过多或过快可增加心脏前、后负荷而促使梗死扩展;相反,降低心脏前、后负荷的措施如降压、限制入量和硝酸酯类的应用可防止梗死扩展;④室壁强度,心肌肥厚或因反复心肌缺血或梗死产生的瘢痕组织,可使局部的抗张强度增强,阻抑梗死扩展;⑤药物,MI 早期应用类固醇激素或非甾体抗炎药可抑制炎症反应和胶原形成,延长组织修复和瘢痕形成的时间,促进梗死扩展;⑥梗死相关冠状动脉(IRA)的再通利侧支循环形成情况,IRA 未再通,而又无侧支循环形成多有梗死扩展,IRA 成功再通或已有侧支循环形成则可防止梗死扩展。

心肌肥厚是非梗死区重塑的主要表现,也是急性 MI 晚期重塑的特征。病理上表现为离心性肥厚,即既有肥厚,又有扩张;组织学上既有心肌细胞肥大和心肌间质增生,又有心肌细胞间的侧向滑行和心肌细胞本身变长。它也始于 MI 早期,而且贯穿于左心室重塑的全过程,是 MI 恢复以后产生左心室进行性扩大、收缩功能降低和心力衰竭的主要原因。心肌肥厚产生的机制较复杂,除 MI 后左心室舒张末压升高和左心室扩张,使舒张期室壁张力(左心室内径/室壁厚度或左心室容积/重量)增加产生非梗死区心肌反应性肥厚外,同时由于肾素-血管紧张素-醛固酮(RAA)系统和交感神经系统激活所产生的神经内分泌因子(如血管紧张素 II、去甲肾上腺素和其他细胞因子等)在心肌细胞肥厚和心肌间质增生中起更为关键的作用,心肌肥厚早期虽有收缩功能增强,对心功能低下可起代偿作用,但心肌细胞肥厚晚期,可产生严重的间质纤维化,收缩和舒张功能均严重受损,进而产生心力衰竭。

梗死扩展和心肌肥厚的共同结果,即 MI 左心室重塑的突出表现是左心室进行性扩张和变形(球形变),伴心功能进行性降低,最终导致心力衰竭的发生、进展、恶化和失代偿,直至死亡。MI 后左心室越扩大,左心室射血分数(LVEF)越低,左心室形状呈球形和二尖瓣反流越明显,心力衰竭越重,预后越差。因此,积极防治 MI 的左心室重塑对于预防严重并发症和心力衰竭发生,进一步改善 MI 患者的近期、远期预后均有着重要的临床意义。MI 左心室重塑的有效干预措施:①早期(<6 小时)再灌注治疗包括溶栓和急诊 PCI;②晚期(>6 小时)冠状动脉溶栓再通、补救性 PCI 和延迟性或择期 PCI;③血管紧张素转换酶抑制剂(AEI)、血管紧张素受体阻滞剂(ARB)、硝酸酯类和 β 受体阻滞剂;④避免使用糖皮质激素和非甾体抗炎药。

3.心肌修复与再生、心肌干细胞移植　人左心室包含了 20 亿~40 亿个心肌细胞,而一次 MI 在几小时内就可以丢失掉 5 亿~10 亿个心肌细胞。一般认为心肌细胞缺乏增生分化能力,心肌梗死后心肌细胞不能再生而被瘢痕组织替代,并逐渐发生心室重构及心力衰竭。但近年来研究发现人类和其他哺乳动物的心脏在正常衰老及疾病过程中同样具有一定程度的再生能力,这些研究证实了人类成体心脏核分裂的存在和可能的心肌细胞数目增生,但这是一个非常有限而缓慢的过程,并不足以在心肌梗死或心脏受到其他损伤时修复心脏使心脏功能恢复正常。因此,促进心肌细胞的再生、恢复有功能的心肌细胞数量、从根本上修复损伤的心肌组织就成为亟待发展的治疗策略。

大量动物实验发现,心肌干细胞移植可以增加细胞因子(如血管内皮生长因子)的释放,促进缺血区域新生血管的形成,改善心肌灌注、冬眠心肌和顿抑心肌功能,减少心室扩张及心室重构。自 2001 年起大量循证医学研究从探讨合适的移植细胞类型、理想的细胞移植途径、细胞移植的安全性和有效性、细胞移植适应证扩张等方面进行了相关研究,发现干细胞移植能改善急性心肌梗死、陈旧性心肌梗死和心肌梗死后心力衰竭的临床症状,以及梗死后心脏收缩和舒张功能,阻止心室重构,有可能改善患者的远期预后。然而,目前对于细胞移植的远期疗效及安全性等方面仍存在一定争议,其相关研究仍处于审慎研究的状态。

第三节 临床表现

一、诱因和前驱症状

1.诱因 临床上约有一半 AMI 患者可追及诱因的存在。任何可能诱发冠心病粥样"软化"斑块不稳定或破裂的因素均是 AMI 的诱因。相对于患者平时的任何"过度"甚或"极度"的日常活动均可能成为 AMI 的诱因,主要包括:①过度体力活动,如过度用力(搬运重物、排便)、剧烈运动(长跑)等;②过度情绪(精神)波动,如大喜、大悲、生气、激动、压抑等;③过度不良生活方式,如过饱、过度吸烟或饮酒、过度熬夜或娱乐等;④过度辛劳,如连续加班工作、远途旅行劳顿、身体疲惫不堪等;⑤过度气候变化,如冬季清晨外出遇冷、遇大风,甚至夏日进入过冷的空调环境等;⑥身体疾病或应激状态,如手术,感染、发热、休克、低氧、低血压、低血糖、肺栓塞、应用拟交感神经药物和可卡因使用等。上述各种诱因刺激均可导致心率增快,血压升高和冠状动脉痉挛而诱发斑块不稳定和破裂,而启动 AMI 的病理生理过程。

此外,AMI 的发病也存在明确的"昼夜节律"规律,以每天早上 6 时到中午时发病率最高。这主要是由于人体生理状态和生化指标受到"昼夜节律"影响,使早晨血浆儿茶酚胺和皮质醇激素增高,以及血小板聚集性增强。事先服用 β 受体阻滞剂和阿司匹林的 AMI 患者则无特征性的"昼夜节律"现象。另外,AMI 是多种因素的复合和叠加诱发的,受季节和自然灾害应激的影响。

2.前驱症状 是指 AMI 前患者所表现的与随后发生 AMI 有关联的症状,亦可视为 AMI 的先兆症状。任何提示易损斑块已破裂的不稳定型心绞痛发作,均可视为 AMI 的前驱症状或先兆。患者往往多表现为频发劳力性心绞痛或自发性心绞痛,特别是第一次或夜间发作均提示 AMI 很快会发生。只是前驱症状轻而短暂,难以引起患者的警觉而主动就诊,即使就诊,又因"ECG 正常,心肌酶不高"难以抓住阳性诊断依据而易漏诊。临床上如能及时询问出并确定 AMI 的前驱症状或先兆,给予及时治疗包括强化药物或介入治疗的干预,就完全可能避免此次 AMI 的发生。因此,临床上对 AMI 的前驱症状的认识,不仅有重要的诊断价值,而且还有十分重要的治疗和预防价值,患者和医师均应高度警惕和重视。

二、症状

典型的临床症状是诊断 AMI 的三大关键的元素或依据之一,也是临床上考虑 AMI 诊断最为重要的基础。AMI 最为特征性的临床症状是持续性剧烈胸痛>30 分钟,含硝酸甘油 1~2 片后无缓解,并伴有恶心、呕吐和大汗。疼痛部位可以从心脏的前后、左右和上下区域反映出来,多为心前区,如左胸前、胸骨后、食管和咽部;其次为胸骨下区,如心窝、上腹部,也可在后背部,个别还有心外部位疼痛,如牙痛、头痛,甚至大腿痛。疼痛同时往往向左上肢前臂尺侧放射,甚至到手指;也可放射至下颌部、颜面、肩部,甚至肩胛部,以左侧为主。胸痛的性质多为压榨样或刀绞样、压迫感或窒息感、火辣感或烧灼感,也有闷痛、咽堵感或上腹痛。疼痛程度多数剧烈难忍,少数轻些。对有心绞痛病史的患者,AMI的疼痛部位与平时心绞痛发作部位多一致,但疼痛更剧烈、更严重,持续时间更长,且休息或含服1~2片硝酸甘油无缓解。

AMI时,持续剧烈胸痛往往提示冠状动脉已发生急性狭窄或堵塞,供血急剧减少或中断,使心肌发生了严重缺血。口含硝酸甘油1~2片不能缓解即可提示冠状动脉供血减少并非动力性痉挛所致,而是机械堵塞的结果,此时的冠状动脉血流应<TIMI 3级(TIMI 2级或以下)。因此,剧烈胸痛变化及持续时间都由冠状动脉堵塞或开通情况而定,若冠状动脉持续完全堵塞而未开通(血流 TIMI 0~1级),则胸痛将一直持续到缺血心肌彻底坏死为止,一般为6~12小时;若冠状动脉堵塞因溶栓(或介入治疗)或自溶开通而恢复正常血流(TIMI 3级)供应,则再剧烈的胸痛多会在数分钟或1~2小时迅速减轻,缓解或消失。若冠状动脉堵塞因溶栓(或介入治疗)或自溶部分开通而恢复部分血流(TIMI 2级)供应,则胸痛也会明显减轻,然后在数小时内消失。若冠状动脉完全堵塞未开通(TIMI 0/1级血流),但伴有侧支循环形成,则也会使疼痛逐渐减轻或消失。可见,胸痛有无、剧烈程度和消长变化均反映着冠状动脉供应情况和心肌缺血的有无、程度和范围;也同时应验了中医"痛则不通,通则不痛"的医学哲理。

另外,恶心、呕吐和出汗也是AMI时较为特征性的症状和表现。特别是S-T段抬高型 AMI(STEMI)患者,除持续性剧烈胸痛外,几乎均伴有恶心、呕吐和大汗,即使在少数无胸痛的患者,也多会有恶心、呕吐和大汗的症状。恶心、呕吐时又往往伴有面色苍白和大汗(或冷汗),这是血压降低所致,与心肌缺血时刺激左心室受体产生了迷走反射导致心动过缓和低血压有关,在下壁 AMI 多见。AMI 时出汗多伴有面色苍白,是低血压的直接结果,故几乎均为冷汗,或一身冷汗,严重时大汗淋漓,这也是 AMI 需要立即急救的信号。

AMI 时也有部分患者表现的症状不典型:①心力衰竭,即无胸痛以呼吸困难为首发症状或仅表现为心力衰竭加重;②晕厥,与完全房室传导阻滞有关;③休克,是循环衰竭所致,也可由于长时间低血压引起;④只有典型心绞痛发作症状,无疼痛加重和时间延长;⑤疼痛部位不典型,如以头痛为表现;⑥中枢神经系统表现,如脑卒中,是在合并脑动脉粥样硬化基础上继发了心排血量减少所致;⑦神经精神症状,如躁狂或精神不正常,也是脑供血不足的结果。此外,还有无症状性 AMI,包括一半是确实无症状,另一半是可回顾性问出相关症状,多见于老年和糖尿病患者。

三、体征

AMI 患者的体征随发病轻、重、缓、急所反映的梗死相关冠状动脉(infarct related coronary artery, IRCA)堵塞及其程度、血流状态和梗死缺血范围的大小差别很大。由于 AMI 直接影响心肌的电稳定性及心脏功能和循环状态,随时可危及患者生命,因此体格检查应快速和重点检查患者的一般状况、生命体征、心律失常和心血管的阳性体征,以对 AMI 的诊断、鉴别诊断、并发症及心功能和循环状态有一初步而快速的判断。

一般状况,患者多因剧烈胸痛而呈痛苦、焦虑病容,多因不敢动而取"静卧"或因难以忍受而取"辗转不安"体位,多有面色苍白,出冷汗。神志多清楚,只有在严重快速心律失常或房室传导阻滞、心功能低下和心源性休克致心排血量明显降低出现低血压状态时,可表现为意识淡漠、嗜睡,甚至烦躁、谵妄和精神症状;心脏停搏时会立即意识丧失和抽搐。若因大面积心肌梗死(或缺血)或在陈旧性心肌梗死基础上出现左心衰竭、肺水肿时,患者可呈端坐位、呼吸困难,伴窒息感、面色苍白、大汗淋漓、咳粉红色泡沫痰。若严重低血压和(或)心源性休克时,则患者因循环衰竭而出现四肢湿冷、肢端和甲床发绀、躯体皮肤花斑等因低灌注导致的微循环淤滞的体征。

生命体征中,反映每搏量、心室率和心室律的脉搏,因每搏量降低而细弱,多偏快,亦可偏慢,律多不整齐或有期前收缩。反映心、肺功能状态的呼吸多平稳,亦可因大面积或反复心肌梗死并发左心衰竭而出现不同程度的呼吸困难,从呼吸增快到明显呼吸困难;老年患者或使用吗啡后还可出现潮式呼吸。直接反映循环状态的血压多因胸痛和交感神经兴奋而升高,平时血压正常者可升高(>160/90mmHg),有高血压病史者,则更高;也可因大冠状动脉(如前降支开口或左主干)突然闭塞、每搏量急剧降低而明显降低(<90/60mmHg),致循环状态不稳定;或因右冠状动脉近端闭塞并发迷走反射出现了房室传导阻滞和严重心动过缓,或因伴有右心室梗死、容量不足和心源性休克而出现一过性或持续低血压。一般来说,下后壁AMI因副交感神经刺激多会出现低血压和心率慢的体征,而前壁AMI因交感神经刺激则多会发生高血压和心动过速的体征。AMI患者发病时体温一般正常,可在大面积AMI者于发病后24~48小时可出现体温升高,为非特异性的坏死心肌吸收热,4~5天恢复正常。AMI时,室性心律失常很常见,应警惕随时发生心室颤动致心搏骤停。

AMI时,反映右心房压力的颈静脉通常无扩张或怒张,搏动也无特殊改变。若有"大范围"右心室MI影响右心室血流动力学时,左心衰竭伴有肺动脉血压升高时,心源性休克和右心室乳头肌梗死或缺血并发了三尖瓣大量反流时,可见颈静脉明显"充盈"和"搏动",超声心动图和漂浮导管可加以鉴别。容量不足时则颈静脉充盈不足或塌陷。颈动脉搏动更能反映心脏每搏量和血压状态,急救时有利于快速判断。

肺部检查应重点检查呼吸音、湿啰音、干啰音、喘鸣音。AMI时多数患者特别是首次下后壁AMI患者呼吸音正常,无干湿啰音,提示呼吸功能和心功能均无异常。若伴有心力衰竭时,则除了呼吸困难、呼吸增快外,可闻及湿啰音,往往先出现在双肺底部,中度心力衰竭时多限于50%的肺野内,重度心力衰竭时多>50%肺野,甚至满肺野。心力衰竭时也可出现干啰音,甚至喘鸣音或心源性哮喘。此时与肺源性哮喘的鉴别要点除病史外,主要根据胸片上的"肺气肿"和"肺水肿"的特征加以鉴别。

心脏检查在小面积AMI患者可以无特殊发现;但对于大面积梗死,特别伴有泵功能低下或冠状动脉近端完全堵塞者,心脏体征明显,且有重要临床诊断和预后诊断意义。有过陈旧性心肌梗死合并心力衰竭或室壁瘤者,心尖冲动可向左下移位,搏动弥散偏弱亦可触及矛盾运动,收缩期前和舒张早期时搏动。第一心音(S1)多低钝甚至难以听到,第二心音(S2)在伴完全左束支阻滞或严重左心功能低下者可有逆分裂;在大面积梗死伴左心衰竭者可闻及第三心音(S3),是舒张期左心室伴随颈静脉搏动快速充盈使左心室充盈压迅速上升至充盈急减速的结果,心尖部明显,左侧卧位容易听到;多数患者可闻及第四心音(S4),提示左心室因顺应性降低在舒张晚期充盈时左心房收缩增强。心率多偏快、律多不整齐,可有期前收缩;亦可有严重窦性心动过缓,见于下、后壁AMI伴低血压、房室传导阻滞和迷走反射者。心尖部可有但不易听到的收缩期杂音,多由继发于乳头肌功能不全或心室扩大的二尖瓣反流所致;心尖部或心前区新出现全收缩期杂音,粗糙伴震颤时,提示有乳头肌断裂致极重度二尖瓣反流或有室间隔破裂穿孔致心内左向右分流存在,此时多伴有严重心力衰竭或心源性休克。如果收缩期杂音是三尖瓣反流(如右心室MI、乳头肌功能不全或心力衰竭)所致,则其收缩期杂音在右胸骨左缘最响,吸气时增强并伴随颈静脉搏动和S4。发病后第2天至1周左右可闻及心包摩擦音,有心脏破裂风险。在大面积透壁AMI和肝素抗凝者多见,应警惕。

AMI患者的体格检查时应注意有针对性。重点判断患者AMI面积的大小、心功能状态、血流动力学状态(即循环状态稳定与否),以及有无并发症。若患者有颈静脉压升高充盈,肝大则提示右心室梗死存在。若AMI患者呈端坐位,面色苍白伴大汗,呼吸困难伴咳嗽、咳泡沫痰和发绀,窦性心动过速和两肺满布湿啰音等体征时,提示大面积心肌梗死或缺血并发了肺水肿。若呈现低血压伴面色苍白或青灰,皮肤湿冷,口唇和甲床微循环缺血、淤滞和发绀,四肢皮肤发绀、淤滞带花斑,少尿、意识淡漠,甚至躁动、谵妄等组织灌注不足的体征时,则提示心肌梗死或缺血面积很大,左心室泵血功能极低和心源性休克存在,此时死亡率极高。即使体格检查未发现明确异常体征,虽提示梗死范围小,或当下尚未产生大面积心肌梗死或坏死,也应警惕心脏破裂的风险。

第四节 检查和诊断

一、实验室检查

1.心肌损伤标志物 AMI后,随着心肌细胞坏死和细胞膜的完整性破坏,心肌细胞内的大分子物质即心肌损伤标志物(心肌酶和结构蛋白)开始释放入血,使血中浓度出现异常升高和恢复正常的过程,这是临床上心肌损伤标志物诊断AMI的基础和依据。理论上,只要有心肌坏死,血中的心肌损伤标志物就应异常升高。若要诊断AMI,就必须要有心肌损伤标志物的异常升高。因此,心肌损伤标志物异常升高已成为AMI诊断的主要依据和最终依据。目前,临床最常用的心肌损伤标志物包括肌酸磷酸激酶(CPK)或肌酸激酶(CK)及其同工酶MB(CK-MB)、肌红蛋白、心肌特异性肌钙蛋白T或I(cTnT或cT-nI)、乳酸脱氢酶(LDH)和其同工酶LDHI等。

(1)CK和CK-MB:肌酸激酶(creatinekinase,CK)是最早用于常规诊断AMI的生物标志物。但其唯一缺陷是在肌病、骨骼肌损伤、剧烈运动后、肌内注射、抽搐和胸廓出口综合征、肺栓塞、糖尿病及饮酒后可出现假阳性升高。因此,其同工酶因组织分布的特异性(BB主要分布在脑和肾中,MM主要分布在骨骼肌和心肌中,MB主要分布在心肌中),使CK-MB多年来一直成为诊断AMI更特异的生物标志物。然而由于骨骼肌中也有

1%~3%的 CK-MB 存在,另一些器官(如小肠、舌、膈肌、子宫和前列腺)内也有少量存在,因此剧烈运动和上述器官的创伤、手术或甲状腺功能亢进时,也可出现 CK-MB 异常升高。可见,CK-MB 的心肌特异性只是相对的。

(2)心肌特异性肌钙蛋白 I 和肌钙蛋白 T:肌钙蛋白是调节横纹肌肌动蛋白收缩过程的钙调节蛋白,包括肌钙蛋白 C(TnC)、肌钙蛋白 I(TnI)和肌钙蛋白 T(TnT)三个亚单位,分别结合钙离子、肌动蛋白和原肌球蛋白,组成了肌钙蛋白附着于肌动蛋白细丝点,TnT 和 TnI 除结合在肌钙蛋白上,分别还有 6%和 2%~3%溶于细胞胞质内。由于骨骼肌和心肌中的 TnT 和 TnI 的基因编码不同,就可使用特异性抗体检测心肌的 TnT 和 TnI(cTnT 和 cTnI),并予以定量测出,这就是其心肌特异性的组织学和分子基础。只是 cTnT 检测技术由一家公司掌握,其正常值的载值是相对统一的;而 cTnI 检测技术则有数家公司开发,又受血清中所检测 cTnI 的不同片段(游离或复合的 cTnI)影响,故其正常载值就难以统一。无论是 cTnT 还是 cTnI,其异常升高的载值通常定义为 99%正常参考上限值。就肌钙蛋白和 CK-MB 对 AMI 的诊断价值而言,如果以 CK-MB 为诊断标准,cTnT 或 cTnI 可诊断出更多的"假阳性"AMI 患者,反之如果以 cTnT 或 cTnI 为诊断标准,则 CK-MB 又可诊断出"假阴性"AMI 患者。可见,根据临床需要灵敏度高(把所有 AMI 患者都诊断出来)和特异度强(把所有非 AMI 患者都除外)的诊断指标的基本要求,显然 cTnT 和 cTnI 比 CK-MB 诊断 AMI 灵敏度和特异度更高,从而更准确。

(3)肌红蛋白:从坏死心肌释放入血更快、更早,在 AMI 后 1~2 小时即可检出,血中峰值明显提前至 1 小时左右,对 AMI 早期诊断有帮助,只是缺乏特异度,需要与 cTnT 或 cTnI 联合检测,才有 AMI 的诊断价值。

LDH 和 LDHI 是非心肌特异性生物标志物,而临床上已不再用于诊断 AMI。

上述这些心肌酶或心肌损伤标志物,一般在 AMI 发病后 4~8 小时在血中开始异常升高,平均 24 小时达峰值,2~3 天降至正常水平。只是肌红蛋白升高和峰值提前至 1~2 小时和 4 小时,对 AMI 早期诊断有帮助;cTnT 或 cTnI 峰值更后,持续时间更长,理论上 1~2 周才消失,可为延误就诊的 AMI(早期已误诊者)诊断提供证据。AMI 成功再灌注治疗(包括溶栓或急诊 PCT)可因血流快速冲刷作用,使血中心肌损伤标志物峰值提高并提前。近年研发的高敏 CTnT 或 cTnI(hscTnT 或 cTnI)可在 AMI 后 2~4 小时在血中就升高,对早期诊断优势突出。为提高对 AMI 诊断的准确率,临床一般在发病后 8~10 小时、20~24 小时和 48 小时连续多时间点取血,并检测多个心肌酶谱或组合,观察其动态变化,以综合判断。单一 CK 和 CK-MB 升高,可见于剧烈运动、肌肉损伤、肌肉按摩和甲状腺功能减退者,此时心肌结构特有的 cTnT 或 cTnI 正常。AMI 诊断时常规采用的血清心肌标志物及其检测时间见表 3-1。

表 3-1　AMI 的血清心肌标志物及其检测时间

	肌红蛋白	cTnI	cTnT	CK	CK-MB
出现时间(小时)	1~2	2~4	2~4	6	3~4
100%灵敏时间(小时)	4~8	8~12	8~12	—	8~12
峰值时间(小时)	4~8	10~24	10~24	24	10~24
持续时间(天)	0.5~1.0	5~10	5~14	3~4	2~4

2.其他实验室检查项目　AMI 后 24~18 小时,应常规检查血常规、肝肾功能、血脂、血糖、出凝血时间和血气等项目,部分有预后预测价值,但多不作诊断之用。其中,血脂总胆固醇和高密度脂蛋白胆固醇,在 AMI 后 24~48 小时的检查值基本维持在基础水平,此后会明显下降;AMI 患者若在发病 48 小时后住院,则准确反映血脂水平的检测需在 8 周后。血白细胞计数通常在 AMI 后 2 小时开始增高,2~4 天达高峰值,1 周左右恢复正常,峰值为(12~15)×10³/mL,在大面积 AMI 者可达 20×10³/mL。通常,入院时白细胞计数越高,冠状动脉罪犯病变越不稳定,临床不良预后风险也越高。AMI 后 1~2 天,红细胞沉降率(ESR)通常正常,第 4~5 天升高,并维持数周,与预后无关。而 C-反应蛋白(CRP)的升高则提示梗死相关血管病变的不稳定性,易并发心力衰竭。AMI 时血红蛋白(Hb)值有很强的独立预测心血管事件的价值。Hb<150g/L 或>170g/L 均增加心血管事件。贫血会影响组织的氧运转,而红细胞增多症的风险则与血液黏稠度增高有关。

二、辅助检查

1.心电图(ECG)检查　ECG 是最为方便和普及的检查,又有其特征性改变和动态演变,是诊断 AMI 的必备依据之一。故临床上只要疑有 AMI,就必须尽快记录一张 12 导联或 18 导联(加做 V7~V9 和 V3R~V5R)ECG 以确定或除外 AMI 的诊断。AMI 时,心肌缺血、损伤和梗死在 ECG 相应导联上,分别特征性地表现为 S-T 段压低或 T 波的高尖或深倒、S-T 段上抬和 Q 波形成。AMI 超急性期,即冠状动脉全闭塞伊始,ECG 相应导联随即出现短暂的高尖 T 波,接下来很快进入急性期而出现 S-T 段上抬,伴对侧导联 S-T 段镜向性压低这一冠状动脉急性闭塞致 AMI 的特征性变化,1~2 小时后由于心肌坏死而渐出现病理性 Q 波和 R 波消失。因此,在 AMI 早期数小时内,ECG 的典型改变是相应导联异常 Q 波、S-T 段上抬和 T 波的直立或浅倒,偶见 T 波高尖或深倒,提示冠状动脉刚刚发生急性闭塞或闭塞后已再通。

然而,ECG 对 AMI 最具诊断价值的特征性改变是其"动态演变",即 AMI 发病后数小时、数天、数周(个别数月)在 ECG 上有一个特征性的动态演变过程。抬高的 S-T 段迅速或逐渐回复到等电位线;同时伴相应导联 Q 波的形成并加深、加宽,R 波的降低和消失,呈现典型的 OS 波形;T 波从短暂高尖到自 S-T 段末端开始倒置并渐渐加深至深倒呈对称的"冠状 T",然后又渐渐变浅和直立。若 ECG 呈这一"动态演变"过程,则原则上可确诊为 AMI;无动态演变则可除外诊断,如早期复极综合征和恒定不变"冠状 T"的心尖肥厚性心肌病。另外,新出现的完全左束支阻滞(CLBBB)也是 AMI 的特征性改变,提示发生了 AMI 且预后差。广泛前壁 AMI 患者出现完全右束支阻滞(CRBBB)者,提示梗死范围大、坏死程度重和预后差。

ECG 依据不同部位导联的特征性变化和动态演变对 AMI 进行定位诊断。前壁导联（V1~V4）、侧壁导联（V4~V6）、离侧壁导联（Ⅰ、AVL）、下壁导联（Ⅱ、Ⅲ、AVF）、正后壁导联（V7~V9）加上 RV 导联（V3R~V5R）的变化就诊断为该部位 AMI。在新出现 CLBBB 时，则是前壁 AMI。

AMI 均是由于心外膜主要冠状动脉及其分支急性闭塞所致，故冠状动脉闭塞与 ECG 梗死部位有明确的对应关系。冠状动脉左前降支（LAD）闭塞，引起前壁+高侧壁 AMI；右冠状动脉（RCA）闭塞可引起下壁、正后壁、侧壁和右心室的 AMI；左回旋支（LCX）闭塞可引起下壁伴前侧壁、高侧壁或正后壁 AMI，其开口部闭塞偶呈前壁心肌梗死改变；左主干（LM）闭塞除产生 LAD+LCX 都闭塞的广泛心肌缺血和梗死外，aVR 肢体导联 S-T 段上抬是其特征。重要的是，不同冠状动脉闭塞和相同冠状动脉不同部位闭塞所产生的 AMI 范围大不相同。就右优势型不同冠状动脉闭塞而方，梗死范围从大到小依次为 LM>LAD>RCA>LCX，左优势型冠状动脉 RCA 闭塞时理论上只产生单纯右心室梗死，左心室无梗死；而相同的冠状动脉而言，三大主支近端闭塞梗死范围大，主支远端和分支闭塞则范围小，左主干闭塞（3%~5%）的缺血和梗死范围最大，可随时因心血管崩溃而死亡。因此，临床上有必要也有可能依据 ECG 所累及的导联推测梗死范围，还可反推出梗死相关冠状动脉（IRA）及其堵塞部位的高低。

此外，AMI 特别是初期和早期的 ECG 变化是冠状动脉病变和血流供应状态及其变化的反映，因此临床上也可据此推测和判断 IRA 的血流状态和变化。一般来说，冠心病患者在安静状态下，IRA 在无侧支循环供血的情况下，只要正常供血达 TIMI 3 级血流，患者多无心肌缺血症状，也无 ECG 缺血的表现；若供血急剧减少至血流<TIMI 3 级（TIMI 2 级或以下），患者则几乎无例外地立即出现心肌缺血症状和 ECG 的 T 波高尖和 S-T 段上抬变化；此时如果供血再恢复正常 TIMI 3 级血流，则心肌缺血症状会立即减轻，甚至消失，ECG 上抬的 S-T 段也会随之迅速回落，甚至回复至等电位线。如果有侧支循环存在，则心肌缺血症状和 ECG S-T 段上抬能得到部分代偿，心肌缺血症状和 S-T 段上抬程度会轻些；如果侧支循环较丰富，能较好代偿，则缺血症状和 S-T 段上抬程度均很轻微；如果侧支循环很丰富，能完全代偿，则缺血症状和 S-T 段上抬可以完全不发生。可见，AMI 时只要 ECG 有 S-T 段上抬（与平时相比），就提示冠状动脉供血急剧减少至 TIMI≤2 级，若上抬的 S-T 段迅速回落或回复至等电位线，则提示冠状动脉血流又恢复了 TIMI 3 级。这一规律性的变化在当今冠状动脉再通治疗（溶栓或急诊 PCI）时代已成为共识，并且也是临床指导急诊 PCI 治疗的基本标准。

特别重要的是，AMI 时 ECG S-T 段上抬与回落已成为反映心肌组织灌注完全与否及其程度的"金标准"，也是检验 AMI 再灌注治疗时代心肌有无获得完全再灌注的主要依据或标准，临床上约 1/3 的 AMI 患者在发病后 1~2 小时胸痛迅速缓解，上抬的 S-T 段迅速回落，这是由于 IRA 自发再通并实现了心肌组织的成功完全再灌注。部分患者特别是下壁 AMI 患者，IRA 来自发再通，而是通过侧支循环的迅速开放而实现心肌组织部分或个别完全再灌注。AMI 在给予溶栓治疗特别是 PCI 植入支架后冠状动脉已成功再通，但血流未达到 TIMI 3 级,产生了慢血流或无再灌注现象,ECG 出现 S-T 段明显上抬,是因为微血管栓塞而未实现心肌再灌注;如果血流达到 TIMI 3 级,也有 3%~5% 的患者 ECG 上抬的 S-T 段不能迅速回落,表明心肌组织并无完全再灌注(心肌无再流),则可能因为心肌微血管栓塞甚至破坏的结果。

2.影像学检查

(1)床旁胸部 X 线片:能准确地评价 AMI 时有无肺淤血和肺水肿存在,以及其吸收情况,并初步评价心影的大小,对诊断肺水肿有不可替代的重要价值。只是诊断和治疗效果评价有 12 小时的延迟,特别是肺水肿吸收和肺野清亮,需延迟 1~2 天。此外,对心脏大小的判断和主动脉夹层动脉瘤的诊断也有一定帮助。

(2)心血管 CT 或 MRI:对 AMI 的诊断和鉴别诊断有重要价值,然而只在特殊情况下如疑有大动脉夹层和急性肺栓塞时才应用。MRI 特别是钆显影延迟增强 MRI,不仅能检出坏死心肌,评价心功能,还可检测心肌灌注和存活心肌,预测预后,也有重要的临床应用价值。只是 AMI 急性期需搬运患者,不能常规检查,只能在恢复期进行。此外,MRI 对陈旧性心肌梗死瘢痕检查非常灵敏和特异度强,对已错过急性期诊治的疑有陈旧性心肌梗死患者有独特的确定和排除诊断价值。

(3)超声多普勒心动图:可床旁检查,能直接检出梗死区室壁节段运动异常,包括减弱、消失、矛盾运动,甚至室壁瘤样膨出,并据此估测梗死范围,还能测量评价左心室大小和整体收缩功能,心内瓣膜结构和心内分流、跨瓣膜血流的情况,以及心包积液情况;对 AMI 左心室功能状态及其并发症(特别是机械并发症)的诊断、鉴别诊断和预后预测均有重要价值。加之无创、便携式和床旁检查、可重复操作的优势和便捷,已成为急诊室和心血管重症监护室(CCU)的常规检查手段。唯一不足是在某些患者,如肥胖、肺气肿和气管插管机械通气者,声窗不清,影响图像质量而难以评价,此时可行经食管超声(TEE)检查。应特别注意的是,在 STEMI 患者,切不可因等待此项检查和结果而延误早期再灌注治疗的时间。

3.核素心肌灌注显像　虽可检出梗死区充盈缺损,对 AMI 有确诊价值,还可估测梗死面积,评价心功能状态,检测存活心肌,预测预后,但在 AMI 急性期不可作为常规检查。

三、诊断和鉴别诊断

1.诊断　依据传统 WHO 标准,临床上只要符合持续胸痛 >30 分钟典型缺血症状、ECG 动态演变和心肌酶学的异常升高 3 项指标中的任何 2 条就可确诊为 AMI。近年来,国际上已将心肌损伤标志物(cTnT、cTnI)的异常升高为 AMI 诊断的必备标准,再加上其他 2 条的任何 1 条检测(1+1 标准),即可确诊。但在 STEMI,一旦 ECG 有 S-T 段上抬,就应当尽早给予再灌注治疗,切不可因等待心肌损伤标志物的检查结果而延误了冠状动脉再灌注治疗。

因此,临床上患者只要有持续剧烈胸痛发作 >20 分钟,口含硝酸甘油不能缓解,伴有大汗、恶心、呕吐的典型表现,ECG 上 2~3 个相邻导联呈现 S-T 段 ≥1mm 的上抬(或压低),或呈新发 CLBBB 图形,则应高度怀疑 STEMI(或 NSTEMI),应当立即给予急救治疗。

特别是 STEMI,应尽快准备行急诊 PCI 或溶栓冠状动脉开通治疗,切不可因等待心肌酶学的结果而耽误。只有在临床症状和 ECG 变化均不典型时,才依赖心肌损伤标志物的结果做最终的确诊和排除诊断。

2.鉴别诊断　AMI 诊断过程中,需与下列疾病相鉴别。

(1)主动脉夹层:有剧烈胸痛,ECG 无心肌梗死改变,胸部 X 线片有升主动脉和降主动脉增宽,超声多普勒心动图、CT 和 MRI 有确诊或排除诊断价值。

(2)急性肺栓塞:临床发病、ECG 改变和心肌酶学与非 ST 段上抬型心肌梗死(NSTE-MI)均有重叠。血气分析、超声多普勒心动图、核素肺灌注显像和 CT 有确诊或排除诊断价值。

(3)气胸:胸部 X 线片有确定或除外诊断价值。

(4)心肌心包炎:症状可酷似 STEMI,超声心动图和冠状动脉造影有鉴别诊断价值。

(5)胃痛和急腹症:以胃痛为表现的下后壁 AMI 常易被误诊为胃病或急腹症,应高度警惕。胃痛和急腹症时,ECG 无改变,并有相关的腹部体征可鉴别。

(6)心绞痛或心肌缺血:症状轻,持续数分钟,呈一过性,含硝酸甘油有效,ECG 呈一过性(非持续)缺血改变。

(7)应激性心肌病:又称鱼篓病,多似广泛前壁 AMI,但有明确情绪应激诱因,症状轻,病情重,急诊冠状动脉造影显示梗死相关冠状动脉(IRCA)通畅,达 TIMI 3 级血流,但左心室心尖部呈室壁瘤样扩张,且在 1~2 周又会恢复,即有"快速可逆性"室壁瘤形成。这与 AMI 时 IRCA 闭塞左心室室壁瘤不可逆的特点完全不同。

(8)上消化道大出血:部分患者呈现剑突下不适、恶心、呕吐、出汗,甚至血压偏低,临床表现与 AMI 相似,但 ECG、心肌酶学和影像学检查均正常,可鉴别。

第五节　相关并发症的处理

MI 的并发症可分为机械性并发症、缺血性并发症、栓塞性并发症和炎症性并发症。

一、机械性并发症

1.心室游离壁破裂　3% 的 MI 患者可发生心室游离壁破裂,是心脏破裂最常见的一种并发症,占 MI 患者死亡的 10%。

左心室游离壁破裂多位于大面积 AMI 中央、室壁最薄弱和冠状动脉供血末端无侧支循环保护且透壁坏死最严重的部位(如心尖部),也可位于正常收缩心肌与无运动坏死心肌交界处,以及剪切应力效应最集中的部位(如侧壁);老化心肌坏死区伴有心肌微结构的锯齿状撕裂部位,心室游离壁破裂 1~14 天都可能发生。早高峰在 MI 后 24 小时内,晚高峰在 MI 后 3~5 天。早期破裂与胶原沉积前的梗死扩展有关,晚期破裂与梗死相关室壁的扩展有关。心脏破裂多发生在第一次 MI、前壁梗死、老年和女性患者中。其他危险因素包括 MI 急性期的高血压、既往无心绞痛和心肌梗死、缺乏侧支循环、心电图上有 Q 波、应用糖皮质激素或非甾体抗炎药、MI 症状出现 14 小时以后的溶栓治疗。临床表现依据有无完全破裂而完全不同。在未完全破裂前,症状主要是胸痛,持续性或发作性,特别是不伴有 ECG S-T 段变化的持续性或发作性胸痛,应高度怀疑心室壁破裂过程中的撕裂痛。另外,还可表现为晕厥、低血压、休克、心律失常、恶心、呕吐、烦躁不安、急性心包压塞和电机械分离等。当临床上怀疑有心脏破裂的可能性,应及时行床旁超声心动图检查。

心室游离壁破裂也可为亚急性,即心肌梗死区不完全或逐渐破裂,形成包裹性心包积液或假性室壁瘤,患者能存活数月。

2.室间隔穿孔　比心室游离壁破裂少见,常发生于 AMI 后 3~7 天。其发生率在未行再灌注治疗者为 1%~3%,在溶栓治疗者为 0.2%~0.34%,在心源性休克者高达3.9%,病理上和左心室游离壁破裂一样,室间隔穿孔有大面积透壁心肌梗死基础,前壁 AMI 多位于心尖部室间隔,下后壁 AMI 则位于基部室间隔;穿孔直径从 1cm 到数厘米不等;可以是贯通性穿孔,也可以是匍行性不规则穿孔。病理生理特点为心室水平左向右分流。室间隔穿孔的临床表现与梗死范围、心功能状态和室间隔穿孔大小有关,多表现为突然发生心力衰竭、肺水肿、低血压,甚至心源性休克;或心力衰竭突然加重并很快出现心源性休克,伴有心前区新的、粗糙的全收缩期杂音和震颤。彩色多普勒超声心动图检查能检出左向右分流和室间隔穿孔部位和大小;右心漂浮导管检查也可检出左向右分流,两者有确诊和鉴别诊断价值。AMI 后,胸骨左缘突然出现粗糙的全收缩期杂音或可触及收缩期震颤,或伴有心源性休克和心力衰竭,应高度怀疑室间隔穿孔,此时应进一步做超声心动图和(或)Swan-Ganz 导管检查以明确诊断。

3.乳头肌功能失调或断裂　左心室乳头肌的部分或完全断裂是透壁性 AMI 少见而致死性的并发症,发生率约为 1%,下壁、后壁 AMI 可致后内侧乳头肌断裂,比前侧壁产生的前侧乳头肌更多见。左心室乳头肌完全横断断裂,由于突发大量二尖瓣反流造成严重的急性肺水肿往往是致死性的;而乳头肌的部分断裂(通常是尖部或头部),虽有严重的二尖瓣反流,但往往不会立即致命。右心室乳头肌断裂并不常见,但可产生大量三尖瓣反流和右心衰竭。与室间隔穿孔并发于大面积 AMI 不同,一半的乳头肌断裂患者可并发于相对小面积的心肌梗死,有时冠状动脉仅为中度病变。

和室间隔穿孔一样,左心室乳头肌断裂的临床表现为心力衰竭进行性加重、低血压,甚至心源性休克。左心室乳头肌断裂造成不同程度的二尖瓣脱垂或关闭不全,心尖区出现收缩中晚期喀喇音和收缩期吹风样杂音,第一心音可不减弱,伴有心前区全收缩期杂音,杂音可随血压下降而减轻变柔和,甚至消失。彩色多普勒超声心动图能够正确诊断出乳头肌断裂和大量二尖瓣反流,并与室间隔穿孔相鉴别。因此,临床上对任何怀疑有乳头肌断裂的 AMI 患者应立即做多普勒超声心动图检查,以尽快确诊。

4.左心室室壁瘤　又称左心室真性室壁瘤,是指在左心室室壁大面积透壁性 AMI 基础上,形成的梗死后室壁变薄、膨出、瘤样扩张和矛盾运动,发生率约为 5%。其多伴有左心室扩张、心功能低下,常发生在前壁 AMI,也可发生在下壁、后壁 AMI 患者,多在 AMI 早期形成,恢复期明显,出院后持续扩大。发病多位于前壁心尖部,瘤部的室壁明显变薄,尸检发现有的薄如牛皮纸,主要由纤维组织、坏死心肌和少量存活心肌组成,多伴有附壁血栓形成。其病理生理机制明确为梗死区心肌透壁坏死,变薄、膨出,即扩展和重构的结果,由于瘤部无收缩运动,血流多淤滞于此,容易诱发附壁血栓形成。基础冠状动脉病变多由 LAD 单支急性闭塞而无侧支循环形成,又未行早期冠状动脉开通治疗,或成功开通而无有效再灌注的结果。

临床表现可出现顽固性充血性心力衰竭,以及复发性、难治的致命性心律失常。体检可发现心浊音界扩大,心脏搏动范围较广泛或心尖抬举样搏动,可有收缩期杂音。心电图上除了有 MI 的异常 Q 波外,约 2/3 的患者同时伴有持续性 S-T 段弓背向上抬高,恢复期仍然不回落,则提示室壁瘤存在。超声心动图、心脏 MRI 和 CT,以及左心室造影,均可见梗死区膨出、瘤样扩张伴矛盾运动,非梗死区收缩运动代偿性增强即可确诊。左心室室壁瘤的风险有心力衰竭、恶性心律失常和动脉系统栓塞,预后差。

5.假性室壁瘤 在心室游离壁亚急性破裂过程中,通过血肿、机化血栓与心包粘连一起堵住破裂口而不出现心包积血和心脏压塞,渐渐形成假性室壁瘤。假性室壁瘤需与真性室壁瘤相鉴别:鉴别要点在于病理解剖上假性室壁瘤实际上没有发生心包积液和心脏压塞的心室壁破裂,故瘤壁只有机化血栓、血肿和心包,无心肌成分;而真性室壁瘤则是梗死区扩展和膨出形成,瘤壁就是梗死的心室壁,由心肌组织和瘢痕组织组成。另外,前者瘤体很大,但瘤颈狭而窄;而后者瘤体也大,但瘤颈更宽。这些诊断要点和特性均可通过超声心动图、CT 和 MRI 心脏影像而反映并明确诊断。

少数患者,临床或尸检可见超过一种心脏结构破裂,甚至会有 3 种机械并发症组合发生的病例。

二、心律失常

在 AMI 发生的早期即冠状动脉急性闭塞的早期,心律失常的发生率最高,不少患者也因发生严重心律失常而猝死于院外。院内心律失常也与冠状动脉持续闭塞致心肌缺血和泵功能低下有关,过去很常见;目前已是再灌注时代,只在冠状动脉再通成功时多见,此后恢复期也较少见,仅在伴有严重心功能低下或心力衰竭患者常见。心律失常包括快速型和缓慢型,前者包括室性和室上性期前收缩,心动过速和颤动;后者则包括心动过缓,窦房、房室和束支传导阻滞。心律失常的诊断主要依靠 ECG。

AMI 并发心律失常的主要机制,在冠状动脉急性闭塞期是缺血心肌心电特性不均一致折返所致,而在冠状动脉再灌注时则是缺血心肌堆积的离子(如乳酸和钾离子)和代谢毒物冲刷所致。心律失常所产生的血流动力学后果轻则无妨,重则可产生心源性脑缺血综合征,甚至发生心搏骤停;主要取决于对心脏 SV 和 CO 降低及其程度,以及对循环的影响;而影响 SV 和 CO 的决定因素是心率或心室率(如太快或太慢),还有心房的收缩作用。任何心律失常只要 SV 和 CO 无明显降低,对循环无影响,则血流动力学就会稳定;如果 SV 和 CO 严重降低,且循环受损血流动力学则不稳定,若 SV 和 CO 接近 0,则会立即致心搏骤停。

三、缺血性并发症

1.梗死延展 指同一梗死相关冠状动脉供血部,其 MI 范围的扩大,可表现为心内膜下 MI 转变为透壁性 MI 或 MI 范围扩大到邻近心肌,多有梗死后心绞痛和缺血范围的扩大。梗死延展多发生在 AMI 后的 2~3 周,多数原梗死区相应导联的心电图有新的梗死性改变,且 CK 或肌钙蛋白升高时间延长。

2.再梗死 指 AMI 4 周后再次发生的 MI,既可发生在原来梗死的部位,也可发生在任何其他心肌部位。如果再梗死发生在 AMI 后 4 周内,则其心肌坏死区一定受另一支有病变的冠状动脉所支配。通常再梗死发生在与原梗死区不同的部位,诊断多无困难;若再梗死发生在与原梗死区相同的部位,尤其是 NSTEMI 的再梗死、反复多次的灶性梗死,常无明显或特征性的心电图改变,可使诊断发生困难,此时迅速上升且又迅速下降的酶学指标(如 CK-MB)比肌钙蛋白更有价值。CK-MB 恢复正常后又升高或超过原先水平的 50% 对再梗死具有重要的诊断价值。

四、栓塞性并发症

MI 并发血栓栓塞主要是指心室附壁血栓或下肢静脉血栓破碎脱落所致的体循环栓塞或肺动脉栓塞。左心室附壁血栓形成在 AMI 患者中较多见,尤其在急性大面积前壁 MI 累及心尖部时,其发生率可高达 60%,而体循环栓塞并不常见,国外一般发生率在 10% 左右,我国一般在 2% 以下。附壁血栓的形成和血栓栓塞多发生在梗死后 1 周内。最常见的体循环栓塞为脑卒中,也可产生肾、脾或四肢等动脉栓塞;如栓子来自下肢深部静脉,则可产生肺动脉栓塞。

五、炎症性并发症

1.早期心包炎 发生于心肌梗死后 1~4 天,发生率约为 10%。早期心包炎常发生在透壁性 MI 患者中,是梗死区域心肌表面心包并发纤维素性炎症所致。临床上可出现一过性的心包摩擦音,伴有进行性加重胸痛,疼痛随体位而改变。

2.后期心包炎(心肌梗死后综合征或 Dressler 综合征) 发病率为 1%~3%,于 MI 后数周至数月内出现,并可反复发生。其发病机制迄今尚不明确,推测为自身免疫反应所致;有学者认为它是一种过敏反应,是机体对心肌坏死物质所形成的自身抗原的过敏反应。临床上可表现为突然起病、发热、胸膜性胸痛,白细胞计数升高和红细胞沉降率增快,心包或胸膜摩擦音可持续 2 周以上,超声心动图常可发现心包积液,少数患者可伴有少量胸腔积液或肺部浸润。

第六节 院前和急诊室急救

无论是 STEMI 还是 NSTEMI,一旦确诊或疑诊,就应立即给予监测和急救治疗。救治原则:①一般救治,包括舌下含服硝酸甘油,建立静脉通道,镇痛,吸氧,持续心电、血压监测等;②及时发现和处理致命性心律失常;③维持血流动力学和生命体征稳定;④立即准备并尽早开始冠状动脉再灌注治疗,包括急诊 PCI 或溶栓治疗;⑤抗血小板、抗凝;⑥保护缺血心肌,缩小梗死面积;⑦防止严重并发症;⑧稳定"易损斑块"。

一、院前急救

由于 AMI 发病后 1 小时内患者死亡风险很高,且多由心室颤动所致,故院前急救对挽救患者生命尤其重要,其重点任务:①采取一切急救监护措施,保持患者存活和血流动力学稳定;②尽快转运患者到最近能行冠状动脉再通(急诊 PCI 或行溶栓)治疗的医院急诊室;③做好与冠状动脉再通治疗的相关准备,包括通信联络和药物;④如果运送时间很长(如>1 小时),又有人员和设备条件时,也可开始院前溶栓治疗。

就院前溶栓治疗而言,理论上能够"争分夺秒"地尽早开通闭塞的冠状大动脉,缩小梗死面积,改善心脏功能和预后,是院前急救的重点内容。虽然几项临床研究显示院前溶栓未能显著降低 AMI 患者的病死率,但 Meta 分析结果发现其能使病死率降低 17%;而且 CAPTIM 研究显示如果在 AMI 发病 2 小时内给予院前溶栓,与急诊 PCI 相比能使病死率趋于降低。几项登记试验结果也支持院前溶栓的益处。但是,基于 AMI 发病后 60~90 分钟开始冠状动脉再通治疗对降低病死率的获益最大的认识,考虑到在城市一般能于 30 分钟左右将 AMI 患者送到医院,加上院内流水线式绿色通道的实施又可实现门-针时间(door to needle time)30 分钟给予溶栓治疗,基本能达到 60~90 分钟这一冠状动脉再通最佳时间的目标,院前溶栓显得似乎已无必要;院前溶栓所需人员和设备的要求太高,相当于将急诊室装上救护车,这样又不太可行。因此,当下只有在转运时间长(如>1 小时),又有人员和设备条件时,才考虑给予院前溶栓治疗。

二、急诊室救治

急诊室是 AMI 院内救治的入口,是最关键的一站,主要任务包括:①尽快明确 AMI 诊断;②尽快给予监护和急救治疗;③尽快完成冠状动脉再通治疗的准备工作;④努力使急诊 PCI 的门-球时间(door to balloon time)缩短在 90 分钟内,溶栓治疗在 30 分钟内开始,即门-针时间<30 分钟。具体处理如下。

1.一般治疗 采集病史,立即记录 12 导联 ECG(必要时 18 导联 ECG,即加上右心室导联和正后壁导联),给予持续心电和血压监测,建立静脉通道;准备好除颤和心肺复苏等急救设备。

2.抗血小板治疗 是急性冠状动脉综合征(ACS)治疗的基础,也是 AMI 急诊 PCI 治疗所必需的,治疗药物包括阿司匹林(ASA)+P2Y12 受体阻滞剂的双抗血小板治疗(DAPT)。ASA 不仅在心血管事件一级预防中有效,而且在治疗急性冠状动脉综合征中也有效。因此,对所有疑诊或确诊 AMI 的患者,只要无禁忌证(消化性溃疡或过敏),都应给予水溶阿司匹林 300mg 嚼服,从口腔黏膜迅速吸收,迅速达到完全抑制血小板的效果,而小剂量阿司匹林(100mg)不能迅速(需要数天)达到抗血小板的效果。P2Y12 受体阻滞剂包括氯吡格雷和替格瑞洛,是当下双联抗血小板治疗(DAPT)的主要组合用药,负荷剂量分别为 300~600mg 和 180mg,口服。其中,前者是前体药,口服后经肝 P450 代谢成有效成分而起作用,故有 30% 左右的患者因慢代谢致无反应或低反应,即抵抗而低效或无效;而后者本身就是起效成分,不经过肝代谢而直接起效,故不仅起效快、作用强,而且无抵抗现象,在急诊 PCI 中的优势似更为突出。P2Y12 受体阻滞剂还有普拉格雷。

3.镇痛　AMI患者来急诊室时,多数都有较为严重的心肌缺血性疼痛,有进一步刺激交感神经兴奋的不良作用,故镇痛非常重要。措施包括镇痛剂(如吗啡)、硝酸盐制剂、吸氧和选择性应用β受体阻滞剂。

(1)镇痛剂:首选吗啡,3～5mg,静脉缓慢注入,5～10分钟后可重复应用,总量不应超过15mg。吗啡除有强镇痛作用外,还有血管(静脉、动脉)扩张,从而降低左心室前、后负荷和心肌氧耗量的抗缺血作用;其不良反应有恶心、呕吐、呼吸抑制和低血压,因此血压偏低(<100mmHg)者应慎用或减量使用。

(2)硝酸甘油:因为其强大的扩张冠状动脉(包括侧支循环)和扩张静脉容量血管致去心室负荷作用,可有效抗心肌缺血和镇痛,是AMI患者最重要的基础用药。可先给硝酸甘油0.5～0.6mg舌下含服,然后以10～20μg/min静脉持续输注。若患者血压偏高可渐加量(每3～5分钟增加5μg/min)至收缩压降低10～20mmHg(仍>90mmHg)为止。硝酸甘油除有抗心肌缺血而起镇痛作用外,还有降低左心室舒张末压达40%和改善心功能的有益作用。不良反应有低血压,在伴右心室MI时容易发生,可以通过停药、抬高下肢、扩容或静脉推注多巴胺2.5～5mg纠正。

(3)β受体阻滞剂:因能降低心肌氧耗量和抗交感神经过度激活的效用,而减轻心肌缺血性疼痛,缩小MI面积,预防致命性心律失常。因此,对临床无心力衰竭的AMI患者,均应使用,尤其适用于伴窦性心动过速和高血压的AMI患者。但是AMI伴心力衰竭、低血压[收缩(SBP)<90mmHg]、心动过缓(心率<60次/分)和房室传导阻滞(P-R间期>0.24s)者禁用。在前再灌注治疗时代,对西方人群AMI患者经典使用方法是采用美托洛尔3个5mg静脉缓慢推注方案,中间间隔5分钟观察,如果出现心率<60次/分或收缩压<100mmHg,则不再使用下一个5mg剂量。最后一个剂量结束后15分钟,如血流动力学稳定,则可给予口服美托洛尔50mg,6小时1次×2天,再改成100mg,每天2次。对于我国AMI患者可以参照上述方法给药,也可根据患者病情给予口服β受体阻滞剂,从小剂量开始,逐渐加量,以维持心率在60～70次/分。特殊情况下如伴有心力衰竭又缺血患者,为控制心室率,可以选用超短效的β受体阻滞剂艾司洛尔50～250μg/(kg·min),然后以小剂量口服β受体阻滞剂开始,并逐渐加量维持。使用β受体阻滞剂期间应严密观察患者的心率、血压及心功能变化,我国AMI患者使用国外的3个5mg方案时,更应警惕伴有心力衰竭患者诱发心源性休克的风险,必要时减量或根据病情调整方案。

(4)吸氧:AMI早期由于心功能降低或心力衰竭致肺通气/血流比例失调,多有低氧血症存在,如合并肺炎或原有肺部疾病的AMI患者,低氧血症更严重。因此,对所有AMI患者于入院后24～48小时均应给予鼻导管或面罩吸氧,通过增加吸入氧浓度,增加载氧量而保护缺血心肌。通常吸入100%浓度的氧气,流量一般2～4L/min,有明显低氧血症时需更大流量,如出现急性肺水肿时,还需面罩加压给氧。不过,对于无低氧血症的AMI患者,吸氧提高载氧量有限,反而有轻度增加外周血管阻力和血压而降低心输出量的不良反应,故临床上对于指氧监测血氧饱和度正常者可以不给予吸氧。对于有明显低氧血症(如氧饱和度<90%)的AMI患者,应常规监测血气分析,及时评价吸氧效果,以确保低氧血症得以及时纠正。对于吸氧效果不显著者应寻找原因,对于急性肺水肿低氧血症难

以纠正者,应当及早行气管插管和呼吸机正压呼吸纠正。

4.缩小梗死面积　梗死面积或范围大小是决定 AMI 患者预后的重要因素。因心源性休克而死亡的 AMI 患者,要么是一次大面积梗死所致,或者是在以往多次陈旧性心肌梗死基础上,又有小、中面积心肌梗死的结果。大面积心肌梗死患者往往心功能受损严重,长期"病死率"高,而小面积心肌梗死患者,心功能还可代偿,病死率低。由于心肌梗死面积大小对预后有很大的决定性作用,故缩小梗死面积,一直是医学界基础研究和临床研究的重点和目标,也是从急诊室开始到住院期间都必须首先实施的重点治疗策略。当下,缩小梗死面积的措施如下:①早期再灌注治疗;②预防心肌缺血-再灌注损伤;③降低心肌能量需求即心肌氧耗量;④增加心肌能量供应。

AMI 早期除再灌注治疗外,经典缩小梗死面积的理论依据是维持最优的心肌氧的供需平衡,主要通过减少心肌氧耗以最大限度地挽救梗死边缘区的缺血心肌。决定心肌氧耗量的临床指标是心率和血压,故基本措施是将患者置于安静环境下,身心休息,并给予镇静药物,使决定心肌氧耗量的心率降低,应用 β 受体阻滞剂控制血压,达到缩小梗死面积的作用。同时,应当禁用增加心率或心肌氧耗量的药物(包括阿托品或异丙肾上腺素),应积极有效处理各种快速心律失常和心力衰竭。另外,维持血压稳定,避免血压过度波动(>25mmHg),因为当血压过高(室壁张力增加)会增加心肌氧耗量,过低(冠状动脉灌注压)又会减少心肌供血,均不利于缩小梗死面积。

此外,对于无禁忌证的患者均应做好冠状动脉再灌注治疗(包括急诊 PCI 或溶栓治疗)的相关准备,包括风险交代、签署知情同意书、应用双抗血小板药物、血液检查和向导管室运送等准备工作。对于部分临床表现高度怀疑 MI,但 ECG 无诊断意义的变化(无 S-T 段上抬或下移或 T 波深倒)者,应当留院观察,给予持续心电监测,系列记录 ECG,分次抽血检测心肌损伤标志物,床旁超声心动图检测室壁节段运动异常,尽早能在 12 小时内做出确诊和排除 AMI 的诊断。

第四章　心力衰竭

第一节　流行病学

心力衰竭患病率随所在地区、人群年龄和疾病分布的不同而存在差异。据国外统计，以有症状的心力衰竭计算，人群中心力衰竭的患病率在 1.3%~1.8%，65 岁以上人群可达 6%~10%。如按心脏超声检测心脏射血分数(EF)<35% 或 40% 计算，普通人群的患病率则在 3% 或以上。无症状性心力衰竭约占心力衰竭总数的一半或更多。2007 年美国心脏学会报道，美国的心力衰竭患病人数已经超过 500 万，并且仍以 55 万/年的速度不断增加。而黑种人，尤其女性黑种人心力衰竭的患病率和病死率更高。美国的 Framingham 心力衰竭研究还显示心力衰竭的患病率随年龄的增加而增加，在 50~59 岁和 80~89 岁人群中，男性的患病率分别为 0.8% 和 6.6%，女性分别为 0.8% 和 7.9%。欧洲心脏病学会近年来通过对 51 个国家的统计发现，在约 10 亿的人群中，至少有 1 500 万例心力衰竭患者，另外，还有与之数量相当的无症状的心功能不全患者。在普通人群中，心力衰竭的总患病率为 2%~3%，而在 70~80 岁的老年人群中，则高达 10%~20%。另外，在老年患者中未见明显的性别差异，但在年轻患者中，男性的比例高于女性，这可能是年轻人群中男性的冠心病发病率较高的缘故。

随着冠心病和高血压发病率的上升、人口老龄化加速和各种危险因素的增加，我国心力衰竭患者的数量也在增加。冠状动脉疾病所致缺血性心脏病已成为心力衰竭最常见的病因。

我国约有 1.6 亿高血压患者，因此，高血压病也是心力衰竭的常见病因。2000 年中国心血管健康多中心合作研究在我国 10 个省市进行抽样调查研究，共抽样调查 35~74 岁城乡居民 15 518 人，心力衰竭的总患病率为 0.9%，其中男性为 0.7%，女性为 1.0%，该性别特征与日本相似，而与欧美不同，这种差异可能和我国风湿性瓣膜病心力衰竭发病率较高有关，而后者多见于女性。35~44 岁、45~54 岁、55~64 岁、65~74 岁年龄组的心力衰竭患病率分别为 0.4%、1.0%、1.3% 和 1.3%，显示心力衰竭的患病率随年龄逐渐增高。心力衰竭的患病率在我国存在着明显的地域差别，北方地区心力衰竭患病率为 1.4%，而南方地区为 0.5%，北方明显高于南方。城乡之间心力衰竭的患病率也存在明显差别，城市人群心力衰竭患病率高于农村，分别为 1.1% 和 0.8%，这种城乡比例和地区的分布，正是与冠心病和高血压的地区分布相一致。2004 年上海对 40 岁以上社区人群心力衰竭患病率进行调查，结果显示心力衰竭的总患病率为 0.73%，其中男性为 0.57%，女性为 0.87%，比全国的平均水平略低。

心力衰竭的流行病学资料一般来自人群调查和医疗中心的诊疗记录，由于缺乏统一的诊断方法和研究人群的不同，各研究的数据之间存在差异，有时很难确定是否为人群之间真正的差异。如同期发表的 Minnesota 心力衰竭研究显示 35 岁以上人群,男女患病率分别为 1.2% 和 1.1%,低于 Framingham 心力衰竭研究中的 1.6%,这种差异与研究人群的不同有关,因后者研究的是医疗中心的患者,故轻度和老年心力衰竭患者的就诊率低,所以并不是人群之间的真正差异。但是,无论国内还是国外资料都显示心力衰竭的患病率在逐年增加。1990—1993 年的 Minnesota 心力衰竭研究显示男性的患病率为 3.3%,女性为 2.1%,高于 1986 年的 1.2% 和 1.1%。澳大利亚比较了 1993 年和 1950 年的心力衰竭患病率,也发现在所有年龄段心力衰竭患者的比例均明显增加。国内虽然没有流行病学对比资料,但住院病例的队列研究也提示心力衰竭发病率在增加。心力衰竭发病率增加的可能原因:新的治疗技术使原先在急性期病死率极高的心脏病患者(如急性心肌梗死)得以存活,转而成为心力衰竭的患者;人类寿命不断延长,心肌老化也成为心力衰竭的另一重要原因。此外,尽管一些重要心血管疾病如风湿性心脏病的发病率和病死率有所下降,但另一些疾病如高血压、冠心病和糖尿病等的发病率却逐年增加,成为心力衰竭的主要病因。

第二节　病因

一、概述

国外心力衰竭的主要病因是冠心病和高血压,我国近年来心力衰竭的病因也在逐渐改变。据我国部分地区 42 家医院对 1980 年、1990 年、2000 年心力衰竭住院病例共 10 714 例的回顾性调查,冠心病引起的心力衰竭由 1980 年的 36.8% 上升至 2000 年的 45.6%,居各病因之首。高血压引起的心力衰竭由 8.0% 上升至 12.9%,而风湿性心瓣膜病引起的心力衰竭则从 34.4% 下降至 18.6%。上海市心力衰竭调查协作组对 1980 年、1990 年、2000 年 3 个年度的 2 178 例心力衰竭患者的病因调查也显示,冠心病引起的心力衰竭由 31.1% 上升至 55.7%,风湿性瓣膜病引起的心力衰竭由 46.8% 降至 8.9%,表明我国心力衰竭的病因谱已与国外相同。

二、心力衰竭的基本原因

引起心力衰竭的原因众多,概括起来由以下因素引起。

1.心肌细胞减少或损害　主要见于心肌缺血或缺氧和各种原因引起的心肌炎症或心肌纤维化。其他原因还包括心肌的代谢异常和中毒性改变等。冠心病是导致心肌缺血、缺氧性心力衰竭的主要病因,其中多数是由心肌梗死的存活病患进展而来,少数则由长期反复心肌缺血引起。引起心肌炎的原因众多,其中最重要的是病毒性心肌炎,其他原因引起的心肌炎临床较少见,如风湿热、白喉、自身免疫性疾病等。病毒性心肌炎不仅本身可引起心力衰竭,同时还与扩张性心肌病的发生有关,后者也是心肌纤维化引起心力衰竭的主要原因。心肌纤维化最常见的原因是扩张型心肌病,这是一组原因不明的原发性心肌疾病,表现为心肌进行性纤维化。此外,还有肥厚型心肌病、限制型心肌病及结缔组织病引起的心肌损害等疾病也可引起心肌细胞的减少和损害。心肌代谢异常亦分为先天性或继发性,前者多为遗传性疾病,如 Fabry 病、糖原贮积病、血色素沉着病等;后者多为后天获得性,如维生素 B_1 缺乏、糖尿病性心肌病、淀粉样变性等。而中毒性改变多是毒性物质的直接损害,如可卡因、柔红霉素和阿霉素、铅中毒等。

2.压力负荷过重　又称后负荷过重,是指心脏在收缩时所承受的阻力增加。主要见于高血压,其他原因还有血液排出受阻,如流出道狭窄、主动脉瓣狭窄、主动脉缩窄、肺栓塞、肺动脉瓣狭窄等。

3.容量负荷过重　又称前负荷过重,是指心脏在舒张时所承受的容量负荷过重。主要见于瓣膜关闭不全,引起瓣膜关闭不全的常见原因为风湿性心脏病、瓣膜退行性病变及先天性异常等。其他还有分流性先天性心脏病、主动脉窦瘤破裂等。

4.高动力循环状态　见于甲状腺功能亢进症、严重慢性贫血、维生素 B_1 缺乏、动静脉瘘等。其特点为循环血量增加、心排血量增加,从而心脏前负荷增加。在有基础心脏病或疾病本身引起心脏损害时易发生心力衰竭。

5.前负荷不足　主要见于二尖瓣狭窄、心脏压塞和限制型心肌病等。由于左心室不能有效充盈,心排血量下降,同时出现体循环淤血和(或)肺循环淤血。

6.舒张功能障碍　为具有心力衰竭的症状和体征而左心室收缩功能正常或略降低的临床综合征。占心力衰竭的 30%～50%,随年龄增加而增加。常见的疾病为高血压病、冠心病、糖尿病、肥厚型心肌病、心肌淀粉样变性等,老龄所带来的心血管的生理变化也是其中一个重要的独立因素。很多舒张性心力衰竭可与收缩性心力衰竭合并存在。

7.心律失常　严重持续的缓慢或快速心律失常均可引起心力衰竭。

三、心力衰竭的诱发因素

一般在出现了呼吸困难、乏力和体液潴留等临床表现时才认为发生了心力衰竭。但事实上心力衰竭是一个连续的过程,在出现心力衰竭的表现之前,已存在发生心力衰竭的基础。美国心力衰竭指南中将心力衰竭分为 A、B、C、D 四个阶段(详见后述"心力衰竭的分期")。A、B 阶段为隐性的心力衰竭,C、D 阶段为显性的心力衰竭。由隐性的心力衰竭转变为显性的心力衰竭实际上是心力衰竭代偿的过程,当代偿机制不能代偿之时,显性心力衰竭则必然发生。在这个过程中有很多因素可以加速机体失代偿的过程,使心力衰竭突然发生,这些因素即被认为是心力衰竭的诱发因素。已处于心力衰竭阶段的患者经过治疗病情稳定,在这些因素作用下也会出现病情加重。然而,也有很多患者并没有明显的诱发因素而突发心力衰竭或出现原有的心力衰竭症状的加重。有研究资料显示,有诱发因素而发生心力衰竭的患者的预后要好于无诱发因素者。临床常见的诱发因素有以下情况。

1.感染　感染是心力衰竭最常见的诱因,在有诱因的心力衰竭发作中,一半以上是由感染引起,而其中绝大多数是呼吸道感染。因为感染常伴发热,发热时交感神经兴奋,外周血管收缩,心脏负荷增加;感染可引起心率加快,心肌耗氧增加,心脏舒张充盈时间缩短,心肌血供减少,从而加重心肌氧的供需矛盾;感染时病原微生物所释放的毒素可直接损害心肌,抑制心肌收缩力;呼吸道感染可直接引起气管及支气管收缩和痉挛,影响呼吸道的通气和气体交换,导致心肌供氧减少,肺血管收缩,加重右心负荷。

2.心律失常　心律失常既是心力衰竭的致病因素也是心力衰竭的常见诱发因素。与心律失常引起心力衰竭的患者不同,心律失常诱发心力衰竭的患者通常已存在器质性心脏病表现,在此基础上再发生心律失常,往往心律失常并不十分严重,但却足以引起患者的心力衰竭再次发作或加重。常见的引起或加重心力衰竭的心律失常是心房颤动。

3.环境、体力和精神因素　剧烈运动或过度疲劳、精神刺激、气候骤变等均是诱发、加重心力衰竭的常见因素。过度疲劳可加重心脏负荷,一旦超过心脏代偿能力,即出现心力衰竭。情绪激动时交感神经兴奋,儿茶酚胺类释放增多,引起心率加快、外周血管收缩,诱发心力衰竭。

4.电解质平衡紊乱及酸碱平衡紊乱　水、电解质、酸碱平衡紊乱可影响心电生理,干扰心肌代谢或直接抑制心肌收缩力诱发心力衰竭。

5.心肌缺血　严重的心肌缺血本身就可以引起心力衰竭。而在病情相对稳定的情况下,反复的心肌缺血发作,可使心肌收缩和(或)舒张功能减弱,引起或加重心力衰竭。

6.高血压　血压升高可导致左心阻力负荷加重、反射引起冠状血管痉挛,影响心肌供血,使心肌收缩力下降,诱发或加重心力衰竭。常见于血压控制不好或波动等情况下。

7.失血或贫血　失血使静脉回心血量减少,心室充盈不足,心排血量减少,心肌缺血。失血引起反射性心率加快,心肌耗氧量增加;贫血时心率加快,循环血量代偿性增加,心脏容量负荷加重,血红蛋白携氧能力降低使心肌出现慢性退行性变,均可诱发或加重心力衰竭。

8.入液量或摄盐过多　如饮水过多,输液过多、过快,摄盐控制不好等,可加重心脏前负荷,导致心脏失代偿,诱发或加重心力衰竭。

9.药物因素　抗心律失常药物、抑制心功能的药物、对心脏有毒性的抗肿瘤药物,对心肌细胞的直接及间接负性肌力作用,均可使心脏收缩力下降,心脏功能失代偿,诱发或加重心力衰竭。此外,洋地黄使用不当也是心力衰竭恶化的常见诱因。

10.其他原因　如妊娠与分娩、肺栓塞、急性肾功能不全、内分泌失调、治疗依从性差或药物使用不当等也常在一定条件下引起或加重心力衰竭。还有麻醉、手术等可通过不同途径诱发及加重心力衰竭。

第三节　发病机制

心力衰竭的发生机制十分复杂,到目前仍不明了。以往认为心力衰竭的主要原因是肾灌注不足,水钠潴留。之后又认为室壁张力增高是心力衰竭的主要原因。心脏因损伤而致左心室肥厚和扩张,左心室功能减低引起前负荷与后负荷增加。

左心室增大引起室壁张力增高,心脏做功减少。最近20余年来认识到心力衰竭的发生发展过程中有一系列神经体液紊乱情况发生,是一个非常复杂的动态过程,包括全身性神经体液调节因素、重大的代偿性变化、肌原纤维丧失、细胞骨架排列紊乱、心肌细胞凋亡、胶原合成增加、肌细胞钙离子稳态的紊乱、受体密度的改变、细胞因子的激活、细胞信息传递的变化等,以及由此一系列变化导致的心肌结构重组和心肌舒缩功能的降低,最终导致心功能失代偿而出现心力衰竭的临床症状。实际上,在心力衰竭这样一个重大病理事件中,几乎细胞的每一个代谢环节都出现了变化,测定任何指标可能都有阳性结果。心力衰竭时全身性、局部性神经-体液因素发生变化,主要包括交感-肾上腺素系统、肾素-血管紧张素-醛固酮系统(RAAS)、下丘脑-神经垂体系统激活。局部性因素如血管床内皮素释放增多、心肌局部 RAAS 系统改变等。这些系统的激活在心力衰竭早期可增强心肌收缩和血管张力,有利于维持动脉血压,以保证心、脑等重要脏器循环的正常灌注压。在低血容量时这些因素可使血容量得以恢复和保持,在心力衰竭时则使血容量增加。上述系统的激活在心力衰竭的早期和低血容量性休克时有代偿作用,但持续激活对慢性心力衰竭将产生严重的不良影响。

一、交感-肾上腺素系统激活与心力衰竭

交感神经活性是由动脉牵张受体所介导。正常时,此类受体向中枢神经系统发出冲动,抑制交感神经系统的激活和血管升压素的释放。心力衰竭时由于心排血量减少,血压下降,传入的冲动减少,中枢神经系统的抑制减弱,使交感神经激活,儿茶酚胺释放增加,而副交感神经系统相对受抑制。心力衰竭时交感神经系统的激活在短期内可产生正性肌力和正性变时作用,从而增加心排血量而起到代偿作用。但是交感神经的持续激活可导致心率加快和心肌氧耗的显著增加,同时也会激动 α 受体导致外周血管阻力增加,最终使心功能进行性恶化。

此外,交感神经的激活易诱发恶性室性心律失常和心源性猝死,尤其当存在心肌缺血的时候。

进展型心力衰竭患者的血循环中去甲肾上腺素(norepinephrine, NE)水平明显升高,在静息状态下其 NE 血浓度为健康人群的 2~3 倍,这是交感神经末梢 NE 释放过多和重摄取减少联合作用的结果。但是终末期心力衰竭患者的 NE 浓度反而降低,这可能是心脏交感神经长期激活后出现的"耗竭"现象。

二、肾素-血管紧张素-醛固酮系统激活与心力衰竭

心力衰竭的发病过程中,肾素-血管紧张素-醛固酮系统(RAAS)的激活要晚于交感神经系统。肾素可使循环血管紧张素原转化为无生物活性的血管紧张素Ⅰ(Ang Ⅰ),后者经血管紧张素转换酶(ACE)脱去 2 个氨基酸成为具有生物活性的八肽(1~8)——血管紧张素Ⅱ(Ang Ⅱ)。约90%的 ACE 在组织中发挥活性,另10%存在于心肌间质和血管壁,因此心脏局部的 RAAS 激活在心肌肥大和心力衰竭病程进展中较循环 RAS 更为重要。组织 Ang Ⅱ也可通过非经典途径即乳糜酶途径生成。这一旁路途径在应用血管紧张素转换酶抑制剂(ACEI)使组织肾素和 Ang Ⅰ浓度明显增高时显得尤为重要。Ang Ⅱ也可进一步经蛋白水解为具有促血管收缩作用的 Ang Ⅲ(2~8)、Ang Ⅳ(3~8)和拮抗 Ang Ⅱ内皮损伤作用的 Ang 1~7。

Ang Ⅱ通过其受体发挥一系列生物学作用,包括 AT1、AT2、AT3、AT4 受体。激动 AT1 受体主要表现为血管收缩,促细胞增生,醛固酮分泌和儿茶酚胺释放。而激动 AT2

受体则表现为血管扩张、抑制细胞增生、利尿和缓激肽释放等保护作用。与交感神经激活相似，Ang Ⅱ 具有短期的稳定血流动力学作用，但 RAAS 的长期激活将促进儿茶酚胺和醛固酮释放，并导致水钠潴留、心肌细胞肥厚、血管重构和心、肾等脏器纤维化，最终促使心力衰竭进展、恶化。

三、氧化应激

活性氧产物（reactive oxygen species，ROS）是有氧代谢的正常副产物。在心脏，ROS 来源于线粒体、黄嘌呤氧化酶和 NADPH 氧化酶。ROS 可以调节心肌细胞间多种蛋白和信号通道的活性，其中重要的包括肌质网钙通道、离子通道、肌丝蛋白和与细胞生长相关的多种信号通道。当自身的抗氧化系统不能及时清除 ROS 时，细胞内出现 ROS 堆积，即称为氧化应激。心脏内重要的抗氧化物质包括将 O_2^- 转化为 H_2O_2 的锰超氧化物歧化酶（MnSOD），和将 H_2O_2 分化为 H_2O 的过氧化氢酶和谷胱甘肽过氧化物酶。研究资料证实心力衰竭患者的体循环及心肌内氧化应激水平均显著升高。心肌机械牵张、神经内分泌激活（Ang Ⅱ、α 受体激动剂、血管内皮素-1）和促炎因子释放（肿瘤坏死因子、白介素-1）均会继发 ROS 生成增多，若抗氧化功能不足以及时清除多余的 ROS，则将导致氧化应激的形成。动物实验发现心肌细胞内线粒体产生过量的 ROS 可促使心力衰竭进展及恶化。同样。在快速心脏起搏诱导的犬心力衰竭模型，以及终末期心力衰竭患者的心脏中均可发现黄嘌呤氧化酶的表达及活性增加。在体外培养的心肌细胞中，ROS 可以诱导心肌细胞肥厚和凋亡。ROS 同样能够调节成纤维细胞增生和胶原合成并能激活基质金属蛋白酶的表达。此外，ROS 还可以降低一氧化氮（NO）的生物利用度从而影响心力衰竭患者的外周血管功能。这些都提示了抑制 ROS 生成是心力衰竭的治疗靶点之一。然而，针对抗氧化的心力衰竭临床研究并未取得理想结果，OPT-CHF 研究应用 oxypurinol（黄嘌呤氧化酶抑制剂）治疗慢性充血性心力衰竭，并没有减少主要终点事件（心力衰竭住院和心血管死亡复合终点），但对于尿酸升高（氧化应激的生物学指标）的亚组心力衰竭人群分析结果显示，oxypurinol 有改善预后的趋势，提示抗氧化治疗可能对高氧化应激的心力衰竭人群有效。

四、促炎因子与心力衰竭

目前的观点认为促炎因子如肿瘤坏死因子（tumor necrosis factor alpha，TNF-α）、白介素-1（IL-1）等可能与心力衰竭进展时的左心室重构相关。目前认为，这些细胞因子并不是由机体免疫系统产生的，而是在心肌受损后由心肌细胞内局部生成。虽然这些心肌细胞因子激活的初始目的是修复受损心肌，但长时间高浓度的细胞因子表达将对心肌产生毒害作用，并影响细胞外基质生成，最终促进心室重构。心力衰竭时增高的细胞因子形成网络，其活性受各种细胞因子调节剂和抗炎症因子的影响，错综复杂的网络调节紊乱，参与了心力衰竭的发生与发展，而 TNF-α 是细胞因子网络的关键部分。此外，细胞因子与神经-体液系统之间的交互作用，也共存于心力衰竭的发生与发展的全过程。研究发现，心力衰竭患者的外周循环促炎因子（如 TNF-α、IL-6）水平显著升高，并与临床严重程度密切相关。而抗炎因子 IL-10 水平在心力衰竭患者中明显下降，与临床严重程度呈负相关。因此,促炎因子与抗炎因子的失平衡可能是导致心力衰竭进展的重要机制。

五、细胞凋亡与心力衰竭

细胞凋亡是基因调控的主动而有序的细胞自我消亡,由一连串不伴有炎症反应的细胞变化,最终导致细胞死亡,被认为是精确调节的生理性死亡。缺血、缺氧、钙超载、线粒体缺陷、组织排异、射线、机械应力、促凋亡因子或心肌细胞存活因素消失等因素均可导致细胞凋亡发生。心力衰竭时上述的许多因素均可见到,其中,神经-体液因素的变化最为突出。研究表明去甲肾上腺素、Ang Ⅱ、TNF-α、利钠肽等均可促进细胞凋亡的发生。

心力衰竭时左心室功能不断恶化的机制尚不清楚。一方面,心力衰竭的血流动力学的代偿性机制致力于维持血流动力学的稳定,如心肌代偿性的肥厚及扩大,交感神经和 RAAS 活性的增高;另一方面,恰恰是由于这些因素加速了左心室功能不断恶化的进程,形成恶性循环。可能正是这种代偿机制反而引起左心室功能不断恶化。近年研究表明,心力衰竭时左心室功能不断恶化是心肌细胞反复丢失和(或)剩余的心肌细胞收缩功能逐渐退化的结果。而凋亡可能是心肌细胞不断丢失的根源所在。

多种实验动物心力衰竭模型和对人体心力衰竭的病理研究都表明心肌细胞凋亡参与了心力衰竭的进展。但目前还有很多问题不甚明了。如是什么机制触发了心肌细胞凋亡,心肌细胞凋亡在心功能从代偿期转入失代偿期的进程中到底扮演着怎样的角色,抗凋亡治疗是否可以改变心力衰竭的进程或预后,其安全性如何,等等。

六、心室重构与心力衰竭

心室重构是导致心力衰竭不断进展的病理生理基础。临床上表现为心室腔扩大、室壁肥厚和心室腔几何形状的改变(横径增加呈球形)。许多过程参与了心室重构,心肌细胞的丢失或死亡、神经-体液系统的激活及心脏代偿机制的丧失是发生心室重构的基础。在此过程中,心肌细胞肥大、成纤维细胞增生、细胞凋亡、细胞外基质量和组成变化等,均能引起、加重心室重构的过程。心肌细胞外基质(ECM)虽然仅占心脏的 1/3,但在心室重构的发生和发展中却占有重要地位。

心室重构可以发生在心肌梗死、压力负荷过重(主动脉狭窄和高血压)、心肌炎症病变(心肌炎)、扩张性心肌病和容量负荷过重(瓣膜反流)等情况下。重构的进程受最初损害程度、继发事件、并存疾病(如糖尿病和高血压)的影响。重构越明显,预后越差。通常,在急性损伤导致的压力和容量负荷过重的情况下,心脏可以通过各种代偿机制保持功能正常,如二尖瓣关闭不全,心脏前负荷增加,心脏可通过心室重构保持前向血流。

但是,在心脏损伤后(如心肌梗死),持续的重构将导致疾病进展和心功能失代偿。

左心室重构确切的机制目前还不清楚,可能有下述过程参与。心肌细胞牵拉、伸长,刺激局部去甲肾上腺素活性增加,分泌 Ang Ⅱ 和内皮素。这些变化刺激蛋白表达和心肌肥大。结果进一步恶化心脏结构,增加神经内分泌活性。

七、其他

1.精氨酸加压素　精氨酸加压素(AVP)是调节自由水清除和血浆渗透压平衡的重

要垂体激素。正常情况下,血浆渗透压升高是刺激 AVP 分泌的主要因素。即使没有渗透压变化,大部分心力衰竭患者的循环 AVP 也是升高的,并可能导致低钠血症。AVP 作用于 3 种受体,分别为 V_{1a}、V_{1b} 和 V_2 受体。V_{1a} 受体分布最广,主要分布于血管平滑肌细胞上。V_{1b} 受体局限分布于中枢神经系统,而 V_2 受体主要分布于肾集合管上皮细胞。V_{1a} 受体介导血管收缩、血小板聚集和心肌生长因子的激活。V_{1b} 受体调节肾上腺皮质激素释放。V_2 受体通过刺激腺苷酸环化酶调节抗利尿作用。临床试验证实,无论是选择性 V_{1a} 受体阻滞剂、选择性 V_2 受体阻滞剂还是非选择性 V_{1a}/V_2 受体阻滞剂均能明显缓解心力衰竭患者的水肿,并改善低钠血症。

2.利钠肽类　利钠肽系统包括 5 种结构相似的多肽,有心房利钠肽(ANP)、尿钠肽(ANP 的同工型)、脑钠肽(BNP)、C 型利钠肽(CNP)和 D 型利钠肽(DNP)。它们由单一基因所编译,都有自己特有的组织分布、调节和生物作用。利钠肽是心力衰竭的一种代偿反应系统,其作用通常经鸟苷酸环化酶实现促进血管扩张(ANP、BNP、CNP)和尿钠排泄(ANP、BNP)、拮抗交感神经和 RAAS 的作用。因此,被称为反向调节激素。

ANP 包含 28 个氨基酸,正常情况下在心房合成和贮存,心室在某种程度上也合成和贮存 ANP。心力衰竭时,水钠潴留,血容量增加,心房压力明显升高,刺激心房内 ANP 感受器,引起 ANP 释放增加。ANP 可以引起小动脉静脉扩张,排水排钠,抑制肾素、醛固酮或血管升压素的分泌,减少交感神经的血管收缩作用,从而发挥机体的代偿作用、改善心功能。

BNP 主要由心室心肌细胞合成和分泌,促使其分泌的有效刺激主要来源于心室扩张或容量负荷过重。此外,急性心肌梗死时梗死灶周围的心肌细胞也会受刺激,使 BNP 分泌增加。

心力衰竭的主要病理变化发生在心室,故 BNP 在心力衰竭中的意义较 ANP 更大。BNP 浓度与左心室舒张末压、左心室射血分数(LVEF)和 NYHA 心功能分级密切相关。BNP 对心力衰竭有很高的诊断价值,可比作是心力衰竭的"白细胞计数"。

BNP 和 ANP 的生物合成、分泌和清除途径并不相同,ANP 在心房压力快速升高时呈脉冲式释放,而 BNP 的激活主要是源于心房和心室压力的持续增高。ANP 的生物半衰期约 3 分钟,BNP 生物半衰期较长约 20 分钟。CNP 主要表达在血管系统,与 ANP、BNP 相同,它也是由 CNP 前体分裂为无活性的 NT-CNP 和有生物活性的 22 个氨基酸的 CNP。在发生急性容量扩张时,作用于肾脏利钠肽受体的 ANP 和 BNP 是重要的利钠、利尿保护机制。

3.内皮素　有 3 种内皮素异构体(ET-1、ET-2、ET-3),它主要由内皮细胞释放,但也有少量 ET 由其他细胞合成如心肌细胞。ET-1 是内皮素家族的主要成员,它由前内皮素-1 原(prepro ET-1)经多种蛋白酶降解形成含 38 个氨基酸残基的前内皮素(pro ET-1),也称为大内皮素(big ET-1),后者再通过内皮素转换酶(ECE)和羧肽酶作用形成具有生物活性的含 21 个氨基酸残基的成熟 ET-1。但动物实验也发现存在不依赖 ECE 的 ET-1 旁路合成途径。在人心肌上至少存在 2 种 ET-1 受体亚型(ET_A、ET_B),ET_A 受体介导血管收缩、细胞增生、病理性肥厚、纤维化及增加心肌收缩力。ET_B 受体主要与 ET-1 清除和前列环素、NO 释放相关。部分研究资料表明,心力衰竭患者的循环 ET-1 水平明显增高并与预后相关。此外,血浆 ET-1 水平与肺动脉压力和肺循环阻力密切相关。虽然动物实验证实 ET_A 受体阻滞剂能够抑制心肌梗死后的心肌重构和后负荷增加诱导的心肌肥厚,但在针对慢性心力衰竭的临床试验时并未取得阳性结果。但 ET_A 受体阻滞剂对肺动脉高压是有明确临床获益的,美国食品药品监督管理局(FDA)已批准了 ET_A 受体阻滞剂用于治疗伴中等心功能不全症状的肺动脉高压患者。

4.缓激肽　缓激肽是一种血管扩张剂,作用于 B_1 和 B_2 受体发挥其生物活性。缓激肽的大部分心血管作用由 B_2 受体起始介导,缓激肽和赖氨酰舒缓激肽胰激肽与之结合,从而产生血管扩张作用。而 B_1 受体与这两者的代谢产物结合。研究表明,缓激肽在心力衰竭时是调节血管张力的重要因素。缓激肽由 ACE 降解,因此 ACE 不仅可生成促血管收缩的 Ang Ⅱ,也可降解扩张血管的缓激肽。而 ACEI 的心血管保护功能也部分得益于缓激肽水平的升高。

5.肾上腺髓质素　肾上腺髓质素是一个含 52 个氨基酸的扩血管多肽,最早是在人嗜铬细胞瘤中分离出的,故得其名。随后在心房、肾上腺和垂体同样检测出了高浓度的肾上腺髓质素,在心室、肾、血管也发现有低浓度的肾上腺髓质素表达。肾上腺髓质素通过一系列 G 蛋白耦联受体发挥作用的。发生心血管疾病和心功能不全时,患者的循环肾上腺髓质素出现升高,其升高程度与疾病严重程度相关。越来越多的证据表明心力衰竭时肾上腺髓质素水平的升高是一种代偿机制,它能够抵消过度的外周血管收缩现象。在动物实验和小规模心力衰竭临床研究中发现,补充肾上腺髓质素能够降低血压和心脏充盈压、改善心排血量和肾功能,并能够抑制血浆醛固酮水平。

6.Apelin　Apelin 是 1993 年发现的一种血管活性多肽,它是 G 蛋白耦联受体 APJ 的内源性配体。Apelin 可引发内皮依赖的 NO 介导的血管舒张反应从而降低动脉血压。此外,Apelin 还具有不伴随心肌肥厚的正性肌力作用,以及对抗 AVP 的利尿作用。动物实验发现心力衰竭时 Apelin 水平明显降低,但在给予血管紧张素Ⅰ受体阻滞剂(ARB 治疗后能够恢复。临床上也观察到心力衰竭患者的 Apelin 水平明显低于对照组,但在给予再同步化治疗后 Apelin 水平又出现明显回升。

7.脂肪细胞因子　以往一直认为脂肪组织的唯一功能只是储存脂肪,但现在发现脂肪组织能够分泌很多因子,统称脂肪细胞因子。脂肪细胞因子包括脂联素、肿瘤坏死因子、纤溶酶原激活物抑制剂-1、转化生长因子 β 和抵抗素。瘦蛋白是肥胖基因的产物,主要由脂肪组织生成,但也有少数由心脏组织分泌。瘦蛋白的初始作用是通过刺激下丘脑起到控制饮食的效果,但是循环瘦蛋白水平持续升高会作用于某些异构酶受体,导致血压升高、心肌肥厚和心力衰竭。然而缺乏瘦蛋白或瘦蛋白抵抗也会导致非脂肪组织的脂肪堆积,以及一系列脂肪不良反应,包括心肌细胞凋亡。研究结果显示,瘦蛋白可以诱导人和大鼠心肌细胞的肥厚。脂联素同样不仅在脂肪组织中生成,也可在心脏中表达。脂联素基因敲除大鼠在给予压力负荷后会表现出进展性心肌重构。而额外给予脂联素可以减少缺血-再灌注损伤大鼠的梗死面积和心肌凋亡。有趣的是,很多研究都发现肥胖相关性心力衰竭的进展与脂联素水平降低相关。因此,脂联素很有希望成为心力衰竭的生物标志物及潜在治疗靶点。

第四节　病理生理

一、正常心脏的做功

心脏通过有规律的收缩和舒张,从静脉抽吸血液并把它射入到动脉,维持一定的心排血量和动脉血压,保持身体各组织器官的血液供应。决定和调节心排血量即心泵功能的有以下几种因素。

1.前负荷　心脏的前负荷也叫容量负荷,是指心室收缩前即心室舒张末期回心血量或容量对心肌施加的负荷。此时心肌纤维被拉长,保持一定的张力,而心肌收缩的力度或强度在一定范围内与心肌的初长度(前负荷)成正比,即回心血量越多,左心室肌纤维就越伸长(左心室扩大),于是心肌收缩力加强,心排血量增加,反之,排血量则降低,这种反应称之为 Frank-Starling 定律。前负荷受循环血容量、静脉张力、心室顺应性及心房收缩的影响。血容量减少、静脉舒张、心室顺应性降低、心房丧失有效收缩可引起前负荷下降。当心力衰竭发生时,心脏利用 Frank-Starling 机制进行代偿,因为心室的扩张增加了前负荷,心肌纤维的伸长有利于增加心肌收缩力。但是这种代偿是有限的,心室过度的扩张,心肌纤维伸展到一定程度就会走向 Frank-Starling 曲线的下降支,心肌收缩力反而减弱。也就是说超过一定限度时,前负荷的增大,反而使心肌收缩力减小,心肌功能减弱,左心室功能曲线(心排血量与左心室舒张末压的关系曲线)向右下移位(图 4-1)。左心室舒张终末容量增加,舒张末压也随之上升,当左心室舒张末压力达到 15～18mmHg 时,心搏量达到高峰,压力继续升高则心搏量下降。心功能不全时,心功能曲线向右下移位,心搏量虽也随前负荷增加而增加,但增加的幅度明显减弱。前负荷不足时,如二尖瓣狭窄,心搏量下降。

2.后负荷　是指心室开始收缩及射血过程中所需克服的阻力,又称压力负荷。所有对抗心肌缩短的因素都会影响后负荷(图 4-2)。主要包括:①室壁的张力;②动脉血管的顺应性,也即血管壁的弹性或扩张性,是动脉床的容量随压力发生改变的能力,如血管壁硬化,顺应性降低;③动脉内血容量;④小动脉床的横断面积,由血管紧张度决定;⑤血液的黏稠度。后两者是血液向前推进的阻力因素,当动脉张力增高和(或)血管顺应性降低时,主动脉收缩压在射血时迅速升高,平均左心室收缩压也随之升高。所以总外周阻力是后负荷的主要决定因素,大体上可用动脉压来表示。在前负荷固定不变的条件下,逐渐增加后负荷,则心肌开始缩短的时间越来越延迟。而收缩产生的张力越来越大,缩短的速度越来越慢。当后负荷减小时,心肌产生张力降低,缩短的速度加快,即心排血量增加。如果动脉血压升高(后负荷增加)时,左心室开始收缩后,半月瓣的开放推迟,等容收缩延迟,射血速度减慢,射血期缩短因而心排血量减少。根据 Laplace 定律,心肌收缩、肌节缩短不仅与收缩压有关,而且与室壁的张力有关,而室壁的张力与心腔大小及心腔内压力有关,故在收缩压相同的情况下,心腔大者较心腔小者张力高。由于后负荷对心排血量影响明显,因而心力衰竭患者伴有后负荷增加者,应用扩张外周血管的药物降低动脉压,可以减轻后负荷,减少耗氧量,增加心排血量,改善心功能。

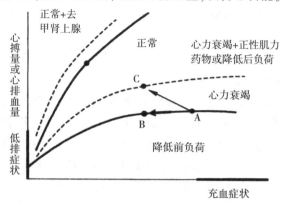

图 4-1 左心室收缩功能曲线

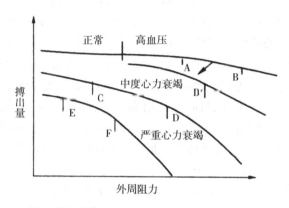

图 4-2 外周阻力与左心室搏出量之间的关系

3.心肌的收缩性和舒张性 心肌的收缩和舒张是通过肌节这一基本单位实现的。心肌舒张时所耗能量要比收缩时更多,所以,当能量供应不足时如心肌缺血或肥厚,舒张功能更早、更易受损。收缩力的大小不仅受心肌所处的负荷条件的影响,同时也受肌肉自身的代谢活动(化学能转化为机械能的速度)和收缩结构所处的状态(肌节长度)的影响。收缩强弱可在既定负荷下,以心肌纤维缩短的最大速度表示,即心肌纤维初长度相同,收缩力较大者,收缩性较强。收缩性减弱是发生心力衰竭的最常见原因,在任何前负荷的条件下,其排出血量的能力均较承受同样前负荷的正常心脏为低。

评价心肌收缩力对临床工作十分重要。评价方法大致分为三类:等容收缩指标、射血指标和压力容积曲线计算。临床应用最广、计算简单的方法为射血指标。

等容收缩指标通常以单位时间内心室压力上升的速率表示,即 dp/dt 及最大 dp/dt(dp/dt$_{max}$)。dp/dt$_{max}$相对独立于后负荷,因其发生在主动脉瓣开放之前,但在心功能严重受损、主动脉明显扩张伴舒张压很低时也会延迟到主动脉瓣开放之后。dp/dt$_{max}$对前负荷变化十分敏感,加之个体变异大,临床实际应用意义不大。

射血期指标主要有射血分数(EF)和缩短分数,受后负荷影响较大,是判断收缩性的综合性指标,也是临床应用最广泛的指标。

压力-容积曲线为分析和理解左心室性能提供了有效方法,尤其在动物实验研究中是常用的工具。

近来随着对舒张功能障碍性心力衰竭的重视,舒张功能测定也引起重视,但对其了解远没有达到对收缩功能异常的程度。

4.心率　心率的变化可影响每搏量和心排血量。在一定范围内,心率增快可增加心肌收缩力,增加心排血量,因而心排血量=每搏量×心率。但如心率过快,则心脏舒张期明显缩短,影响到心室的快速充盈期,心脏的充盈不足,虽然每分钟心脏搏动次数增加,但每搏量则减少,故心排血量减少。同时因心率增快,心肌耗氧量增加,也影响心肌的收缩性。反之。如心率过慢,心排血量亦减少。因为心脏舒张期延长,心室的充盈接近极限,再增加心脏舒张时间,也不能相应提高每搏量。因此,过快或过慢的心率都会影响心排血量,在这种情况下,纠正心律失常就是改善心脏功能的关键。

5.心脏收缩运动的协调性　心室壁运动失调也可影响心脏功能。正常情况下,心脏房室收缩协调,有效的心房收缩可以增加心室舒张末期容量,而心室间的协调有利于心脏排血的最大化。此外,心室各个部位的协调,也有利于心室有效做功,保持最大化的射血。常见的心脏运动失调:①房室活动失调,如传导阻滞、房室分离;②运动减弱,使心室的射血能力降低;③运动丧失,此时心室无射血能力;④运动矛盾,梗死区的心肌在收缩时矛盾性膨出,与健康心肌运动方向相反;⑤运动不同步,即收缩顺序紊乱。总之,心脏室收缩时,如运动失调,就会使心排血量降低,并增加非缺血区心脏的负担和耗氧量。以矛盾运动、收缩顺序紊乱对心功能影响最大。

6.心脏机械结构的完整性　心脏的机械结构有异常,如先天性心脏病的房间隔缺损、室间隔缺损、动脉导管未闭及法洛四联症等,急性心肌梗死的室间隔穿孔或二尖瓣关闭不全等并发症,就会引起血液通过异常的分流或反流,引起心脏的前负荷或后负荷过重,亦可使心排血量减少。

二、心力衰竭的病理生理变化

1.血流动力学变化

(1)心室舒张末容量和压力增加:心室舒张末期压力的升高是心力衰竭最早的血流动力学改变,多同时伴有舒张末期的容积增加。此时,通过 Frank-Starling 机制调节,静息时心排血量和心室做功可维持在正常水平。随着心力衰竭的加重,Frank-Starling 调节机制失效,心室舒张终末压进一步增高,心排血量反而降低,引起左心房、肺静脉、肺毛细血管的压力升高,产生呼吸困难的表现,而运动时这种表现更为突出。随着心力衰竭程度的加重,可出现心脏扩大,心排血量降低及射血分数减少,在无二尖瓣狭窄及原发性肺动脉疾病存在的情况下,肺动脉舒张压亦升高,导致肺动脉高压,进而可导致右心室衰竭。严重心力衰竭时,由于心室显著扩大,常引起房室瓣环的扩大和乳头肌及腱索与瓣叶的连接障碍,故发生房室瓣关闭不全,使血流动力学的改变更加显著。

（2）心率增快：心力衰竭时为维持心排血量，在交感神经兴奋的作用下心率会增快，当心脏每搏量下降时，心率增快起到保持心排血量不变的代偿性作用。这在急性心力衰竭时更为明显。

（3）收缩力变化：在心力衰竭早期，心肌收缩活动代偿性增强，与心率增快的作用相似，这样可以起到维持相对正常的心排血量的作用，但在血流动力学综合适应及调整之后，心脏的收缩力反而减弱。并逐渐出现心力衰竭的临床症状。

（4）动脉压的改变：急性心力衰竭时如急性心肌梗死、弥漫性心肌炎等疾患所致者，由于心排血量的急剧减少，代偿作用来不及充分发挥，因而使动脉压下降，甚至发生心源性休克。但在慢性心力衰竭时，机体通过颈动脉窦和主动脉弓的反射性神经调节作用，使全身小动脉收缩，外周阻力增加和心率加快，同时通过体液因素的调节使血容量增加，当这些代偿因素能弥补心排血量的减少时，动脉血压可以维持在心力衰竭前的水平甚至略高。在严重的心力衰竭，这种代偿机制作用丧失，动脉压下降。

（5）血容量及静脉压力增加：左心衰竭时，引起肺静脉淤血和肺静脉压升高。在急性左心衰竭时，当肺毛细血管楔压（PCWP）超过血浆胶体渗透压 25mmHg 时，血浆即外渗到肺间质，在渗出速度超过了淋巴管回流的速度时，就可发生肺水肿。而慢性心力衰竭时，肺毛细血管楔压往往要达到 35~40mmHg 才出现肺水肿。其原因可能与慢性肺淤血引起肺泡间质纤维组织增生，使肺泡间隔增厚，水分不易渗出有关。右心衰竭时引起静脉压升高，当右心房压力大于 12mmHg 时，出现体循环淤血。由于静脉数量多、管壁薄、顺应性大，故静脉系统血容量比正常增加 1 倍，静脉压仅上升数毫米汞柱。但由于静脉淤血而引起血容量增多，可使静脉压及右心房压力显著增高，静脉压升高的程度与心力衰竭的程度相平行。体静脉淤血时，各脏器的代谢及生理功能发生改变，可引起一系列的临床表现。

（6）血液的重新分布：心力衰竭时，由于心排血量的减少，可以反射性地通过交感神经的兴奋引起外周血管收缩，流经各部位和各脏器的血量及其所占总排血量的百分比与正常人相比有明显差别。肾和皮肤的血流量减少最显著，其次是腹腔内脏和四肢，而心脏和脑的血流量变化不大，但运动时，局部心肌的血流量仍可能相对不足。这种血液的重新分布，有利于保证重要器官的血液供应。

2.神经-内分泌系统激活　心力衰竭时神经-内分泌系统异常激活的触发机制可能与心排血量减少有关，这既是机体代偿的机制，也是心力衰竭进展的致病因素。在心力衰竭早期，神经-内分泌系统激活进行适应性代偿，心脏尚能维持心排血量或静息时正常而运动时略显不足，此时心脏的储备已经减少。随着心力衰竭的进展，神经-内分泌系统激活的适应性代偿机制丧失，心力衰竭进入失代偿阶段，此时神经-内分泌系统的激活反而成为心力衰竭恶化的原因。从心脏代偿阶段到失代偿阶段经历了很多亚临床的病理生理变化，包括持续的交感神经和 RAAS 活性增加，以及各种有害的细胞因子及其他一些活性因子活性持续增强，而与之拮抗的因素活性减弱或作用不足以对抗这些有害因素，导致心血管重构，最终加速心力衰竭。目前认为心脏局部的自分泌和旁分泌调节在心力衰竭的发生发展中起着更重要的作用。

3.心室重构 原发性心脏损害及心脏负荷增加引起的室壁张力增加可能是心室重构的始动因素。各种促生长因子的作用对心室重构起到促进作用。心室重构主要发生在血流动力学代偿机制丧失之后。交感神经及 RAAS 活性持续增高,胶原酶激活、促炎因子、细胞凋亡都是心室重构的促进因素。

第五节　诊断

一、收缩功能不全性心力衰竭

慢性收缩功能不全性心力衰竭是一个以特异症状(呼吸困难和疲乏)和体征(液体潴留)为特征的临床综合征。需要根据仔细询问病史、体格检查及相关的检查才能做出的一个综合的临床诊断。

在心力衰竭的诊断中应特别注意以下信息的收集:①运动耐量降低。这通常是患者最常见的主诉,其中以呼吸困难多见,其他还有疲乏无力等,老年人可能还有冷漠等表现。②液体潴留。有些患者因运动耐量降低是逐渐发生的,可没有引起注意,而主要以下肢水肿或胀感,或上腹部胀饱感就诊。③是否存在发生心力衰竭的危险因素,是否是心力衰竭的易发人群、有无发生心力衰竭的基础心脏病等。例如,异常心音、心电图或胸部 X 线片异常、高血压或低血压、糖尿病、急性心肌梗死史、心律失常、肺或体循环血栓栓塞事件等。

1.左心衰竭的临床表现

(1)症状

1)呼吸困难:呼吸困难是左心衰竭最早出现的表现。根据严重程度可分别表现:劳力性呼吸困难、端坐呼吸、夜间阵发性呼吸困难、静息呼吸困难和急性肺水肿。劳力性呼吸困难表现为原来可以耐受的体力活动下感到呼吸困难,尤其是在短暂的休息后仍有喘不上气来的感觉。这种呼吸困难的感觉随着病情的加重,表现为耐力的逐渐下降,患者可在轻微的体力活动下出现呼吸困难,如平地步行时间稍长、快走、穿衣、吃饭等。患者是否出现呼吸困难与观察到的心脏大小及收缩功能指标之间并没有明显的相关性,有些患者心脏很大、收缩功能指标很差,却可以没有明显的呼吸困难或呼吸困难的程度较轻。相反,有些患者心功能指标并不是很差,却有严重的呼吸困难。老年人或因其他疾病活动受到限制时,如严重的心绞痛、关节病等,可能不会有劳力性呼吸困难的主诉。

端坐呼吸为患者不能平卧,而需采用高枕、半卧或坐位才能缓解或解除呼吸困难。这时患者可能已发生严重的肺水肿。在心力衰竭的晚期,患者可能无法平卧,需整夜取坐位。

卧位出现呼吸困难为肺间质水肿引起,因卧位时回心血量增加,而左心室的代偿机制已达极限,无法将增多的血容量有效地排除,导致肺毛细血管、肺静脉压力增高,引起肺间质水肿、肺顺应性降低、呼吸道阻力增加,引起呼吸困难。

咳嗽虽然不是特异性症状,但它确实可以由肺充血引起,其发生机制与端坐呼吸一样,可以认为它是端坐呼吸的等同症状。因为常可以看到心力衰竭患者在卧位时干咳,而坐起后缓解,有效的抗心力衰竭治疗后该症状也随之消失。

夜间阵发性呼吸困难是左心衰竭的典型表现。呼吸困难常在夜间突然发作,因憋闷而突然惊醒,感到喘不过气来,被迫坐起,可同时有阵咳、哮鸣性呼吸音及泡沫样痰,又称心源性哮喘。发作较轻者,在采取坐位后数十分钟至 1 小时左右,呼吸困难可以自行缓解,患者可能又继续入睡,白天可以没有异常的感觉。严重者再次入睡后又可发作。更严重者呼吸困难可以持续不缓解,甚至发展为急性肺水肿。与端坐呼吸不同,夜间阵发性呼吸困难发作常在患者入睡后 1~2 小时,而端坐呼吸患者常在清醒状态,平卧数分钟就可出现呼吸困难。此外,前者症状持续时间长,后者持续时间短。由于轻症的夜间阵发性呼吸困难常可自行消失且白天症状不明显,加之还可出现阵咳和哮鸣,有时会被误认为支气管炎或哮喘。夜间阵发性呼吸困难的发生机制可能与下列因素有关:①回心血量的增多;②卧位时膈肌抬高;③睡眠时左心室的交感神经兴奋性降低;④夜间呼吸中枢受到抑制。急性肺水肿是呼吸困难的极端期,患者表现为极度的呼吸困难,同时出现明显的血流动力学异常,如不及时治疗,很易导致死亡。心源性呼吸困难必须和肺源性呼吸困难相鉴别,尤其是心源性哮喘与支气管哮喘应仔细鉴别(表 4-1)。

表 4-1 支气管哮喘与心源性哮喘的鉴别

项目	支气管哮喘	心源性哮喘
发病年龄	多在儿童或青少期发病	多为成年人
病史	家族或患者有过敏史或哮喘史	多有基础心脏病存在
发作间期	多无症状	劳力性气急,可有夜间阵发性呼吸困难
肺部体征	双肺弥漫性哮鸣音	双肺,无肺底湿啰音
心脏体征	多无特殊	可见心脏增大、杂音、奔马律等
胸部 X 线片	肺野清晰,肺气肿征	肺水肿、肺淤血、心影增大
药物疗效	解痉药、肾上腺皮质激素有效	强心药、利尿剂、扩血管药、吗啡等有效

2)体力下降:体力下降是常见的表现,每个人的主诉不同而已。体力下降并非都是因为呼吸困难引起,心脏对运动的反应差,相对的心肌缺血连同心脏自身的损害限制了心脏的收缩。此外,贫血、外周血管反应减弱、骨骼肌(包括呼吸肌)萎缩、代谢障碍,以及患者对运动出现的呼吸困难的畏惧均可以影响患者的体力。

3)呼吸障碍:心力衰竭患者的呼吸障碍主要是中枢性的睡眠呼吸暂停,部分患者出现潮式呼吸,多见于较严重的心力衰竭,是预后不良的表现。

4)其他。①乏力和虚弱:是心排血量下降、骨骼肌缺血引起,也与药物治疗有关,如利尿剂、β 受体阻滞剂;②夜尿与少尿:心力衰竭的早期可见夜尿增多,可能与心力衰竭时血液的再分布、肾缺血有关,心力衰竭的晚期则出现少尿;③神经系统症状:老年患者在心力衰竭晚期,尤其原本有脑动脉硬化的患者,可出现意识模糊、记忆力减退、焦虑、头痛、失眠和噩梦,偶尔还会出现定向力障碍、谵妄,甚至幻觉等精神症状。

（2）体征

1）原有心脏病的体征：如果患者存在基础心脏病，可见其相应的体征，如瓣膜反流或关闭不全的杂音、分流的杂音、肺动脉瓣区第二心音亢进或分裂等。

2）心脏扩大：左心室增大主要见于收缩功能异常性心力衰竭，但并非特异性。可见心尖冲动向左下移位，心尖抬举感，抬举的程度与心脏扩大成正比。

3）奔马律：健康的儿童或青年有时可以在胸骨左缘听到第三心音。但在成年人听到此心音一般是病理性的，称之为舒张早期奔马律，常提示存在心力衰竭。奔马律一般发生在心率较快的情况下，左侧卧位容易在心尖部或心尖内侧听到。当二尖瓣或三尖瓣及左向右分流量较大时，急速、大量的血流在舒张早期流入心室，可产生第三心音，这种情况下不表示心力衰竭存在。

4）交替脉：脉搏一强一弱，是心脏收缩规律性变化所致，多发生在左心室射血所遇阻力增加的心力衰竭，如高血压和主动脉瓣狭窄等。轻症者可能只在测量血压时发现。交替脉常与奔马律同时存在。

5）肺部啰音：心力衰竭早期并不出现，随着疾病进展，肺静脉及毛细血管压力增加、液体渗入肺泡，形成啰音。两侧肺底部的啰音通常是心力衰竭中期以上的表现，但啰音的特异度较低，灵敏度也差。

6）胸腔积液：常见于体肺循环压力均增高的患者。通常为双侧，也可见于单侧，右侧多见。胸腔积液内的蛋白含量较高，高于一般的漏出液。因此，毛细血管的通透性增加也可能参与了心源性胸腔积液的形成。

2.右心衰竭的临床表现　右心衰竭大都发生在左心衰竭之后，故临床上常是两种心力衰竭的表现同时存在，但可以某种心力衰竭的表现为主。单纯的右心衰竭多由急性或慢性肺心病引起。

（1）症状：主要与体循环淤血有关，如消化道淤血产生的食欲减退、恶心、腹胀、便秘、腹痛等；肾淤血引起的少尿、夜尿；肝淤血引起的上腹胀、腹痛、黄疸和心源性肝硬化的相关表现；体循环淤血产生的末梢发绀，下垂部位水肿、头昏、头胀等。严重的右心衰竭也可以出现呼吸困难，与心排血量明显减少、呼吸肌灌注不足、低氧血症、代谢性酸中毒，以及腹腔积液和胸腔积液对肺的压迫等因素有关。

（2）体征

1）原有心脏病的体征：如果患者存在基础心脏病，可见其相应的体征，通常是在左心室病变的基础上发现右心室变化的证据。如果是单纯的右心衰竭，常可见到肺动脉高压的相应表现，如肺动脉瓣区第二心音亢进或分裂等。

2）心脏扩大：右心室扩大为主者可见心前区抬举样搏动，有时可听到右心室来源的舒张期奔马律，扩张的右心室常可听到响亮的来自三尖瓣的反流杂音，合并肺动脉高压时，可听到肺动脉瓣区收缩期杂音、第二心音亢进或分裂等。

3）体静脉压力增高：观察颈静脉充盈情况是观察静脉压力较便捷和准确的方法。患者取半卧位（通常为45°），正常静脉压时锁骨上端一般看不到静脉显露（不超过在胸骨角以上4cm）。静脉压力增高时则可见到，且常在胸骨角以上10cm处。静脉压力明显升高时,可见颈静脉全程充盈、饱满,称为颈静脉怒张,甚至外周静脉也明显充盈。观察颈静脉充盈最好是颈内静脉,若看不清楚,也可观察颈外静脉,右侧颈外静脉较容易观察。右心衰竭较严重时还可以看见 Kussmaul 征,即吸气时静脉压力反而升高,颈静脉变得更加显露。颈静脉波动的 a 波消失,提示发生了心房颤动。

4)淤血性肝大:肝大常发生在外周水肿之前,且在右心衰竭经治疗后,其他症状消失之后仍持续存在。剑突下的肝大比肋下更明显,因此看上去上腹部显得很饱满,叩则为实音。质地较软,有触痛常提示肝为近期发生的增大。明显的三尖瓣关闭不全可以见到收缩期肝搏动。而收缩期前的肝搏动见于肺动脉高压、肺动脉瓣狭窄、三尖瓣狭窄、缩窄性心包炎及右心室受累的限制性心肌病。

5)肝颈静脉反流征:轻度右心衰竭颈静脉充盈不明显,但在患者右上腹持续施以压力≥30s,可以看到颈静脉充盈明显起来。这是因为腹部的额外压力使静脉回流增加,衰竭的右心室不能接受短暂的容量增加,心腔内压力增加,继而反映在静脉压力的增高。

6)胸腔积液和腹腔积液:胸膜静脉既可回流至体静脉也可回流至肺静脉,因此任何一个静脉系统的压力明显增高都可引起胸腔积液。右心衰竭时的胸腔积液通常都是双侧的,若发生在单侧,则以右侧多见。腹腔积液通常见于慢性心力衰竭,说明静脉压力长期升高。如同胸腔积液的发生一样,毛细血管通透性增加也参与了腹腔积液的形成,因为腹腔积液中的蛋白含量与淋巴液相近,是水肿液的 4~6 倍。大量腹腔积液多见于顽固性右心衰竭、三尖瓣狭窄、缩窄性心包炎。腹腔积液明显而外周水肿不明显,见于病程长且长期使用利尿剂的患者。

7)下垂性水肿:下肢水肿多在颈静脉充盈、淤血性肝大等症状出现之后才发生。通常先有体重增加,达到一定程度之后才有下肢水肿。长期卧位者,下垂部位在靠近床面的地方,如仰卧在骶部,侧卧在侧部。严重心力衰竭者可全身水肿,此时,营养不良也参与水肿的发生。

8)心包积液:心包积液十分常见,通常量不大,且常被心力衰竭的症状掩盖,而在超声心动图检查时发现。临床意义不大。

9)发绀及皮肤改变:长期右心衰竭者大多数有发绀,是末梢血供不足,组织摄氧过多,静脉血氧低下所致。长期右心衰竭者还常见下肢皮肤色素沉着,变暗红、变硬,与局部组织营养不良有关。

10)心源性恶病质:心源性恶病质定义不统一,较为广泛接受的定义是心力衰竭病程超过 6 个月,体重较原体重减轻 7.5%,同时需除外恶性肿瘤、甲状腺疾病和严重的肝疾病等。流行病学调查显示心源性恶病质的发生率占院外Ⅲ~Ⅳ级心力衰竭患者的 16%,住院Ⅲ~Ⅳ级心力衰竭患者的 61%。表现为明显的肩、锁、胸、股、小腿部肌肉消耗,患者明显消瘦,同时有水肿,以腹腔积液、踝部和腿水肿为主。其发生的基本原因为营养摄入和消耗之间的不平衡。交感神经兴奋性增加、RAAS 及心房肽系统和某些促炎因子激活所引起的神经内分泌紊乱是引起恶病质的重要原因。

3.心功能分级、分期与心脏功能的评判

(1)心功能分级:通常使用美国纽约心脏病协会(NYHA)提出的心功能分类方法。

NYHA分级适用于慢性心力衰竭患者,依据患者的表现可分为Ⅰ、Ⅱ、Ⅲ、Ⅳ级,后三级即相当于心力衰竭的Ⅰ、Ⅱ、Ⅲ度或轻、中、重度。

Ⅰ级:一般体力活动不受限制,不出现疲劳、乏力、心悸、呼吸困难、心绞痛等症状,无心力衰竭体征。通常称心功能代偿期。

Ⅱ级:体力活动稍受限制,休息时无症状,但中等体力活动时(如常速步行3~4km或登三层楼等),即出现乏力、心悸、呼吸困难症状,并有心率加快、肝大等。

Ⅲ级:体力活动明显受限,休息时无症状,轻微体力活动(如日常家务劳动、常速步行1~2km、登二层楼等),即出现心悸、呼吸困难、心绞痛,并有心力衰竭体征,如肝大、水肿等症状体征。卧床休息后症状好转,但不能完全消失。

Ⅳ级:不能胜任任何体力活动,休息时仍有疲乏、心悸、呼吸困难或心绞痛,并有明显的心力衰竭体征,如内脏淤血及显著水肿,长期可致心源性肝硬化。

NYHA心功能分级是一个主观的分类方法,不能很好地反映病程及对治疗反应后的变化。但因其简便、直观及多年来应用已形成习惯,故一直作为心功能判定的常用方法。

心功能分级可能随着时间而恶化,但多数心力衰竭患者并不一定表现为症状持续加重。即使在药物没有变化的情况下,症状的严重程度也可呈现波动,而且在心室功能参数没有明显改变时,药物和膳食的变化也可以明显改善心功能状态。

(2)心力衰竭分期:自2001年美国成人慢性心力衰竭诊疗指南提出这种新的分级方法以来,2007中国慢性心力衰竭诊断和治疗指南,以及2012年最新的欧洲急慢性心力衰竭指南仍然保留了这种分级方法。该方法包括了心力衰竭发生、发展的全过程,从心力衰竭的高危人群进展成器质性心脏病,直至出现心力衰竭症状最终发展成难治性终末期心力衰竭,将心力衰竭分为A、B、C、D四个阶段,从而提供了从"防"到"治"的全面概念。

A阶段:为"前心衰阶段",指存在发生心力衰竭的高危因素,但尚没有心肌、心包、心瓣膜的结构或功能的改变,亦无任何心力衰竭的症状和(或)体征,如存在高血压、冠心病、糖尿病、肥胖、代谢综合征、家族性心肌病病史、使用心脏毒性药物等。

B阶段:为前临床心力衰竭阶段。患者已发展成器质性、结构性心脏病,但无心力衰竭症状和(或)体征。例如,有心肌梗死史发生左心室重构者,左心室肥厚,左心室射血分数低下,无症状性心瓣膜病等。这一阶段相当于无症状性心力衰竭,或NYHA Ⅰ级患者。

C阶段:为临床心力衰竭阶段。患者在有基础结构性心脏病基础上,出现心力衰竭的症状和(或)体征,如呼吸困难、无力、液体潴留等,或目前虽无心力衰竭的症状和(或)体征,但以往曾因此治疗者。这一阶段包括NYHA Ⅱ、Ⅲ级和部分NYHA Ⅳ级心功能患者。

D阶段:为难治性终末期心力衰竭阶段,往往需要特殊治疗。患者有进行性的结构性心脏病,虽经强化的内科治疗,但休息时仍有症状。例如,因心力衰竭须反复住院,且不能安全出院者;须长期在家静脉用药者;等待心脏移植者;应用心脏机械辅助装置者。这一阶段也包括部分NYHA Ⅳ级心功能患者。

该分级方法是纽约心脏病协会(NYHA)心功能分级方法的补充而不是替代,NYHA分级是对该分级中的阶段C与D的患者症状严重性的分级。因为NYHA分级有主观性偏差,而且患者的心功能短时间内可以有很大变化。例如,一个有临床症状的心力衰竭患者(阶段 C)随着治疗或疾病的进展可以有不同的 NYHA 心功能级别,但它不会再回到阶段 B(从未发生心力衰竭)。根据新的分阶段方法,患者的病情可能不进展或只能向更高一级进展,疾病可通过治疗减慢或停止进展,但一般不会发生自发的逆转。

(3)心脏功能的定量评判:对于心力衰竭一直缺乏简单、准确、实用的方法来对心功能进行评判,以下两种方法各有优缺点。运动试验较客观、准确,但要求一定的设备和经验,评判指标过于复杂、方法不统一、要求患者配合及存在一定的风险,难以在临床上广泛使用。6 分钟步行试验简单、实用、方便,但存在患者及医师观察上的偏差,应用时间短,其临床意义还有待进一步确定。

1)运动耐量测定和分级:多采用平板或踏车分级运动试验,有极量或次极量运动两种方法,根据患者在运动中出现症状的时间,心电图、血压、室壁运动及呼气中氧气和二氧化碳浓度来评价患者的心功能状态。最常用的是进行心肺运动试验。心肺运动试验是指症状限制的极量或次极量运动试验中测定患者的摄氧量、二氧化碳呼出量及相应的肺动力参数。所要分析的指标包括患者的运动总时间、运动代谢当量(相当于做功量,MET)、氧耗量、最大氧耗量(VO_2max)和无氧阈值(AT)。

运动代谢当量(MET)是一种表示相对能量代谢水平和运动强度的重要指标。代谢当量是以安静且坐位时的能量消耗为基础,表达各种活动时相对能量代谢水平的常用指标。可以用来评估心肺功能。1MET 为在静息状态下的氧耗量,相当于 3.5mL/(min·kg);3~5MET 相当于一般体力活动,如扫地、中快速行走(4.8~6.4km/h)等;5~7MET 相当于较重体力活动,如粗木工活、打网球、一般负重旅行等;9MET 以上相当于重体力活,如跑步。

最大氧耗量为最大动静脉血氧含量之差与心排血量的乘积,与心排血量成正比,它与射血分数所反映的左心室收缩功能之间并不平行,要与用年龄、性别、身高及体重通过经验公式计算出的最大氧耗量进行比较,小于预测值的 85%~90% 时,表明极量运动能力降低。当心力衰竭患者的最大氧耗量大于 14mL/(kg·min),1 年存活率大于 90%。若小于 10mL/(kg·min),应考虑心脏移植。

无氧阈值是运动过程中的一个理论点,即运动达到一定程度时,肌肉代谢开始转为无氧代谢。未经锻炼的人运动达到有氧代谢的 50%~60% 时,乳酸开始蓄积,随运动量增大,乳酸蓄积量增多,最终引起酸中毒。乳酸经体内碳酸氢盐中和后产生二氧化碳排出,并引起反射性过度换气。增加的通气量与增加的氧耗量及做功量不成比例的那一刻称之为气体交换无氧阈值。在未经锻炼的人当中,无氧阈值出现在最大氧耗量的 40%~60% 时出现。心力衰竭患者的无氧阈值增加。

MET 在 6~10,运动时射血分数升高大于 5%,最大氧耗量大于 20mL/(kg·min),无氧阈值大于 14mL/(kg·min)通常认为是正常的参考。结合心肺运动试验,Weber 把心功能分为 A、B、C、D 四个等级(表 4-2)。

表 4-2　Weber 心肺运动试验分级方法

分级	心功能损害程度	最大氧耗量 [mL/(kg·min)]	无氧阈值 [mL/(kg·min)]	CI 峰值 [mL/(min·m²)]
A	无至轻度	>20	>14	8
B	轻度至中度	16~20	11~14	6~8
C	中度至重度	10~16	8~11	4~6
D	重度	<10	<8	<4

对于心力衰竭患者,心肺运动试验主要作为心脏移植、左心室辅助装置患者选择的客观标准,还可作为心力衰竭患者康复治疗个体化运动康复处方方案制订的客观依据。

2)6 分钟步行试验:6 分钟步行试验(6MWT)是用于评价心功能状态的简易、安全、易行的方法。不但能评定患者的运动耐力,而且可以预测预后。在不少临床试验中也开始应用。方法为在直的长走廊上标记 30m 或 50m,两端各置一标志物,让患者来回走,步履缓急由患者根据自己的体能决定,告诉患者尽量走不要休息,但不能跑。测试过程中,患者可以休息,但时间记在 6 分钟之内,在旁监测的人员每 2 分钟报时一次,并记录患者可能发生的气促、胸痛等不适。如患者出现胸痛、难以忍受的呼吸困难、下肢痉挛、步履蹒跚、站立不稳、冒虚汗、面色苍白、体力难支时应终止试验。6 分钟后试验结束,监护人员统计患者步行距离进行结果评估。

6MWT 的绝对禁忌证为近 1 个月出现过不稳定性心绞痛或心肌梗死。相对禁忌证为静息心率大于 120 次/分,收缩压>180mmHg,舒张压>100mmHg。

试验的结果可分为 4 个等级:1 级少于 300m,2 级为 300~374.9m,3 级为 375~449.9m,4 级超过 450m。级别越低心功能越差。达到 3 级与 4 级者,可说心脏功能接近或已达到正常。既往研究显示,6MWT 的距离是一个强有力、独立的死亡和因心力衰竭再住院预测因子。

4.心力衰竭的辅助检查　初诊患者应该进行血尿大便常规、血清电解质、血糖、糖化血红蛋白、血脂、肝肾功能、心电图、胸部 X 线片、超声心动图检查。一些有意义的检查更应该仔细分析。

(1)胸部 X 线片:左心衰竭早期可见肺上叶静脉扩张、下叶静脉较细、肺门血管清晰。病情加重出现间质水肿时,可见肺门增大,血管影增粗,边缘模糊,分支血管也增粗。在肺泡水肿阶段,可见密度增高的粟粒状阴影,继而可发展为云雾状片状影并可连接成片。急性肺水肿时,可见自肺门伸向肺野的扇形的云雾状阴影,若两侧均有,似蝶翅样。部分患者也可见局限的肺叶间积液。胸腔积液也常可见到。另外,在肺中、上野纹理增粗的基础上,还可看到 Kerley 线。Kerley 线分 A 线、B 线和 C 线。A 线为上叶自肺外围斜行引向肺门的线状阴影,长 2~3cm,宽 0.5~1cm,与肺纹理走向不一致,无分支,多见于急性左侧心力衰竭。B 线为肋膈角区可见的一水平横线,长 2~3cm,宽 1~3mm,多见于以左心衰竭为主的慢性心力衰竭。C 线为中下肺野呈交叉的网格状阴影,见于严重心力衰竭患者。心力衰竭病程较长者,还可见胸膜增厚。依心力衰竭的种类、基础心脏病等,心影可有相应的变化。

(2)血常规:心力衰竭当中贫血的发生率较高,通常为轻中度贫血,形态学检查多数为营养不良性贫血。合并肾功能不全者也可有肾性贫血。近几年的研究表明红细胞分布宽度(RDW)在心力衰竭时可显著升高并与预后相关。

(3)心电图检查:常见心电图表现有心房颤动、心脏肥大、心肌缺血等,但对于心力衰竭的诊断不具有特异度。近年研究发现,心力衰竭患者并发传导异常,可导致房室、室间和(或)室内的不同步。房室不同步表现为心电图中 P-R 间期延长,使左心室充盈减少;左右心室间不同步表现为左束支传导阻滞;室内传导阻滞表现为 QRS 时限延长(>120ms)。可作为筛选可能从再同步化治疗获益患者的标准。

(4)血生化检查:血电解质变化常见于病程较长、病情较重和长期使用利尿剂的患者。低钠血症很常见,多为稀释性低钠血症,因为细胞外液增多而体内钠正常或是增加的。此外,血管升压素水平的增高也起到一定作用。低血钾常与过度利尿有关,而保钾利尿剂和 ACEI 的联合使用可升高血钾。淤血性肝大和心源性肝硬化常造成肝酶和胆红素的升高。病情的突然加重可使肝功能损害加重,而随病情好转,肝功能可好转。心源性肝硬化者还可见凝血功能障碍和低蛋白血症。通常右心房压力超过 10mmHg 和心排指数低于 $1.5L/(min \cdot m^2)$ 时,常有肝功能的损害。严重的心力衰竭,血清胆固醇常降低,预示着预后不良。

(5)静脉压测定:心力衰竭时静脉压力增高,除可观察颈静脉充盈程度估计静脉压力外,可直接测量外周静脉的压力。压力大于 $12cmH_2O$ 表示静脉压力增加。轻度的心力衰竭静脉压力可以不升高。

(6)脑钠肽:脑钠肽(BNP)及其代谢的 N 末端片段——N 末端脑钠肽前体(NT-proBNP)浓度与左心室舒张末压升高、左心室射血分数(LVEF)降低、心功能 NYHA 分级增高密切相关,对心力衰竭有很高的诊断价值。NT-proBNP 是 BNP 激素原分裂后没有活性的 N 末端片段,比 BNP 半衰期更长、更稳定,其浓度可反映短暂时间内新合成的而不是贮存的 BNP 释放,因此更能反映 BNP 通路的激活。左心室功能障碍时,血浆 NT-proBNP 可超过 BNP 水平达 4 倍。在急诊情况下结合临床评估应用,测定 BNP 有助于鉴别呼吸困难是心力衰竭还是其他原因引起。2007 年中国慢性心力衰竭指南推荐将血 BNP 水平用于鉴别心源性和肺源性呼吸困难。BNP<100ng/L 时不支持心力衰竭诊断;BNP>400ng/L 时应考虑心力衰竭诊断;在 100~400ng/L 还应考虑其他原因。2012 年欧洲心脏病协会的心力衰竭指南则根据起病的快慢推荐不同的排除心力衰竭的切点值:对于急性起病或者症状恶化的患者,以 BNP<100pg/mL 或 NT-proBNP<300pg/mL 作为排除心力衰竭的标准。而对于非急性起病的,切点值定在 BNP<35pg/mL 或 NT-proBNP<125pg/mL,小于此值心力衰竭的可能性较小。对于非急性起病者,灵敏度和特异度较急性起病者差。

BNP 和 NT-proBNP 水平的升高只是在诊断不明时给可疑心力衰竭的诊断或考虑心力衰竭的诊断提供依据,但并不能单单应用 BNP 来确定或排除心力衰竭的诊断。引起

BNP升高的原因很多,仅中度升高缺乏特异度,因此对这部分人群将BNP用于鉴别诊断应慎重解释。除心力衰竭外,影响BNP水平的因素如下。

1)年龄及性别:BNP水平随年龄增长而升高,同一年龄段女性的BNP水平高于男性。老年女性BNP轻度升高(100~200ng/L)不应诊断为心力衰竭。2008年发表的NT-proBNP检测心脏功能国际专家共识建议则对NT-proBNP水平进行年龄分层,对于年龄<50岁、50~75岁、>75岁的界值分别为>450pg/mL、>900pg/mL和>1 800pg/mL。

2)肥胖者BNP水平较低,因此肥胖者心力衰竭时,BNP会出现假阴性结果。

3)肺部疾病,如慢性阻塞性肺疾病、原发性肺动脉高压、肺栓塞引致右心室功能障碍时,可导致BNP水平升高。

4)肾功能不全时由于心房压及主动脉压较高、心室重量增加,故BNP可能出现"假性"升高。虽然BNP不能被血液透析清除,但透析后,由于血容量减少,BNP可下降15%~30%。

5)心脏压塞或心包缩窄:BNP的生成与释放需要心脏压力及容量负荷增加,心脏压塞或心包缩窄前,没有明显的心力衰竭症状,BNP水平可正常。

6)代偿性收缩功能障碍患者,出现非心源性呼吸困难(尤其是老年患者),如合并肺炎或肺栓塞,此时BNP水平不能鉴别呼吸困难是心力衰竭恶化抑或合并的呼吸系统疾病所致。只有当呼吸困难发作时BNP水平极低(<100pg/mL),或已知基础的稳定BNP水平,观察期间BNP水平无变化时方可除外心力衰竭恶化。

7)其他:如肝硬化及蛛网膜下隙出血患者也可出现BNP水平升高。某些药物可能影响BNP水平,如血管紧张素转换酶抑制剂、血管紧张素II受体阻滞剂可使BNP水平减低,呈剂量依赖性。呋塞米也减低BNP水平而不改变左心室功能,β受体阻滞剂、洋地黄、阿霉素等使BNP水平上升。

慢性心力衰竭的血BNP和NT-proBNP水平与病死率及再住院率密切相关。NT-proBNP检测心脏功能国际专家共识建议将其用于监测急性心力衰竭住院患者病情变化和指导治疗。NT-proBNP是急性心力衰竭很强的独立预测因子,对治疗有良好反应的患者,其NT-proBNP迅速下降,而经治后NT-proBNP变化的百分数则是更好的评估因子,治疗后NT-proBNP下降30%是合理的目标;若没有基线值,则治疗目标应为NT-proBNP<4 000pg/mL。因此在治疗急性心力衰竭的过程中,检测NT-proBNP最理想为两个时间点为基线/就诊时与临床病情稳定时,以评估出院的可行性或疗效。NT-proBNP检测也可用于慢性心力衰竭患者的病情监测和治疗。

对慢性心力衰竭患者NT-proBNP进行系列检测可以更准确地危险分层,治疗措施有效则患者NT-proBNP水平下降;而以降低NT-proBNP为治疗目标则可指导采用更理想的治疗方法、减少不良预后。因此对于慢性心力衰竭患者,有临床心力衰竭症状恶化或NT-proBNP升高>30%时,应调整治疗方案,随后1~2周复查NT-proBNP一次直至病情稳定。

(7)超声心动图检查:超声心动图不仅可以确定原发性异常是在心肌、瓣膜,还是在心包,是哪个心腔受累,还可对心脏功能进行评价。通过定量地测量EF数值、心室腔径和(或)容积、室壁厚度、心腔形状、血流模式、结构和室壁运动至少应获得以下4个信息：①LVEF代偿还是减低；②左心室结构正常还是异常；③有无其他导致临床表现的结构异常，如瓣膜、心包或右心室；④心脏血流动力学的其他参数，包括收缩和舒张功能、肺动脉的压力等。近年来，采用超声心动图组织多普勒的方法有助于评价心力衰竭患者是否存在心脏房室、心室间及心室内的不同步，并有助于行心脏再同步化治疗患者的参数优化。

在超声心动图上见到参数异常对心力衰竭的诊断并非特异，应结合临床和其他检查方法合理解释。系列的超声心动图检查很重要，因为EF的变化、心腔大小和形态的变化可了解疾病的演变，观察治疗的反应，对诊断和治疗都有很多帮助。

(8)其他检查方法：还有些方法可以用来检查心脏结构或功能的异常，如核素心肌显像和血池造影可高度准确地测量心肌灌注和心室功能，包括射血分数。近年来MRT或CT也开始用于心脏功能的检查。尤其是MRI，目前很多临床试验都要求用MRI进行心功能检查替代超声心动图检查。因其图像清楚，检查者偏差小，可更准确地评估心腔大小、心室质量，发现结构异常和评价心脏功能与室壁运动。此外，MRI还可准确识别心肌活性与瘢痕组织。

5.诊断

(1)无症状性心力衰竭：无症状性心力衰竭又称无症状性左心室功能障碍，是指患者有左心室功能异常的证据，如LVEF低于40%，但没有明显的临床表现，相当于ACC/AHA心力衰竭分期中的R期或B阶段。据估计，无症状性心力衰竭可能占到心力衰竭半数以上。其中大部分为心肌梗死后的患者，这些患者表面上病情稳定，但心室重构却持续进行，适应性状态迟早会转化为适应不良，进而发生心力衰竭，但也有部分患者可能持续处在这个阶段而不发生心力衰竭。

无症状性心力衰竭发展到心力衰竭阶段，即从B阶段进展到C阶段的时间长短不一，短则数周，长则数年甚至时间更长。影响从B阶段进展到C阶段的因素包括年龄、初始心肌受损的严重程度和原因、心脏的基础状况，如年龄大小、LVEF的高低、基础病因的进展、神经体液激活的程度、基因及各种诱发因素作用的强度和机体代偿的能力等。

系列的超声心动图检查可发现高危患者收缩功能和心室形态的变化。BNP可作为排除性筛查使用。

(2)有症状的心力衰竭的诊断要点。临床心力衰竭的诊断主要依据以下3点：①原有心血管疾病病史；②有心力衰竭的临床表现；③必要的辅助检查阳性结果。

经典的Framingham心力衰竭诊断标准设主要条件和次要条件，具有两项主要条件或具有一项主要条件及两项次要条件即可诊断心力衰竭。

1)主要条件：①阵发性夜间呼吸困难和(或)睡眠中憋醒；②颈静脉怒张或搏动增强；③肺部啰音和(或)呼吸音减弱，尤其双肺底；④心脏扩大；⑤急性肺水肿；⑥第三心音奔马律；⑦非洋地黄所致交替脉；⑧颈静脉压升高>15cmH$_2$O；⑨循环时间>25s；⑩胸部X线片中、上肺野纹理增粗，或见到Kerley B线；⑪肝颈反流征阳性。

2)次要条件：①踝部水肿和(或)尿量减少而体重增加；②无上呼吸道感染的夜间咳嗽；③劳力性呼吸困难；④淤血性肝大，有时表现肝区疼痛或不适；⑤胸腔积液；⑥肺活量降低至最大肺活量的 1/3;⑦心动过速(心率≥120 次/分);⑧按心力衰竭治疗 5 天内体重减少大于 4.5kg。

Framingham 心力衰竭诊断标准主要用于人群心力衰竭调查,故在临床上诊断心力衰竭不必拘泥于此。

二、舒张功能不全性心力衰竭

1984 年,Dougherty 等首次报道一组左心室收缩功能正常的充血性心力衰竭。此后,人们对这种类型的心力衰竭越来越关注,并命名为舒张功能不全性心力衰竭。近年来,这一类型的心力衰竭又被命名为射血分数保存的心力衰竭(ejection fraction preserved heart failure,HF-pEF)。2012 年欧洲心脏病协会心力衰竭指南对于 HF-pEF 的诊断标准为:①典型的心力衰竭症状;②典型的心力衰竭体征;③左心室射血分数正常或轻度降低并且左心室无扩大;④相关的器质性心脏病(左心室肥厚或左心房扩大)和(或)舒张功能异常的证据。

目前对舒张功能不全性心力衰竭的定义:在心室收缩功能正常的情况下,心室松弛性和顺应性减低使心室充盈量减少和充盈压升高,从而导致肺循环和体循环淤血的综合征。按照这一定义,舒张功能不全性心力衰竭应该包括左心室和右心室舒张功能异常引起的心力衰竭,但由于目前右心室舒张功能异常引起的心力衰竭研究甚少,所谓舒张功能不全性心力衰竭主要指左心室舒张功能异常引起的心力衰竭。所谓心室收缩功能正常通常是 LVEF>45%。舒张性功能异常应与舒张功能不全性心力衰竭区别开来。舒张功能异常泛指心肌在舒张期出现的机械功能的异常,无论其是否有相应的临床症状。舒张期包括心室等容舒张期、心室快速充盈期、心室缓慢充盈期及心房收缩期。在这个过程出现的任何异常,都称为舒张功能异常。而舒张功能不全性心力衰竭主要是描述一种临床症状,是一组具有心力衰竭的症状或体征,而 LVEF 正常及有舒张功能异常的临床综合征,其舒张功能异常可以仅是部分参数的异常。目前,舒张功能不全性心力衰竭的患病率报道存在较大的差别,可能就是由于诊断标准方面的差异造成的。

根据不同的研究,舒张功能不全性心力衰竭的患病率相差悬殊,占心力衰竭总人群的 13%~74%。欧洲心脏调查(Euro Heart Failure Survey)和以色列的一项调查结果显示,在心力衰竭住院的患者中,收缩功能正常的心力衰竭(LVEF>40%)占 47%~50%。一般认为,在心力衰竭的患者中,大约 1/3 表现为单纯性舒张功能不全性心力衰竭,2/3 表现为收缩功能不全性心力衰竭合并不同程度舒张功能不全,即混合性心力衰竭,舒张功能不全性心力衰竭往往发生于收缩功能不全性心力衰竭之前。

以往认为舒张功能不全性心力衰竭预后要比收缩功能不全性心力衰竭好,但最近的来自美国和加拿大的研究表明,舒张功能不全性心力衰竭与收缩功能不全性心力衰竭一样,都是预后不好的疾病。而且舒张功能不全性心力衰竭患病率在逐年上升。由于治疗措施的相对无效和罹患本病的老年人更多,其病死率不像收缩功能不全性心力衰竭近几年来在逐渐下降,相反还在增加。

1.病理生理及病因 心室舒张功能是指在心脏收缩后、心室恢复到原来(即前一个舒张末期)容积和压力的能力,包括心室肌的舒张性和心室的顺应性两部分。前者用心室压力下降速率表示($-dp/dt$),后者用容量/压力关系来衡量($\triangle V/\triangle P$)。由此可见。舒张功能不全性心力衰竭是心室主动松弛能力受损及被动顺应性下降所致。前者是一个主动过程,需要消耗能量,后者则与室壁僵硬有关。心肌显著肥厚和(或)左心室僵硬度增加,心腔大小正常,LVEF 正常及左心室舒张期充盈减少为本病的特征性改变。

由于舒张期心室主动松弛能力受损和(或)左心室僵硬度明显增加,心搏量降低,左心室充盈明显障碍,导致左心室舒张末压升高、左心房压力增加和左心房扩大及肺充血,左心室压力-容积曲线环向左上移动,心排血量减少,继而发生的心力衰竭。任何影响上述两个环节的因素都可以引起舒张功能不全性心力衰竭。在原有收缩功能不全性心力衰竭的基础上发生舒张功能不全是临床上常见的表现。由于舒张功能更易受缺血影响,在陈旧性心肌梗死,瘢痕纤维组织增加,心室顺应性下降,此时,急性缺血引起的心力衰竭表现就有可能是舒张功能不全引起的。老年女性和高血压、心肌肥厚、心房颤动等患者容易发生舒张功能不全性心力衰竭。常见的疾病包括冠心病、高血压、糖尿病、主动脉瓣狭窄、肥厚型心肌病、限制型心肌病等。

2.发病机制

(1)心室肌松弛能力受损:心肌松弛过程是个主动耗能过程。在这个过程中肌浆网钙泵(SERCA,在心脏主要表达 SERCA2a)活性降低和数量减少起到重要作用。在各种原因引起的心肌缺血情况下,导致心肌细胞内 ATP 生成减少,可减慢肌浆网对细胞质内钙的摄取,导致胞质内钙离子超载。抑制肌浆网钙泵的受体蛋白活性增加时也抑制了心肌的松弛能力。

(2)心室充盈受损:心室的舒张开始于收缩末期,心室收缩的速度和程度均能影响心脏的舒张功能。当心肌收缩功能异常发生时将使心房、心室收缩末期的压力差减小,而使舒张势能下降,心室的充盈随之减慢。舒张期冠状动脉的充盈、灌流也是促进心室舒张的一个重要因素,增龄性大动脉弹性降低,收缩压上升,后负荷增大,以及年龄相关的心肌肥大等改变,导致左心室舒张期压力上升,室壁张力增加,心肌毛细血管和微小阻力血管外压力增高,破坏了它们的自身调节功能,心肌血管舒张障碍;同时老年人心肌毛细血管密度下降,冠状动脉粥样硬化和内皮功能异常或合并血管狭窄,共同导致冠状动脉的血流储备下降,心肌灌流不足。

(3)心室僵硬度增加:最近的研究发现,心肌僵硬在舒张功能不全向心力衰竭的转变过程中起了很重要的作用。虽然,心肌细胞肥大也参与了心室僵硬度的增加,但目前认为心肌纤维化在其中起主要作用。在心肌纤维化的过程中,不仅胶原组织发生量的改变,而且胶原的聚集、胶原表型的转换和胶原交联增加等多方面改变也很显著,而且是更重要的因素。随年龄增加,包括心肌细胞间质纤维的量、结构、分布、交联程度和Ⅰ型胶原/Ⅲ型胶原的比例在内的一些改变,可能通过增大心脏的弹性负荷,使心肌僵硬而引起心脏舒张功能(包括舒张速度舒张吸力和心室顺应性)下降。

(4)神经-内分泌系统的过度激活:收缩功能不全性心力衰竭中普遍存在的神经-内分泌系统激活,在老年舒张功能不全性心力衰竭中也同样存在。交感神经系统和 RAAS

的激活引起的细胞外基质增加和心肌肥厚是导致心室僵硬度增加和心室舒张功能障碍的最重要因素,它还可通过引起血压增高增加心脏后负荷而加重心室舒张功能损害。此外,近年来人们逐渐意识到单核细胞趋化因子的激活和巨噬细胞的浸润等炎症反应在舒张功能不全性心力衰竭时的心肌肥大和纤维化中也起着很重要的作用。

老年人容易出现心脏舒张功能的改变,部分与慢性的神经-内分泌系统和心脏内皮系统的激活有关。研究表明,老年人的血液中的去甲肾上腺素和肾上腺素水平都增高,并且老年人对肾上腺素刺激的反应减低,交感活性的增高导致了血浆血管升压素、心房利钠肽和脑钠肽的水平升高,同时也激活了RAAS。

(5)血管僵硬度增加:血管僵硬度增加在老年舒张功能异常中有一定的作用。因为老年人心血管生理方面最大的改变就是主动脉和大动脉的弹性降低(顺应性降低)。随着年龄的增长,主动脉的弹性降低可造成外周组织的血流量降低而使运动耐量下降,主动脉的僵硬还可造成后负荷增加,加重心肌肥大而损害左心室充盈,特别是在运动时心率增加的情况下更是如此。由此产生的继发性左心房和肺静脉压力升高是引起呼吸困难症状的直接原因。主动脉或其他动脉僵硬也可以增加心肌的氧耗量,并且因为左心室压力-容积曲线的上移,心室与动脉的相互作用的改变使得左心室容量在较小的变化下引起左心室压力过大的反应。动脉和心室僵硬的不良耦联还使左心室舒张末压增高,舒张末期压力-容积曲线右移,加重了收缩压对舒张功能的影响,使血压更不稳定,应激时心脏耗氧量增加而加重舒张功能障碍。

3.临床表现与诊断

(1)临床表现:舒张功能不全性心力衰竭的主要临床表现是心室充盈压增高所引起的上游静脉压力增高所致的肺循环和体循环的淤血,以及由此产生的临床表现。其临床表现与左侧心力衰竭类似,如呼吸困难、肺水肿、疲倦、乏力等。体征可见肺部啰音、胸腔积液等,心脏增大以左心房为主,除非合并收缩功能不全,一般心室不大。

(2)辅助检查:辅助检查中超声心动图较为重要。观察指标包括左心室心肌重量和舒张功能的测定。中国人诊断左心室肥厚的标准为男性>198g,女性>163g,左心室心肌重量指数男性>98g/m^2,女性>92g/m^2,这些标准均显著低于目前我国采用的美国Framingham研究的诊断标准,提示采用后一标准显著低估我国人群中左心室肥厚的发生率。舒张功能的测定应包括左心室松弛、充盈、舒张期扩张度降低或僵硬度等方面的内容。彩色多普勒也能反映左心室早期充盈情况,包括二尖瓣舒张早期血流最大速度(E波)、E/A值、E波减速时间(DT)、肺静脉收缩和舒张期血流速度比值(S/D)四项。

其他检查与收缩功能不全性心力衰竭类似。对于BNP的地位,叙述不统一。一般认为,BNP在舒张功能不全性心力衰竭时的浓度低于收缩功能不全性心力衰竭,以诊断后者的标准应用于前者显然不合适,尤其对老年女性。如果以BNP 100ng/L作为截点,其灵敏度86%,阴性预测值96%,诊断准确性75%。多数人建议BNP应与超声心动图和临床结合才有意义。不能根据BNP水平区分收缩功能障碍抑或舒张功能障碍。只有在左心室功能(EF)正常且伴有心力衰竭症状时,在排除心外原因引起的BNP升高后,BNP水平升高应高度怀疑为舒张功能不全性心力衰竭。

（3）诊断

1）2007年中国慢性心力衰竭指南诊断标准：①有典型的心力衰竭症状和体征；②LVEF正常（>45%），左心腔大小正常；③超声心动图检查有左心室舒张功能异常的证据；④超声心动图无心瓣膜疾病，并可排除心包疾病、肥厚型心肌病或限制型心肌病等。

2）2012年欧洲心脏病协会心力衰竭指南对于HF-pEF的诊断标准：①典型的心力衰竭症状；②典型的心力衰竭体征；③LVEF正常或轻度降低并且左心室无扩大；④相关的器质性心脏病（左心室肥厚/左心房扩大）和（或）舒张功能异常的证据。必须强调的是不能以单一的指标异常来下诊断，而应该全面结合二维及多普勒超声的指标综合考虑。

三、急性心力衰竭和急性肺水肿

急性心力衰竭常危及生命，是心内科常见的急危重症，需要紧急治疗。其定义为心功能不全的症状和体征急骤发作。临床上，无论既往有无心脏病病史均可发生急性心力衰竭。心功能不全的原因可以是收缩功能不全或是舒张功能不全，也可以是心律失常、心脏前负荷或后负荷过重。

临床所见的急性心力衰竭大多数是慢性心力衰竭急性失代偿引起，仅少部分为新发生的急性心力衰竭。冠心病是急性心力衰竭的主要病因，占60%~70%，尤其在老年人当中。年轻患者中，急性心力衰竭的常见病因为扩张性心肌病、心律失常、先天性瓣膜病和心肌炎。

急性心力衰竭常常伴有其他脏器的终末性疾病，尤其是代谢性疾病，如严重冠心病、高血压、糖尿病、心肌肥厚、肾疾病、呼吸道疾病等。一旦发生过急性心力衰竭，预后很差。在住院的急性失代偿性心力衰竭中，60天的病死率为9.6%，若合并再住院率统计则达35.2%。AMI患者出现严重心力衰竭则病死率更高，1年的病死率达30%。发生急性肺水肿者，院内病死率高达12%。

1.病因和诱因　各种原因引起心脏在短时间内出现心排血量急剧下降就可发生急性心力衰竭。

（1）急性的弥漫性心肌损害，如大面积AMI、急性心肌炎，引起心肌收缩功能急剧下降或丧失。

（2）急性的血流排出障碍，如严重的瓣膜狭窄、流出道梗阻、房室瓣口的浮动性血栓或黏液瘤、大动脉或大分支栓塞，引起心脏后负荷骤然加重。

（3）急性的心脏容量负荷加重，如各种原因引起的急性瓣膜关闭不全、间隔穿孔、主动脉窦瘤破裂入心腔、输液过多过快等，引起前负荷急剧增多。

（4）急性的心室舒张受限，如急性心包积液或积血、严重的心律失常，如室性心动过速、心室颤动、心房颤动或心房扑动及其他快速异位心律失常等，引起心室充盈急剧受限。上述原因中可以单独或多种因素共同作用引起急性心力衰竭。

2.分类　急性心力衰竭包括新发生的急性心力衰竭（既往没有明确心功能不全病史）和慢性心力衰竭急性失代偿两种情况。根据其临床表现和血流动力学的特点将急性心力衰竭分成6大类。

（1）急性失代偿性心力衰竭（包括新发的和慢性心力衰竭失代偿）：有急性心力衰竭的症状和体征，但未达到急性肺水肿、心源性休克或高血压危象的标准。

（2）伴高血压或高血压危象的急性心力衰竭：有急性心力衰竭的症状和体征，同时血压明显升高，左心室功能相对正常，胸部 X 线片示肺水肿。

（3）肺水肿：有胸部 X 线片证实的肺水肿伴严重的呼吸困难、肺部啰音和端坐呼吸，不吸氧情况下动脉血氧饱和度（SaO_2）通常小于 90%。

（4）心源性休克通常具有以下特征：血压下降（收缩压<90mmHg 或平均动脉压下降大于 30mmHg，且持续 30 分钟以上），和（或）尿量减少（<20mL/h），脉率>110 次/分伴或不伴器官淤血表现。从低心排血量到心源性休克是一个连续的过程。

（5）高心排血量性心力衰竭：其特点是心排血量增加，常有心率增快（原因包括心律失常、甲状腺毒症、贫血、Paget 病及医源性等）、外周温暖、肺淤血，有时会出现低血压，如感染性休克。

（6）右心衰竭：特点是低心排血量综合征、颈静脉压增高、肝大和低血压。

3.分级　临床常根据急性心力衰竭患者的病情进行严重程度的分级。常用的方法有 3 种。

（1）Killip 分级：主要用于急性心肌梗死患者，根据临床和血流动力学状态来分级。

Ⅰ级，没有心力衰竭。没有心功能失代偿的临床体征，但 PCWP 可升高，病死率 0~5%。

Ⅱ级，轻至中度心力衰竭，肺啰音出现范围小于两肺野的 50%，可出现第三心音、奔马律、持续性窦性心动过速或其他心律失常，静脉压升高，有肺淤血的 X 线片表现，病死率10%~20%。

Ⅲ级，重度心力衰竭，肺啰音出现范围大于两肺的 50%，可出现急性肺水肿，病死率35%~40%。

Ⅳ级，心源性休克，包括低血压（收缩压<90mmHg）和外周血管收缩的表现，如少尿（<20mL/h）、发绀、皮肤湿冷、心动过速、呼吸急促等，病死率 85%~95%。

Killip 分级主要用于评价 AMI 和首次急性心力衰患者心功能不全的严重程度。

（2）Forrester 分级：Forrester 分级可用于 AMI 患者或其他原因所致的急性心力衰竭。根据临床和血流动力学状态分 4 级（图 4-3）。其中有 4 个关键指标：①外周组织是否存在低灌注；②是否存在肺淤血；③心排指数是否降低≤2.2L/（min·m²）；④PCWP 是否升高大于 18mmHg。根据此 4 项指标做四象限图，以区别各种类型的心力衰竭的临床表现和血流动力学特点，并指导治疗。

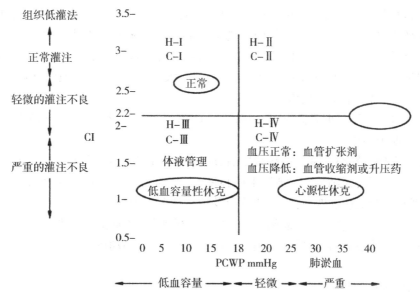

图4-3　急性心力衰竭的Forrester分级

Ⅰ级,即心功能处于代偿状态,无泵衰竭的临床症状和体征。Ⅱ级,有肺淤血的临床表现,如气急、肺部啰音等,为临床常见的类型,早期可无临床表现。Ⅲ级,末梢循环不良,临床表现为低血压、脉速、精神症状、发绀、皮肤湿冷、尿少等,无肺淤血。此型可见于右心室梗死,亦可见于血容量不足。Ⅳ级,此型兼有肺淤血与周围灌注不足,为严重类型,见于大面积心肌梗死。

Ⅰ级病死率为2.2%,Ⅱ级为10.1%,Ⅲ级为22.4%,Ⅳ级为55.5%。

(3)临床严重程度分级:依据是根据灌注情况和肺部啰音情况分级,也有4级,即Ⅰ级(A组)为温暖、干燥;Ⅱ级(B组)为温暖、湿润;Ⅲ级(L组)为冷而干燥;Ⅳ级(C组)为冷而湿。此方法一直用于评估心肌病的预后,适合于门诊及住院的心力衰竭患者。

目前国内临床常用的方法为Killip分级法,因为比较简单。后两种其实含义相同,但第三种方法简单,便于记忆。这两种方法对指导临床治疗都有意义,应该推广。

4.病理生理　与慢性心力衰竭相比,机械、血流动力学和神经-内分泌系统变化具有共同特点,但并不完全一致。急性心力衰竭的发作往往是有诱发因素导致突然失代偿,或是慢性心力衰竭代偿至极限而触发了恶性循环。一旦发生急性心力衰竭,如不及时采取措施,则病情将持续发展,直至死亡。但积极的治疗会改变病程和预后,这与慢性心力衰竭不同,其预后主要取决于造成左心室功能减退的原因和基础心脏病,以及治疗是否及时和有效。

5.诊断

(1)临床表现:急性心力衰竭的症状及体征与前述的左心衰竭一样,但症状常突然发生且更为严重,常常为端坐呼吸,而且变化快,患者常有烦躁、恐惧、大汗等表现。肺部啰音明显,为水泡音并常有哮鸣音。

急性肺水肿是急性心力衰竭的严重阶段,是各种原因导致的肺静脉及肺毛细血管楔压骤然升高所致。由于肺毛细血管楔压高于血浆胶体渗透压,液体从毛细血管渗入肺间质、肺泡甚至气道内引起肺水肿。典型的临床表现为极度气急,呼吸困难,可达 30~40 次/分,端坐呼吸、频频咳嗽、面色苍白、口唇发绀、大汗,常咳出白色泡沫样痰,严重者可从口、鼻腔内涌出大量粉红色泡沫痰。患者常有烦躁、恐惧甚至濒死感。检查可见心率增快、脉搏浅快、血压早期升高,以后可降低。两肺可闻及广泛的水泡音和哮鸣音。心尖可听到舒张期奔马律。

在临床出现急性心力衰竭的症状之后,应反复检查患者,观察组织灌注、体静脉及肺静脉压力增高情况,仔细检查心脏,注意心率、节律、心音变化、奔马律及肺部啰音等变化,这对判断患者疾病进展、对治疗的反应及预后帮助很大。

一旦怀疑患者为急性心力衰竭,应该立即进行评估,依据症状和临床表现及适当的实验室检查,包括心电图、胸部 X 线片、血液学检查、超声心动图等及早做出诊断并紧急处理。

(2)辅助检查

1)心电图检查:心电图对心力衰竭的诊断没有帮助,但能够帮助发现基础心脏病及心脏受损的程度等情况,还能了解心律、心率变化,评估心脏负荷和对某些疾病进行鉴别诊断。

2)胸部 X 线片:胸部 X 线片可以评估心脏基础疾病、心脏大小、肺淤血情况,既可以用于诊断和鉴别诊断,又可以指导治疗,是常用的手段,应作为常规检查并进行系列的对比。

3)血液学检查:①血气分析:血气分析对重症患者十分重要,可全面了解患者酸碱平衡、氧合(PO_2、SaO_2)、肺通气(CO_2)情况,对指导治疗意义重大。指脉氧测定在没有休克的情况下也是了解或评价肺淤血的常用方法,但对其数据的解释还应与临床实际情况相结合;②BNP:对急性呼吸困难的鉴别诊断有帮助。因为心力衰竭引起的呼吸困难常有 BNP 的增高。呼吸困难而 BNP<100pg/mL 或 NT-proBNP<300pg/mL 可排除心力衰竭的可能;③其他:血常规、肾功能及电解质、心肌坏死标志物。这些检查对病因诊断、病情评估等有帮助,应该作为常规检查。

4)超声心动图检查:应尽早进行检查。对诊断和鉴别诊断意义重大,同时还可对心力衰竭类型、心功能等进行评价。

第六节　收缩功能不全性心力衰竭的治疗

美国慢性心力衰竭 2005 年版的治疗指南根据心力衰竭的分期制订了治疗原则。这种方法对心力衰竭的治疗有利于早期预防和干预,全面控制心力衰竭的发展,值得推荐。这种按照心力衰竭分期选择治疗的方法仍旧被 2013 年美国心力衰竭指南强调推荐。

简而言之,对于 A 期的患者重点是控制心力衰竭的危险因素,预防这些患者发生心力衰竭。对于 B 期的患者重点是减轻心室重构,延缓心力衰竭的发生。对于 C、D 期的患者重点是缓解症状,提高生活质量,延缓心力衰竭恶化,降低病死率。在整个过程中强调综合治疗包括生活方式的改变、有效药物的及时使用,尤其是 ACEI 和 β 受体阻滞剂,以及其他一些被大规模临床试验证实的方法。

一、一般治疗

首先应对心力衰竭的患者建立档案,将患者、患者家属、负责医师、护理人员及社区卫生人员组织起来,形成一个心力衰竭治疗小组。制订一个详细的诊疗计划,包括饮食计划、运动计划、治疗计划、治疗方案和达标计划、监督与随访等,形成一个全方位干预和治疗的环境,提高有效治疗方法实施率和治疗目标达到率,从而减少心力衰竭再次发作和降低病死率。美国及欧洲的一些研究表明,采用这种有组织的全方位管理手段可以明显提高治疗率和达标率,再次心脏事件的发生率明显降低,同时患者配偶的心力衰竭的危险因素也得到很好的控制。一般治疗的过程中应注意以下问题。

1.氧疗　对于慢性心力衰竭失代偿且安静状态下呼吸困难的患者,吸氧常常可以改善症状。症状严重者,可面罩吸氧,有肺水肿证据者还可通过面罩持续呼气末正压通气(CPAP)。没有呼吸困难的轻症患者不必给氧。间歇性长期吸氧是否可以改善预后尚无证据。CPAP 是否可用于慢性心力衰竭也没有相关研究。

2.饮食　慢性心力衰竭患者的营养不良临床上较常见,有报告严重的心力衰竭(NY-HA Ⅲ～Ⅳ级)患者中有 35%～53% 存在营养不良,而后者又常与贫血、低甲状腺激素、低生长激素等合并存在,加重心力衰竭的进展,形成恶性循环。故对心力衰竭患者,尤其是重症者应进行饮食方面的指导,但目前缺乏专门为心力衰竭患者设计的饮食指导方法,一般还是沿用按健康人营养状态所需热量,计算经体重、身高、年龄校正的总热量,再折算成营养素所需的比例,即蛋白质 20%～30%、碳水化合物 60%～70%、脂肪 15%～20%。有研究表明心力衰竭患者支链氨基酸更易缺乏,故一些富含支链氨基酸的鱼、禽类、牛乳、黄豆、玉米、小米、糯米、菜花、小红枣等可适当多用。控制盐摄入,一般轻度心力衰竭摄盐量小于 5g/d,中度心力衰竭小于 3g/d,重度心力衰竭小于 2g/d。若使用利尿剂尿量明显增多时,摄盐不必限制过严。

3.运动　尽管大多数患者不能参加重体力劳动或剧烈运动,但应当鼓励患者参加体育锻炼,除非在急性失代偿期或怀疑心肌炎的患者。因为限制活动可以导致体力去适应,进而导致心力衰竭患者临床状况的下降和对运动耐受力的下降。

研究发现运动通过改善骨骼肌内源性异常,改善血流分布和调节神经内分泌异常,可减少症状、增加患者的运动耐力并改善生活质量,而且降低再住院率和病死率。这种改善可与药物治疗获得的改善相媲美,并独立于 ACEI 和 β 受体阻滞剂的益处之外。

运动应该在医师的指导下进行,以有氧运动即耐力运动为主,如行走、做操、游泳等,采用循序渐进增加运动量的方法,一般在开始锻炼的初期选择轻度运动量,如每周 3 次 3km/h 的行走,1～2 个月后,再进行中度运动量的锻炼,如每周 3 次 6km/h 的行走。此后再过 6～8 周,可鼓励患者恢复工作,参加正常社交活动,并进行自己喜爱的运动,包括进行抗阻力运动,如踏车、爬坡、臂力锻炼等。但运动量一般不要超过最大氧耗量的 60%。

最大氧耗量可通过心肺联合运动试验计算出来,活动平板、6MWT 也可粗略评估出最大氧耗量的大致范围。一般在 6MET 以下的活动不会超过最大氧耗量的 60%。

4.体重检测　心力衰竭患者的体重很重要,因为在体内出现水钠潴留时体重的增加先于水肿的发生,每天测量体重可早期发现体内水分过多的表现。在心力衰竭的症状及体征稳定之后,可确定患者的干体重,即在大小便后测量空腹的体重,若连续 3 天体重没有明显变化(增量<0.25kg)时即为干体重。若体重连续 3 天大于此值,则考虑液体增加,可加强利尿。这样可以减少利尿剂的不良反应,同时对心力衰竭的进展有延缓作用。

5.合并用药　以下 3 种药物可以加重心力衰竭的症状,在大多数患者中应避免使用。绝大多数抗心律失常药物具有明显心脏抑制和促心律失常作用,长期使用没有益处,除非有致命性心律失常,可考虑短期使用。目前只有胺碘酮和多非利特对存活率没有不良影响。钙通道阻滞剂尤其是非二氢吡啶类可以使心力衰竭恶化,增加心血管事件的危险。只有血管选择性的长效药物,如氨氯地平,对存活率没有不良影响。非甾体抗炎药可以导致钠潴留和外周血管收缩,降低利尿剂和 ACEI 的疗效,增加其毒性,应避免使用。对于阿司匹林在心力衰竭中应用存有争议。反对方认为阿司匹林可以抑制激肽介导的前列腺素合成,影响 ACEI 对心力衰竭患者的疗效,降低 ACEI 对心力衰竭患者血流动力学的作用。故认为应该使用其他不影响 ACEI 疗效的抗血小板药物(如氯吡格雷)。然而,氯吡格雷没有作为缺血事件一级预防的指征。支持方认为,目前已有荟萃分析显示 ACEI 与阿司匹林合用对长期生存率并无影响。因此,有阿司匹林适应证时可以与 ACEI 合用。

6.预防感染　感染是心力衰竭发生或加重的最常见的诱发因素,尤其是肺部感染,占据了 50% 以上。因此,预防感染在心力衰竭的防治上显得非常重要。已有证据表明使用流感疫苗和肺炎球菌疫苗可以减少呼吸道感染,故对有条件的患者,可在易感季节或对易患肺部感染的患者给予上述治疗。此外,合理的体育锻炼和营养、注意季节更迭时的自我保护等措施也有利于提高抗感染能力,减少感染机会。

7.电解质平衡　心力衰竭患者应当密切监测血钾的变化。应当努力避免发生低钾和高钾血症,因这两种情况都可以降低心脏的兴奋性和传导能力,导致猝死。没有很好控制的心力衰竭,使用 ACEI、保钾利尿剂等,会引起血钾升高。应定期测定血钾浓度,使之在 4.0~5.0mmol/L 的范围。低钾患者应予以补钾,并同时补镁。但 ACEI 单独使用或与醛固酮受体阻滞剂联合使用的患者,常规补充钾、镁可能有害。

8.预防栓塞　由于心力衰竭患者血液淤滞及可能的促凝因子活性增强,慢性心力衰竭患者发生血栓栓塞事件的危险性增高。然而,在大型研究中,临床状况稳定的患者血栓栓塞危险性低(每年 1%~3%),即使是射血分数非常低和心脏超声提示心内血栓的患者也是如此。如此低的栓塞发生率使抗凝治疗的益处不易被观察到。目前有关抗凝治疗的研究结果存在矛盾,故对于心力衰竭是否应该抗凝没有结论。一般建议只对曾有血栓事件或患有阵发或持续性心房颤动的心力衰竭患者、患有可能增加血栓栓塞危险的基础疾病(如淀粉样变性病或左心室致密化不全)的患者和患有家族性扩张性心肌病及一级亲属有血栓栓塞史的患者进行抗凝治疗。抗凝的药物可选择华法林,按照国际标准化比值(INR)的测定值进行调整,也可选择低分子量肝素。

二、利尿剂

利尿剂通过减少钠或氯的重吸收而减轻心力衰竭时的水钠潴留。有两大类作用机制不同的药物可用于心力衰竭,一类是髓袢利尿剂,主要有布美他尼、呋塞米和托拉塞米,另一类是作用于远端肾小管的利尿剂,主要有噻嗪类、保钾利尿剂、美托拉宗。髓袢利尿剂可以使滤过钠增加20%~25%,增加自由水清除率,维持利尿功能,除非肾功能严重受损。噻嗪类利尿剂仅使滤过钠增加5%~10%,减少自由水清除率,肾功能受损(肌酐清除率小于40mL/min)将丧失疗效。因此,髓袢利尿剂适用于大多数心力衰竭患者,而噻嗪类更适用于合并高血压、轻度水潴留的心力衰竭的患者。

目前尚无利尿剂治疗心力衰竭的长期研究,其对发病率和病死率的影响尚不清楚,但一项注册研究显示,利尿剂可能增加心力衰竭患者的病死率,这种影响与血肌酐水平有关,肌酐水平越高,使用利尿剂病死率越高。利尿剂对于症状明显的患者可以降低静脉压力,减轻肺充血,减少外周水肿和降低体重,改善心脏功能、症状和心力衰竭患者的运动耐量,被认为是心力衰竭的一线治疗药物,没有药物可以替代。如果没有利尿剂,将难以使用β受体阻滞剂。鉴于医学伦理等问题,目前已不可能再进行有关利尿剂是否改善心力衰竭生存率的研究。

但有些问题还值得研究,如已接受足量β受体阻滞剂、ACEI等标准治疗,临床稳定是否还需要利尿剂小剂量长期维持?停用是否有好处或有坏处?使用利尿剂的要点及注意事项如下。

1.虽然在治疗心力衰竭的药物中,利尿剂是唯一可以控制液体潴留的药物,但利尿剂不应单独应用,尤其不能单独用于心力衰竭阶段C的治疗。单独使用利尿剂不可能保持心力衰竭患者的长期稳定。故利尿剂应当与ACEI和β受体阻滞剂联合应用,同时要中度控制食盐摄入(3~4g/d)。

利尿剂可以在数小时或数天内缓解肺部和周围水肿,而洋地黄、ACEI或β受体阻滞剂的临床作用可能需要数周或数月才能变得明显。利尿剂剂量太小可能引起体液潴留,这将削弱对ACEI的治疗反应并增加使用β受体阻滞剂的危险。

相反,过量使用利尿剂将使血容量减少,增加使用ACEI和血管扩张剂时发生低血压的危险,以及使用ACEI和ARB时发生肾功能不全的危险。合理使用利尿剂是治疗心力衰竭的基础。

2.轻症的门诊心力衰竭患者,利尿剂起始剂量不必过大,通常每天1~2次给药即可,逐渐增加剂量直到尿量增加,体重减轻(通常为每天减轻0.5~1.0kg)。症状较重的患者,需要增加剂量或使用次数,更重的患者还可短期使用静脉制剂。利尿剂以髓袢利尿剂为好,噻嗪类药物剂量依赖性利尿的范围窄(氢氯噻嗪超过100mg/d就没有明显的利尿效果了),并且在肾功能轻度损害时效力就可能丧失。故常用呋塞米,但有些患者对托拉塞米反应更好,因其吸收更好,持续时间长。有时两药交替使用可提高利尿效果。利尿剂治疗的最终目标是消除体液潴留的体征。病情稳定后,可根据每天体重变化调整利尿剂用量。

3.在利尿剂治疗过程中若出现电解质平衡紊乱,或在达到治疗目标前出现低血压或肾功能异常,暂不要停药。而应同时纠正电解质平衡紊乱或暂时减缓利尿速度。过分担心低血压和肾功能可能导致利尿剂应用不足,水肿难以控制,并影响其他治疗心力衰竭药物的疗效和安全性。

4.病情稳定后,利尿剂可减量,使用维持剂量预防容量超负荷的复发。多数患者可根据每天体重变化调整利尿剂用量。

5.治疗过程中患者应控制摄盐量,避免使用肾毒性药物(如非甾体抗炎药,包括环氧化酶-2抑制剂)。否则,即使加大剂量利尿效果也不好。

6.患者出现利尿剂抵抗后可以使用静脉注射利尿剂(包括连续静脉输注),或联合使用两种或两种以上利尿剂(如呋塞米和美托拉宗),或同时使用利尿剂和增加肾血流量的药物(如小剂量的多巴胺)。

7.在利尿剂治疗的过程中应注意水、电解质平衡紊乱,低血压和氮质血症。患者出现低钠血症时,利尿剂的作用将减弱,补充高渗盐水(2%~3%)及合用小剂量的多巴胺对部分患者可能恢复利尿作用。利尿剂也可引起皮疹和听力障碍,但其通常发生在特异质的患者或使用剂量非常大时。长期使用利尿剂可能影响血糖、尿酸和血脂的代谢。

8.利尿剂可引起钾和镁离子的丢失,引起患者严重的心律失常,特别是在应用洋地黄类药物治疗时。两种利尿剂合用时可以增加电解质丢失的危险。短时间的补充钾制剂可以纠正低血钾,血钾降低明显者应补充镁离子。同时使用ACEI或联合使用保钾制剂(如螺内酯)可防止大多数使用髓袢利尿剂时钾离子的丢失。当使用这些药物时,应注意可能引起高钾血症,但同时长期口服补钾剂可能有害。

9.过量使用利尿剂可降低血压并损害肾功能和运动耐量下降,但低血压和氮质血症也可能是心力衰竭恶化的结果,此时若减少利尿剂的使用则可能加速心力衰竭的恶化。如果没有体液潴留的体征,低血压和氮质血症可能与容量不足有关,减少利尿剂可能缓解。如果有体液潴留的体征,低血压和氮质血症则可能与心力衰竭恶化和周围有效灌注压低有关,常提示发生了心肾综合征,这提示预后不良。

三、肾素-血管紧张素-醛固酮系统阻滞剂

肾素-血管紧张素醛固酮系统(RAAS)激活是心力衰竭发生、发展的中心环节之一。ACEI、血管紧张素受体阻滞剂和醛固酮受体阻滞剂可以从多个部位对RAAS进行抑制,已有多项临床大规模研究证实这些RAAS抑制剂可以延缓心室重构形成,降低病死率。其中ACEI不仅对心力衰竭治疗有益,而且冠心病和其他动脉粥样硬化性血管疾病,以及糖尿病肾病均可从ACEI的治疗中获益。ARB除可用于治疗心力衰竭外,对高血压心室肥厚及糖尿病肾病也有益处。下面将分别讨论这三类药物在心力衰竭方面的应用。

1.血管紧张素转换酶抑制剂

(1)作用机制:血管紧张素转换酶抑制剂(angiotensin converting enzyme inhibitor, ACEI)主要通过以下机制在心力衰竭的治疗过程中发挥效应。

1)抑制 RAAS:其作用主要针对组织中的 RAAS,组织中的 RAAS 激活在心力衰竭的发病机制中更为重要。

2)抑制缓激肽降解:ACEI 可使组织内缓激肽降解减少,局部缓激肽浓度升高,前列腺素生成增加,发挥扩张血管效应。

3)抑制交感神经递质释放:ACEI 通过抑制 Ang Ⅰ 转化为 Ang Ⅱ,可阻止去甲肾上腺素释放,降低交感神经对心血管系统的作用,有助于降压、减轻心脏负荷和改善心功能。

4)抗氧化作用:Ang Ⅱ 可通过活化酶系统,如 NADPH 酶、黄嘌呤氧化酶及 NOS 系统等,增加活性氧代谢物(ROS)的释放,ACEI 抑制这个过程,减轻氧化应激的作用。已有很多大规模的随机双盲对照的临床研究证实对于各种原因和程度的左心室功能不全,ACEI 可以缓解症状、改善临床状态和患者的一般状况,并降低死亡危险和死亡或再住院的联合危险。有轻度、中度或重度心力衰竭症状的患者,不论有无冠状动脉疾病,均可从 ACEI 治疗中获益。

研究认为 Ang Ⅱ 对心脏的毒性主要是通过局部作用,理论上组织作用强的 ACEI,如雷米普利、群多普利、福辛普利等可能作用更好,但这一点并没有在临床上得到证实,因此 ACEI 的心脏保护作用可以认为是类效应所致。

(2)适应证和禁忌证:所有左心室收缩功能障碍所致的心力衰竭患者都应当尽早并持续使用 ACEI,除非有禁忌证或不能耐受治疗。使用 ACEI 时应注意当前或近期是否有体液潴留的表现,对有体液潴留者,应当先使用利尿剂后再使用 ACEI,因为利尿剂可以维持钠的平衡,预防周围组织和肺水肿的发生。ACEI 应先于 ARB 或直接血管扩张剂使用,因已有临床研究证明 ACEI 要优于这些药物。ACEI 应与 β 受体阻滞剂合用,这样既可以增强作用,也可以降低不良反应,两种药物使用的先后次序并没有重要的临床意义。

ACEI 的禁忌证主要包括以往使用 ACEI 曾发生过威胁生命的不良反应(血管性水肿或无尿肾衰竭)及妊娠的患者。相对禁忌证包括有症状的低血压(收缩压小于 80mmHg)、血清肌酐升高(高于 3mg/dL)、双侧肾动脉狭窄或血钾升高(大于5.5mmol/L)。另外,处于休克边缘的患者不能使用 ACEI。这种患者应首先纠正心力衰竭,待病情稳定后再重新评价 ACEI 的使用。

(3)剂量:ACEI 应当从小剂量开始,如果可以耐受则逐渐增加剂量。一般每 1~2 周调整一次剂量,逐渐增加至目标剂量或患者可耐受的剂量。开始治疗的 1~2 周应检测肾功能和血钾,以后应每 3 个月检查一次,特别是那些以往有低血压、低钠血症、糖尿病、氮质血症或服用补钾药物的患者。在长期使用 ACEI 治疗的过程中应调整好利尿剂的剂量,应尽量避免水钠潴留或血容量不足。体液潴留可以削弱 ACEI 对症状的缓解,而血容量不足则可增加低血压和氮质血症的危险。此外,使用 ACEI 还应避免长期使用补钾剂。血流动力学或临床状态不稳定的患者使用 ACEI 易引起低血压,这会减弱患者对利尿剂和升血压药物的作用。因此,对这些患者(特别是对利尿剂反应差的患者),谨慎的做法是暂时停止 ACEI 治疗,直到患者临床状态稳定。

心力衰竭患者应当使用多大剂量的 ACEI 没有定论。临床研究中的 ACEI 的剂量通常较大,但此时剂量的选择并非根据患者对治疗的反应确定,而是达到靶剂量。然而,临床实际使用的剂量常常仅相当于推荐的起始剂量而远小于靶剂量。有关使用大剂量是否可改善治疗效果的研究不多,且结果矛盾,同时也没有显示可以降低病死率。故在临床工作中重要的是要使用 ACEI,而非争论使用多大的剂量。当然最好是使用有循证医学证据可以降低心血管事件的剂量,但若患者不能使用或耐受大剂量,应当使用中等剂量治疗,两者疗效只有很小的差别。更重要的是,不能因为 ACEI 没有达到靶剂量而延迟使用 β 受体阻滞剂。一旦药物剂量递增到一定程度,通常可以维持 ACEI 的长期治疗。尽管某些患者在使用 ACEI 后48小时内症状可以改善,但其临床疗效的发挥通常需要数周、数月或更长时间。即使症状没有改善,长期使用 ACEI 也可以降低死亡和住院的危险。突然停用 ACEI 可导致病情恶化,除非有威胁生命的并发症,如血管性水肿。

尽管不同的 ACEI 在化学结构的差异、吸收、生物利用度、半衰期、血浆蛋白结合率、代谢与排泄等药代动力学等特征方面都有差别,但目前资料显示各种 ACEI 在控制症状和提高生存率方面并没有明显的差别。在临床应用当中也没有发现具有抑制组织血管紧张素转换酶作用的 ACEI 在心力衰竭的治疗方面有优势。所以在选择 ACEI 时,应当先考虑使用经过临床试验证实可以降低心力衰竭或心肌梗死后患者病残率和病死率的ACEI,包括卡托普利、依那普利、赖诺普利、培哚普利、雷米普利和群多普利。

(4)不良反应:大多数 ACEI 的不良反应是该类药物的两种主要药理学作用所致,即对血管紧张素的抑制和对缓激肽的增强作用,也可能发生其他不良反应(如皮疹和味觉障碍)。

1)与抑制血管紧张素有关的不良反应

低血压:ACEI 治疗心力衰竭最常见的不良反应是低血压和头晕。几乎所有使用 ACEI 治疗的患者都会出现无症状性低血压,低血压常常出现于开始治疗的前几天,特别是在低血容量患者、近期大量利尿和低钠血症患者(血钠浓度低于 130mmol/L)。如果症状性低血压发生于开始剂量,再次使用同样剂量该药物可能并不复发。然而,最好的做法是只要没有明显的体液潴留,可以减少利尿剂的剂量、减少对盐摄入的限制而降低对肾素-血管紧张素系统的依赖。可以减小其他降压药物的剂量(尤其是血管扩张剂),或与 ACEI 交叉使用,使两者的峰效应错开。大多数早期使用 ACEI 出现低血压的患者,只要采取适当的措施减少低血压的复发,都适合该类药物的长期治疗。

肾功能恶化:在肾灌注低下的情况下(如心力衰竭),肾小球滤过率主要依赖于 AngⅡ介导的出球小动脉的收缩,失去 AngⅡ的支持后,肾小球灌注压下降,肾小球滤过率将降低,故那些需要肾素-血管紧张素系统支持而维持肾稳态的患者更易发生氮质血症(如心功能Ⅳ级或低钠血症的患者)。严重心力衰竭的患者使用 ACEI 治疗有 15%~30%的患者血肌酐明显升高(如升高大于 0.3mg/dL),但仅 5%~15%的患者出现轻到中度症状。如果患者有双侧肾动脉狭窄或正在服用非甾体抗炎药物,则危险性明显增加。此时减少利尿剂的使用量常常可以改善肾功能,而不需要停止 ACEI 治疗。然而,如果患者有体液潴留则利尿剂不能减量,在轻度或中度氮质血症时可以不处理,继续 ACEI 治疗,密切观察病情变化。

高钾血症:心力衰竭患者使用 ACEI 可能出现严重的高钾血症,严重时可引起心脏传导障碍。一般情况下,高钾血症出现于肾功能恶化、口服补钾制剂或保钾利尿剂或醛固酮受体阻滞剂的患者,特别是糖尿病患者。

2)与缓激肽激活有关的不良反应

咳嗽:咳嗽的发生率在欧洲白种人为5%~10%,而在中国人高达50%。其特点是无痰,常有喉部发痒的感觉,常出现于治疗的第一个月内,停药后1~2周消失,再次服药后数天又出现。只有在排除其他原因的咳嗽如肺淤血后才考虑为ACEI所致。停药后咳嗽消失,再次使用其他ACEI制剂时又出现咳嗽的现象,强烈提示咳嗽由ACEI所致。只要咳嗽不是很重,应鼓励患者坚持治疗。咳嗽不能耐受时可考虑换用ARB。临床经验表明,对一种ACEI有咳嗽不良反应,而对另一种ACEI可能就没有,故也可再换用另一种ACEI。

血管性水肿:血管性水肿的发生率不到1%,但黑种人发生率较高。严重的血管性水肿可能威胁生命,故所有怀疑出现该反应的患者应终生避免使用ACEI。有血管性水肿史的患者不应尝试使用ACEI。虽然对于使用ACEI发生血管性水肿的患者可以考虑使用ARB替换,但也有患者使用ARB时也发生血管性水肿,因此,对于使用ACEI发生血管性水肿的患者换用ARB时应极度谨慎。

2.血管紧张素受体阻滞剂　由于ACEI有不能抑制旁路生成的AngⅡ、易发生醛固酮逃逸现象及咳嗽等缺点,促使血管紧张素受体阻滞剂(angiotensin receptor blockade,ARB)诞生。理论上ARB能竞争性与AngⅡ受体AT1结合,使AngⅡ无法与其结合,能够在受体水平完全阻断各种来源的AngⅡ的作用,故它对AngⅡ的抑制会更完全,并减少醛固酮逃逸现象的发生,同时因它不影响缓激肽的代谢,故还可减少咳嗽等不良反应。目前临床有多种ARB可供使用,包括坎地沙坦、依普沙坦、厄贝沙坦、氯沙坦、替米沙坦、奥美沙坦和缬沙坦等。但这些药物治疗心力衰竭患者的研究和经验不及ACEI丰富。

在慢性心力衰竭治疗中,ACEI仍然是第一选择,但ARB可作为ACEI不能使用或严重不良反应或不能耐受时的替代药物使用。2012年欧洲心脏病协会关于ARB治疗心力衰竭的建议:ARB作为不能耐受ACEI的替代治疗(Ⅰ类A级);用于已接受ACEI和β受体阻滞剂并且不能耐受醛固酮受体阻滞剂的有症状的患者(Ⅰ类A级)。ARB不再作为已接受ACEI和β受体阻滞剂仍有心力衰竭症状的患者的一线药物,此类患者应首先考虑加用醛固酮受体阻滞剂。

与ACEI一样,ARB也可产生低血压、肾功能恶化和高血钾,但ARB很少发生血管性水肿。虽然ARB与ACEI和醛固酮受体阻滞剂联用的资料很少,但联合应用将进一步增加肾功能异常和高钾血症的发生率。目前不推荐ACEI+ARB+醛固酮受体阻滞剂三者联用。

ARB的临床应用与ACEI类似,应从小剂量开始。在应用ARB 1~2周后,可以通过倍增剂量进行调整剂量,但应及时对血压、肾功能和血钾进行监测和评价。使用ARB需注意的问题有许多与前面介绍的ACEI一样,开始用药后1~2周要复查血压(包括体位性血压变化)、肾功能和血钾,特别是在调整剂量时更应密切观察。这在收缩压低于80mmHg、低血钠、糖尿病和肾功能受损的患者中更为重要。

对于病情稳定的患者,在 ACEI 或 ARB 达到靶剂量前可以加用 β 受体阻滞剂。使用 ARB 的危险与血管紧张素的抑制有关,当与 ACEI 或醛固酮受体阻滞剂合用时发生低血压、肾功能异常和高血钾的危险明显增加。

3.盐皮质激素/醛固酮受体阻滞剂 心力衰竭时由于 RAAS 的激活,使醛固酮的合成增加。醛固酮的这种代偿性增加,短期内可起到增加心排血量的作用,但是长期的醛固酮增高会引起血容量增加、电解质平衡紊乱、心律失常、心肌及血管间质胶原沉积和纤维化,使心力衰竭进行性恶化。醛固酮受体阻滞剂可以竞争性地与醛固酮受体复合物结合,阻断醛固酮的生物学作用。实验资料显示,醛固酮对心脏结构和功能的不良影响独立于 Ang Ⅱ,因此,长期抑制醛固酮的作用可与 ACEI 或(和)ARB 产生协同作用,在心力衰竭的治疗中有重要意义。

螺内酯和依普利酮是美国 FDA 批准用于心力衰竭治疗的两种醛固酮受体阻滞剂,前者应用最广泛,后者较少发生男子乳房发育或抗雄性激素效应。在心力衰竭的治疗中醛固酮受体阻滞剂的利尿作用是次要的,不应把它像利尿剂那样使用。螺内酯和依普利酮分别都进行过大规模的临床试验,结果都显示了降低病死率的益处,但高血钾和肾功能异常的发生率可增加。

醛固酮受体阻滞剂最早被推荐用于有中、重度心力衰竭症状和近期失代偿的患者或心肌梗死早期左心室功能异常的患者。近来新的临床试验结果显示对于 NYHA Ⅱ级的左心室收缩功能不全的患者,依普利酮治疗可显著降低病死率和心力衰竭再住院率。因此,2012 年欧洲心脏病协会心力衰竭指南将醛固酮受体阻滞剂的适应证推广至所有的收缩性心力衰竭的患者。

使用醛固酮受体阻滞剂要同时考虑其降低病死率及因心力衰竭再住院的益处和发生威胁生命的高钾血症的危险。螺内酯的起始剂量一般为 12.5～25mg/d,偶尔可隔天给予。依普利酮的起始剂量为 25mg/d,逐渐加量至 50mg/d。开始治疗后一般停止使用补钾制剂,治疗后 3 天和 1 周需测定血钾和肾功能。

使用醛固酮受体阻滞剂的主要危险是高钾血症和肾功能恶化。最近的两项研究显示醛固酮受体阻滞剂有滥用的现象,结果使高钾的发生率和病死率显著增加。因此对醛固酮受体阻滞剂的使用须谨慎选择患者,并密切监测。虽然醛固酮受体阻滞剂的利尿作用较弱,一些患者加用醛固酮受体阻滞剂可显著增强其他利尿剂的作用,导致低血容量,进一步增加肾功能异常和高钾血症的发生率。在慢性稳定治疗阶段,如胃肠炎等引起血容量减少的情况下均可引起高钾血症。

在有关心肌梗死患者的试验中,依普利酮的益处只见于那些平均血肌酐水平低于 1.1mg/dL 的那些患者,超过此水平的患者,生存率无明显改善。血肌酐水平常低估肾功能异常的程度,尤其是老年患者,估计肌酐清除率小于 50mL/min 时应将螺内酯起始剂量调至 12.5mg/d 或依普利酮 25mg/d,当肌酐清除率小于 30mL/min 时应停止使用醛固酮受体拮抗剂。

开始使用醛固酮受体阻滞剂治疗后 3 天和 1 周需测定血钾和肾功能,之后可根据肾功能和体液平衡情况定期检测,前 3 个月至少每月 1 次,之后每 3 个月 1 次。当 ACEI 或

ARB 加量时,应重新按上述方法开始检测。应避免 ACEI、ARB 和醛固酮受体阻滞剂联合使用,以减少高血钾的发生。若血钾超过 5.5mmol/L 应停止加量或减小醛固酮受体阻滞剂剂量,如果患者服用补钾制剂,应首先停止补钾制剂,然后根据情况调整醛固酮受体阻滞剂剂量。若发生肾功能恶化,应重新评价治疗方案并考虑停止使用醛固酮受体阻滞剂。应告诉患者在发生腹泻或停用袢利尿剂时停止使用醛固酮受体阻滞剂。

四、β 受体阻滞剂

1.作用机制 β 受体阻滞剂主要通过以下机制改善心脏功能:①降低心率,延长舒张期充盈时间及增加冠状动脉灌注;②降低心肌耗氧;③抑制儿茶酚胺介导的游离脂肪酸释放,从而改善心肌动力;④上调 β 受体并减少心肌氧化反应负荷;⑤心脏电生理机制,包括心率减慢、异位起搏点自行放电的减少,传导延缓及房室结的不应期延长。其他的机制包括抑制 β 肾上腺素能途径介导的心肌细胞凋亡、抑制血小板聚集、减少斑块的机械压力、预防斑块破裂;某些 β 受体阻滞剂具有的抗氧化及抑制血管平滑肌细胞增生的特性可能还有额外的益处。

超过 20 项安慰剂对照的临床研究(心力衰竭患者总数超过 20 000 例)证实有 3 种 β 受体阻滞剂可有效降低慢性心力衰竭患者死亡危险,即比索洛尔、琥珀酸美托洛尔(选择性抑制 β_1 受体)、卡维地洛(抑制 α、β_1 和 β_2 受体)。这 3 种药物治疗心力衰竭的阳性结果并不能代表所有 β 受体阻滞剂的有效性,临床试验已发现布新洛尔无效而短效美托洛尔效果较差。阶段 C 的心力衰竭患者如无禁忌证都应使用上述 3 种药物中的 1 种。2005 年发表的一项针对 2 128 名 70 岁以上老年心力衰竭(LVEF<35%)的随机双盲安慰剂对照研究显示,奈比洛尔(选择性抑制 β_1 受体)可以明显降低总病死率和心血管原因的住院率,但对总病死率的降低没有达到统计学意义(二级终点),提示该药可用于老年患者的心力衰竭的治疗。

2.适应证和禁忌证 当前国内外所有的心力衰竭指南推荐所有左心室收缩功能不全且病情稳定的患者均应使用 β 受体阻滞剂,除非有禁忌证或不能耐受。由于 β 受体阻滞剂对生存率和疾病进展的有益作用,一旦诊断左心室功能不全应尽早开始 β 受体阻滞剂治疗。即使症状较轻或对其他治疗反应良好,β 受体阻滞剂的治疗也是非常重要的,不应因其他药物治疗而延迟 β 受体阻滞剂的使用。因此,即使治疗不能改善症状,也应当使用 β 受体阻滞剂治疗,以降低疾病进展、临床恶化和猝死的危险。

3.联合用药 β 受体阻滞剂合用 ACEI 时,后者的剂量不需很大,其疗效优于单纯增加 ACEI 剂量,即使后者达到靶剂量。目前认为这两种药物在使用次序上并没有明显的限定。

当前或近期有液体潴留的患者,应先使用利尿剂,病情稳定达到干体重后再使用 β 受体阻滞剂,因为利尿剂可以维持体液平衡并防止使用 β 受体阻滞剂引起的症状加重。病情稳定的患者,无论心功能如何,应该尽早使用 β 受体阻滞剂。此时患者应该没有或仅有很少的液体潴留或容量不足的证据,同时近期不需要静脉使用正性肌力药物,此时可以开始使用 β 受体阻滞剂。重症患者应首先使用其他治疗心力衰竭的药物(如利尿剂),待病情稳定后再重新评价是否可以使用β受体阻滞剂。患有气道反应性疾病或无症状心动过缓的患者使用β受体阻滞剂时要高度谨慎,而有持续症状的患者则不应使用。

4.剂量　β受体阻滞剂的起始剂量要非常小,如果能够耐受,可逐渐增加剂量,一般采用每两周剂量加倍的方法增加剂量。在剂量递增期间应当严密观察病情。部分患者在开始使用β受体阻滞剂后,反而会出现体液潴留导致症状加重。若每天称量体重,连续3天体重增加均大于0.25kg,表示液体增加,应及时增加利尿剂剂量使体重恢复到治疗前水平。剂量增加时如果出现不良反应,应当暂停剂量的递增。若能达到靶剂量,患者一般都能够维持长期治疗。β受体阻滞剂的起效时间较长,可能需要2~3个月才能看到临床疗效。即使症状没有改善,长期治疗也可以降低主要临床事件的危险性。应当避免中断β受体阻滞剂的治疗,否则将导致临床症状的恶化。

部分长期使用β受体阻滞剂的患者仍然可出现临床症状恶化,此时应综合分析是否减量或停药,随意停药将增加临床失代偿的危险。如果患者出现液体潴留而症状很轻或没有症状,可以增加利尿剂剂量而继续使用β受体阻滞剂。但是如果出现低灌注,或者需要静脉使用正性肌力药物,最好暂时停止使用β受体阻滞剂直到患者临床状况稳定。在这些患者,最好使用不依赖于β受体的正性肌力药物,如磷酸二酯酶抑制剂米力农而非多巴酚丁胺。一旦病情稳定,应继续重新滴定使用β受体阻滞剂。

5.不良反应　使用β受体阻滞剂时可能出现4种不良反应应当引起注意。

(1)液体潴留和心力衰竭恶化:使用β受体阻滞剂可以引起液体潴留,通常没有症状而仅表现为体重增加,最后可导致心力衰竭症状的明显恶化。治疗前有液体潴留的患者在处理期间更易发生液体潴留。因此,一般不需停止β受体阻滞剂的治疗,强化利尿等常规治疗就可以取得较好效果。经过治疗,这些患者可以继续长期使用β受体阻滞剂。

(2)乏力:使用β受体阻滞剂治疗可以引起乏力和虚弱的感觉。多数情况下不需要治疗,数周后这种乏力的症状可自行消失。症状严重者,如出现低灌注,可考虑减量(或减少利尿剂的剂量)或停药,过一段时间后还可再次尝试或换其他β受体阻滞剂,仍有可能有效。

(3)心动过缓和传导阻滞:β受体阻滞剂造成的心率和心脏传导减慢通常没有症状,因此一般不需要处理。然而,如果当心动过缓伴随头晕及出现二度或三度传导阻滞时,应该减少β受体阻滞剂的剂量或停药。同时也应该考虑到药物间相互作用的可能性。同时植入起搏器或进行心脏同步化治疗(CRT)是否能保留β受体阻滞剂的好处,目前还不十分清楚。

(4)低血压:β受体阻滞剂(特别是同时阻断α_1受体)会造成低血压,通常无症状,但也会引起头晕、视物模糊。对于同时阻断α_1受体的β受体阻滞剂如卡维地洛,扩张血管的不良反应通常在应用初始剂量或剂量开始增加的24~48小时出现,一般再次应用时会消失而不需要改变剂量。在一天不同时间服用β受体阻滞剂和ACEI可以减少低血压的危险。如这样无效,则需要暂时减少ACEI剂量。在容量不足的患者中,减少利尿剂的剂量也会缓解低血压的症状,但减轻利尿治疗会增加继发液体潴留的危险。若低血压伴随临床低灌注时,β 受体阻滞剂应减量或停用。

五、伊伐布雷定

伊伐布雷定是窦房结 I_f 通道的抑制剂,减慢窦性心律患者的心率,不降低心房颤动患者的心室率。研究表明,对于 EF≤35% 的窦性心律患者,在 ACEI 或 ARB 和 β 受体阻滞剂达到靶剂量或最大耐受剂量治疗后心率仍大于 70 次/分的患者,给予伊伐布雷定可显著降低心血管死亡和心力衰竭再住院的联合终点。故 2012 年 ESC 心力衰竭指南将其列为Ⅱa 类推荐。推荐起始剂量为 2.5mg,每天 2 次,治疗 2 周后,根据静息心率调整剂量,使患者的静息心率控制在 60 次/分左右,不宜低于 55 次/分,最大剂量 7.5mg,2 次/天。老年、伴有室内传导障碍的患者起始剂量要小。

禁忌证:病态窦房结综合征、窦房结传导阻滞、二度及以上房室传导阻滞、治疗前静息心率<60 次/分;血压<90/50mmHg;急性失代偿性心力衰竭;重度肝功能不全;心房颤动(房颤)/心房扑动;依赖心房起搏。

六、洋地黄

1.作用机制 洋地黄糖苷通过抑制 Na^+-K^+-ATP 酶,减少心肌细胞的 Na^+ 外流和 K^+ 内流,细胞内 Na^+ 增高促使肌浆网释放钙离子与 Na^+ 交换,从而增强心脏的收缩力。这种正性肌力作用使心肌耗氧量增加,但同时又使心搏量增加,心室容积减少,室壁张力降低既能使心率减慢又可降低心肌氧耗。两种作用综合的结果是心肌总的氧耗降低,提高心肌的做功效率。数十年以来,洋地黄在心力衰竭中的益处一直归功于这种正性肌力作用。然而,近期的证据表明,洋地黄的益处可能部分与非心肌组织中 Na^+-K^+-ATP 酶的抑制有关。迷走神经传入纤维 Na^+-K^+-ATP 酶的抑制可增加心脏压力感受器的敏感性,继而降低中枢神经系统的交感传出,减少了交感神经的兴奋性。另外,抑制肾的 Na^+-K^+-ATP酶,可使肾小管对钠的重吸收减少,从而使转运至远端肾小管的钠量增多而抑制肾的肾素分泌,间接减弱了 RAAS 的作用。如此看来,洋地黄还有减轻神经-内分泌系统激活的作用,可能比其正性肌力作用更重要。

2.适应证和禁忌证 临床研究显示,在轻、中度心力衰竭患者中使用地高辛治疗 1~3 个月能改善症状,提高生活质量和运动耐量。不管基础心律(窦性心律或心房颤动)、心力衰竭的原因(缺血性或非缺血性心肌病)、合并治疗情况(使用或不使用 ACEI)如何,均可观察到这些益处。它是正性肌力药物中唯一的、长期使用不增加病死率的药物。2008年 ESC 心力衰竭指南推荐地高辛用于 LVEF≤40% 且伴有心房颤动的有症状的患者的心率控制(Ⅰ类 C 级)。而对于窦性心律的患者,与 ACEI 合用,可改善症状,但不降低病死率(Ⅱa 类 B 级)。由于地高辛并不能改善心力衰竭患者的病死率,且治疗窗窄,其应用价值较前有所下降。更新的 2012 年 ESC 心力衰竭指南仅将地高辛推荐为Ⅱb 类指征。

3.联合用药 心力衰竭合并慢性心房颤动的患者是洋地黄的最佳适应证,在使用地高辛的基础上加用 β 受体阻滞剂更有效,特别是控制运动过程中的心率增快。为控制心力衰竭患者增快的心房颤动心率,地高辛应作为辅助用药,β 受体阻滞剂既能改善生存率又能有效控制心率。对于窦性心律的心力衰竭患者,应首先使用利尿剂、ACEI(或 ARB)

和β受体阻滞剂,若治疗没有反应或心力衰竭的症状不能很好地控制,可考虑加用地高辛。另一种策略为在这种有症状的患者中开始使用醛固酮受体阻滞剂,推迟加用地高辛,除非患者对治疗无反应或不能耐受醛固酮受体阻滞剂。如果患者先期已服用地高辛但未服用 ACEI 或 β 受体阻滞剂,不必停用地高辛治疗,应及时开始使用神经激素拮抗剂。

对于液体潴留或低血压等症状急性恶化的患者,并不推荐地高辛作为稳定心力衰竭症状的初始治疗,以往需要先洋地黄化的治疗方法已被摒弃。这样的患者应该首先接受心力衰竭的适宜治疗,如短期使用非洋地黄类正性肌力药物、血管活性药物、利尿剂或其他有利于改善症状的药物。在症状稳定后,可开始使用地高辛,并作为长期治疗策略的一部分。

如果患者有显著的窦房结或房室结阻滞,不应给予地高辛治疗,除非已安装了永久起搏器治疗。在服用其他抑制窦房结或房室结功能和影响地高辛水平的药物,如胺碘酮或β受体阻滞剂等药物的患者,应谨慎使用洋地黄。心肌梗死后患者应慎用或不用地高辛,尤其仍存在缺血症状时。

4.剂量　尽管有多种强心苷应用于心力衰竭的治疗,但地高辛是最常用也是唯一在安慰剂对照试验中评价过的。地高辛常以每天 0.125～0.25mg 的剂量起始和维持。如果患者超过 70 岁、肾功能受损或体重低,应以低剂量(每天或隔天 0.125mg)起始。

心力衰竭治疗中很少使用或需要大剂量(如每天 0.375～0.50mg)地高辛。不需要在起始治疗时使用负荷剂量。尽管目前使用的地高辛的剂量比以往明显减少,但仍应注意它的不良反应,监测地高辛的血液浓度有助于降低不良反应。地高辛浓度大于 2ng/mL 要警惕洋地黄中毒的发生,但血药浓度有时与临床情况不一致,应结合临床考虑。地高辛的血药浓度在 0.5～1.0ng/mL 范围即有治疗作用,也很少发生不良反应。但也有研究显示较低的地高辛血浆浓度(0.5～0.9ng/mL)能起到与较高地高辛浓度一样的预防心力衰竭恶化的作用。以往认为地高辛浓度小于 2ng/mL 是安全的,但目前认为即使在这个浓度以下仍可能产生不良心血管影响。有研究表明,长期服用地高辛过程中出现的再住院,多数并非由于心力衰竭加重所致,而是发生了其他心血管事件,即使血清地高辛浓度在治疗范围内(0.5～2.0ng/mL)。同时地高辛治疗还增加发生心律失常或心肌梗死死亡的风险,这些作用抵消了地高辛对心力衰竭患者生存的益处。

5.不良反应　大多数心力衰竭的患者都能很好地耐受地高辛治疗。但在实际应用中,尤其在国内它的不良反应仍然很常见,这主要发生于大剂量应用地高辛或存在影响地高辛清除的因素,如药物的相互作用、肾功能不全、电解质平衡紊乱等。故在低血钾、低血镁或甲状腺功能减退时;在同时应用大环内酯抗生素、依曲康唑、环孢霉素 A、维拉帕米、奎尼丁时;在低体重和肾功能受损时,地高辛用量应适当降低,以减少中毒的可能。地高辛的主要不良反应:①心律失常,各种心律失常都可发生,最常见的是多形性室性期前收缩,尤其发生在心房颤动的基础上。其他还有房室传导阻滞、各种交界性心律等;②胃肠道症状,如厌食、恶心、呕吐等;③神经系统症状,如头痛、失眠、抑郁、眩晕、视觉障碍、定向力障碍和意识错乱。

发生洋地黄中毒时首先应停药,并积极寻找中毒的原因和及时纠正,如过度利尿产生的低血钾需调整利尿剂的用量。地高辛的中毒表现一般多在24小时内消失。对洋地黄产生的快速室性心律失常,可使用苯妥英钠,先100mg加入5%葡萄糖稀释后2~3分钟内静脉注射,无效时每5~10分钟可再注射100mg,共2~3次,以后改口服,50~100mg,每6小时一次,用2~3天。该药偶有抑制呼吸、嗜睡和引起短暂低血压的不良反应,应予以注意。还可使用钾盐,口服或静脉滴注均可。一般静脉使用1g的钾盐,多数患者的心律失常可以消失。利多卡因也有一定疗效,在没有苯妥英时可以使用。室上性心律失常可用维拉帕米、地尔硫䓬及β受体阻滞剂,但应注意其负性肌力作用使心力衰竭加重。洋地黄引起的缓慢心律失常可用阿托品或临时心脏起搏治疗。异丙肾上腺素可引起室性心律失常,不提倡使用。

七、血管扩张剂

目前有两种血管扩张剂用于心力衰竭的治疗。一个是硝酸异山梨酯,另一个是肼屈嗪。

1.硝酸异山梨酯　是首先报道的对慢性心力衰竭治疗有益的药物之一。研究表明硝酸盐可抑制异常的心肌和血管的生长,并因此改善心室重构过程和心力衰竭的症状。对已采用充分的治疗后仍有劳力性气短症状的患者,使用硝酸异山梨酯有帮助。目前虽然缺乏单独应用硝酸盐改善生存率的研究,但临床上还是经常使用,尤其在其他治疗方法都已使用,患者还有症状时。长期使用硝酸盐很容易发生耐药,故使用时应给予至少10小时的"无硝酸盐的间歇期"和联合应用ACEI或肼屈嗪。硝酸盐一个共同的不良反应是头痛和低血压,在使用的过程中应予以注意。

2.肼屈嗪　是一种动脉扩张剂,对静脉张力和心脏充盈压影响很小。与硝酸盐合用是为扩张静脉和动脉。除对血管的直接作用外,肼屈嗪理论上还可影响与心力衰竭进展相关的生化和分子机制,以及减少硝酸盐耐药的发生。但肼屈嗪单独用于心力衰竭治疗的资料尚少,也很少有人将它单独用于心力衰竭的治疗中。

肼屈嗪联合硝酸盐用于黑种人心力衰竭的临床研究表明,对已使用地高辛和利尿剂但未使用ACEI或β受体阻滞剂治疗的心力衰竭患者,肼屈嗪和硝酸异山梨酯可降低病死率,但并不降低住院率。但在其他人群中能否产生该种益处仍需研究。现有心力衰竭指南推荐在LVEF≤40%且症状明显的患者,联合肼屈嗪和硝酸异山梨酯可作为不耐受ACEI和ARB类药物的替代治疗。在联合ACEI、β受体阻滞剂和ARB或醛固酮受体阻滞剂仍不能控制心力衰竭症状的患者可考虑加用肼屈嗪和硝酸异山梨酯。尤其适用于非美洲裔的患者。然而这种治疗的顺应性常较差,很多患者不能耐受其靶剂量。原因是药片数量多且不良反应发生率高(主要是头痛和胃肠道不适)。

八、钠-葡萄糖协同转运蛋白2(SGLT2)抑制剂

钠-葡萄糖协同转运蛋白2(SGLT2)抑制剂以达格列净为代表,DAPAHF研究证实,达格列净10mg,1次/天,可显著降低射血分数降低的心力衰竭(heart failure with reduced ejection fraction,HFrEF)患者的心力衰竭恶化风险、心血管死亡风险、全因死亡风险,无论

是否合并糖尿病。推荐已使用指南推荐剂量 ACEI/ARB、β 受体阻滞剂及醛固酮受体阻滞剂或达到最大耐受剂量后,NYHA 心功能 Ⅱ~Ⅳ级、仍有症状的 HFrEF 患者,加用达格列净(10mg,1 次/天)(Ⅰ类,B 级),以进一步降低心血管死亡和心力衰竭恶化风险。

禁忌证:重度肾损害[eGFR 低于 30mL/(min·1.73m^2)]、终末期肾病或需要透析的患者禁用。

注意事项:应用过程中需注意监测低血压、酮症酸中毒、急性肾损伤和肾功能损害、尿脓毒症和肾盂肾炎、低血糖、生殖器真菌感染等不良反应。

九、血管紧张素受体脑啡肽酶抑制剂

以沙库巴曲缬沙坦(诺欣妥)为代表的 ARNI(angiotensin receptor neprilysin inhibitor,ARNI)在心力衰竭治疗领域取得了重大突破,改变了长期以来肾素-血管紧张素-醛固酮系统抑制剂、β 受体阻滞剂、醛固酮受体阻滞剂"三足鼎立"的局面,已经被欧美和我国心力衰竭相关指南列为Ⅰ类推荐药物。沙库巴曲缬沙坦并非沙库巴曲与缬沙坦简单组合,而是两者的超分子复合物,能显著提高药代动力学。PARADIGM-HF 试验显示,与依那普利相比,沙库巴曲缬沙坦钠使主要复合终点(心血管死亡和心力衰竭住院)风险降低20%,包括心源性猝死减少 20%。

适应证:对于 NYHA 心功能 Ⅱ~Ⅲ级、有症状的 HFrEF 患者,若能够耐受 ACEI/ARB,推荐以 ARNI 替代 ACEI/ARB,以进一步减少心力衰竭的发病率及病死率(Ⅰ类,B级)。

禁忌证:①有血管神经性水肿病史;②双侧肾动脉严重狭窄;③妊娠妇女、哺乳期妇女;④度肝损害(Child-Pugh C 级),胆汁性肝硬化和胆汁淤积;⑤已知对 ARB 或 ARNI过敏。

以下情况者须慎用:①血肌酐 > 221μmol/L(2.5mg/dL)或 eGFR < 30mL/(min·1.73m^2);②血钾>5.4mmol/L;③症状性低血压(收缩压<95mmHg)。

应用方法:患者由服用 ACEI/ARB 转为 ARNI 前血压需稳定,并停用 ACEI 36 小时,因为脑啡肽酶抑制剂和 ACEI 联用会增加血管神经性水肿的风险。小剂量开始,每 2~4周剂量加倍,逐渐滴定至目标剂量 200mg,每天 2 次。中度肝损伤(Child-Pugh 分级 B级)、≥75 岁患者起始剂量要小。起始治疗和剂量调整后应监测血压、肾功能和血钾。在未使用 ACEI 或 ARB 的有症状 HFrEF 患者中,如血压能够耐受,虽然首选 ARNI 也有效,但缺乏循证医学证据支持,因此从药物安全性考虑,临床应用需审慎。

十、其他药物

1.血管升压素受体阻滞剂　精氨酸血管升压素是一种有重要心血管和肾作用的肽类激素,这些效应通过至少两种受体亚型产生,分别为分布在血管平滑肌细胞和心肌细胞的 V1A 受体和分布在肾的 V2 受体。在心力衰竭和左心室功能不全的患者中血管升压素水平升高,可能与心肌梗死后低 EF 患者的不良预后相关。多种不同血管升压素受体阻滞剂(利希普坦、考尼普坦、托伐普坦)的先期研究显示,它们能有效改善血流动力学,增加尿量,降低体重,减轻水肿,使低钠血症的患者血钠正常而不影响血压或心率,这些

药物口服和静脉制剂均有。提示可以用在慢性或急性患者。关于这类药物对长期预后的影响,由于是在 ACEI、ARB 和 β 受体阻滞剂广泛应用的基础上,一些评价血管升压素受体阻滞剂在慢性心力衰竭中作用的长期临床研究并未显示生存率上的获益。目前唯一被美国 FDA 批准的口服血管升压素受体阻滞剂——托伐普坦,已被 2012 年 ESC 心力衰竭指南推荐用于心力衰竭合并难治性低钠血症的患者。推荐剂量为 15mg,每天 1 次,用 5~7 天。

2.脑钠肽　脑钠肽(BNP)为 32 个氨基酸组成的肽类,通用名为奈西立肽。脑钠肽与它的 A 型或 B 型受体结合后,激活鸟苷酸环化酶,促进细胞内环鸟甘酸(cGMP)的升高,进而激活蛋白激酶,产生一系列生物学效应,包括拮抗 RAAS、抑制促肾上腺皮质激素及交感神经递质的释放、扩张血管、降低周围循环及肺循环的阻力、提高肾小球滤过率、利钠和利尿。目前国内也有人工合成的重组人脑钠肽(rhBNP),商品名为新活素,主要用于治疗急性心力衰竭和失代偿的严重慢性心力衰竭。已有的临床研究尚未看到降低病死率的益处,但可以明显改善心力衰竭的症状。其对心力衰竭症状和血流动力学方面的改善优于硝酸甘油和多巴酚丁胺。据国内文献和笔者自己的经验,脑钠肽对那些常规治疗反应差的患者短期效果很好。ESC 推荐的用法为先静脉注射 2μg/kg 的负荷剂量,然后以 0.015~0.03μg/(kg·min)的浓度静脉点滴 24~72 小时。国内使用的剂量略小,为先静脉注射 1.5μg/kg 的负荷剂量,然后以 0.0075μg/(kg·min)的浓度静脉点滴,但临床应用效果也很满意。

3.左西孟旦　左西孟旦是一种钙增敏剂,数个临床随机对照研究已显示其良好的应用前景。目前国内已上市的左西孟旦,商品名悦文。不同于其他正性肌力药物,左西孟旦不增加细胞内钙浓度,而是增加心肌细胞对细胞内钙的敏感性,增强钙和收缩蛋白的相互作用,使心肌细胞更合理地应用细胞内钙。因此不引起钙超载,不易导致恶性心律失常,不影响舒张功能,不增加远期病死率。此外,它还作用于平滑肌 ATP 依赖的钾通道,使之开放,从而产生扩张外周血管的作用。另外还有研究表明左西孟旦还有磷酸二酯酶抑制剂的作用。左西孟旦的双重作用机制使其可以改善血流动力学而不增加心肌耗氧量,同时还有抗心肌缺血、抑制心室重构的作用。

急性失代偿性心力衰竭是左西孟旦最好的适应证,尤其是继发于收缩功能障碍的低心排血量心力衰竭患者。2010 年中国急性心力衰竭指南和 2012 年 ESC 心力衰竭指南均将其列为Ⅱa 类推荐。左西孟旦无论在改善血流动力学或症状还是在减少死亡方面都优于现有的正性肌力药物多巴酚丁胺。左西孟旦为静脉给药,一般给予 6~12μg/kg 的负荷剂量,然后以 0.05~0.2μg/(kg·min)静脉维持 24 小时。对于慢性心力衰竭,有小规模研究显示长期给药可提高患者的射血分数,降低血清 NT-proBNP 水平。使用方法为每隔 3 周使用 1 次,共 5 次,每次 24 小时,每次用法剂量同前。目前尚无大规模研究显示长期治疗可带来长期生存率的获益。

4.肾素抑制剂　直接的肾素抑制剂,阻断 RAAS 的源头,理论上可能为心力衰竭患者带来获益,但目前尚缺乏相关的研究证据,故尚未被指南所推荐。目前市场上使用的阿利吉仑,已被批准用于高血压的治疗。阿利吉仑用于心力衰竭的随机对照研究 ASTRO-

NAUT 最新研究结果显示,在心力衰竭住院治疗出院后不到 1 周时,开始在其他心力衰竭用药基础上添加阿利吉仑,对 6 个月心血管事件死亡或住院率没有显著性意义,1 年时也未见有临床好处。另一项阿利吉仑用于心力衰竭的研究 ATMOSPHERE 仍在进行中,观察在常规治疗的基础上(不包括 ACEI),加用阿利吉仑、依拉普利对慢性心力衰竭患者预后的影响。

5.正性肌力药物　虽然短期和长期正性肌力药(如多巴酚丁胺或米力农)治疗可以增加心排血量,改善症状,但是长期使用这些药物并不改善症状或临床状态,且显著升高病死率,尤其是重症心力衰竭患者。由于缺少支持疗效的证据且考虑其毒性,间断输入正性肌力药(在家中、门诊或短期观察室)不应作为慢性心力衰竭的长期治疗,即使是重症患者。

6.纽兰格林　重组人纽兰格林是人纽兰格林-1 的多肽片段,它通过与心肌细胞表面的表皮生长因子受体家族成员 ErbB4 受体结合,调节下游信号传导通路,改变蛋白的表达和调控。重组人纽兰格林通过两条关键途径提高心脏功能:一是它可以增加心脏特异性肌球蛋白轻链激酶的表达和随后的肌球蛋白轻链磷酸化,从而促进心脏肌小节重新有序化,增强心肌的收缩能力,同时防止心脏失代偿;二是它通过调节肌浆网上的钙 ATP 酶和兰尼碱受体来调控钙离子循环,进而提高心脏的收缩和舒张功能。细胞水平研究发现,重组人纽兰格林可使紊乱的心肌细胞结构有序化并加强心肌细胞之间的闰盘连接。中国和澳大利亚的临床研究表明:连续 10 天,每天 10 小时静脉滴注重组人纽兰格林 $[0.6\mu g/(kg \cdot d)]$ 能够改善 NYHA 心功能 Ⅱ～Ⅲ 级心力衰竭患者的心脏功能,逆转心室重构(同时缩小左心室收缩末期容积和舒张末期容积),降低独立预后因子 NT-proBNP 水平,其疗效可持续 3 个月以上。中国临床 Ⅱ 期生存率试验表明:在 10 天的重组人纽兰格林治疗期后,进行每周 1 次、为期 23 周的维持性静脉推注治疗,心力衰竭患者的 1 年全因病死率与安慰剂组相比降低了 39%。分层分析发现,重组人纽兰格林对 NYHA Ⅲ 级或 NT-proBNP 水平低于 4 000fmol/mL 的心力衰竭患者疗效最为显著,其一年期全因病死率与安慰剂组相比降低 60% 以上。

7.改善心肌代谢的药物　心力衰竭的患者特别是用利尿剂的患者可能会出现维生素和微量元素的缺乏,几种营养补充(如辅酶 Q10、肉碱和抗氧化剂)和激素治疗的方法(如生长激素或甲状腺素)已被提议用于心力衰竭的治疗。但这些治疗方法的有效性缺乏循证医学的证据,也没有临床研究显示它们可以改善生存率。在取得更多的证据前,不推荐心力衰竭患者使用这些药物。近来,一些荟萃分析的结果显示,改善心肌有氧代谢的药物(如曲美他嗪)可减少慢性心力衰竭患者的再住院率,提高射血分数。

8.芪苈强心胶囊　采用益气温阳、活血通络、利水消肿的治则组成的芪苈强心胶囊,益气温阳治其本,辅以活血通络,使气旺血行络通,阻断血瘀络阻的病理中心环节,兼用利水消肿治其标,既能缓解心力衰竭症状,又能改善患者长期预后,标本兼治,组方独特。国内 23 家综合三甲医院开展了"随机、双盲、安慰剂平行对照评价芪苈强心胶囊治疗慢性心力衰竭患者有效性与安全性的多中心临床试验"(QL-BACD 试验)。结果显示,芪苈强心胶囊显著降低慢性心力衰竭患者血清 NT-proBNP 水平,下降 30% 的比率及下降的绝对值优于对照组;芪苈强心胶囊在改善慢性心力衰竭患者生活质量,提高 NYHA 心功能分级,提高 LVEF 及改善慢性心力衰竭患者 6 分钟步行距离等方面均优于对照组;芪苈强心胶囊显著降低复合终点事件发生率优于对照组。这是中国第一个具有循证医学证据疗效确切治疗慢性心力衰竭的中成药,为临床一线医师治疗慢性心力衰竭药物提供了新的药物选择。

9.他汀类药物　近来有人认为他汀类药物可以用来治疗心力衰竭,因为在针对冠心病的临床实验中,心力衰竭的发生率降低,已患心力衰竭者同样看到病死率减低。因为他汀类药物除降低血脂外,还有改善内皮功能,抑制炎症因子和心室重构抗氧化应激及改善神经体液因素等作用,而这些作用对心力衰竭都是有好处的。但将他汀类药物用于心力衰竭的治疗还需要循证医学的证据。

10.其他神经-内分泌系统拮抗剂

(1)莫索尼定曾被寄予希望治疗慢性心力衰竭,因该药可以减低血液中去甲肾上腺的水平,但 MOXCON 未得到阳性结果。相反,莫索尼定组的病死率(尤其是猝死)及再住院率增加,研究被提前终止。

(2)奥马曲拉能同时抑制中性肽酶和 ACE。先期的 IMPRESS 试验中显示,治疗 24 周较单纯应用赖诺普利患者生存时间和心脏恶化事件明显改善,然而更大规模的随机对照研究并没有证实它优于 ACEI,且奥马曲拉组低血压、眩晕等不良反应较多及增加低血压、血管性水肿等发生风险,剂量也很难掌握。到目前为止该药没有上市。然而,沙库巴曲与缬沙坦通过相互协调而发挥心脏保护作用,可有效降低低血压及血管性水肿发生风险。

(3)ET 拮抗剂波生坦和替佐生坦的慢性心力衰竭研究并没有得出有益的结论。尽管波生坦在治疗慢性心力衰竭中令人失望,但其治疗急性心力衰竭却有效,特别是对肺动脉高压的治疗。

(4)动物实验中应用 TNF-α 拮抗剂曾获得满意的结果。但在人心力衰竭大规模临床试验中结果不尽人意。依那西普和英夫利昔单抗的临床实验都因为缺乏有效性,甚至不良反应过多而被终止。

上述一系列针对抑制神经内分泌活性的临床试验屡告失败向临床医师提出了一系列的问题:如何理解这些试验,其意义如何? 当然,上述临床试验的失败原因是多方面的,有的与血管过度扩张、低血压有关;有的试验剂量过大;有的受试药物毒性较大;有的选择急性心力衰竭作为受试对象,而急性心力衰竭时,神经-内分泌系统的激活是起到一定的保护作用的。除此之外,还应该考虑的问题是对神经-内分泌系统激活到底应该怎样抑制? β 受体阻滞剂须从极小量开始,谨慎而缓慢地调整剂量才能达到改善生存的效果,说明交感神经过快、过度抑制反而有害。而全面抑制 β 肾上腺素能神经兴奋的支持作用可能起有害作用,因这类患者存活的心肌细胞太少。同时,还应认识到神经-内分泌系统抑制是有限度的。在原来有效的神经-内分泌系统抑制基础上,加用新的药物并希望进一步降低病死率、病残率的作用只会越来越有限,虽然药物治疗可防止心力衰竭的进展,但不能使心肌细胞新生。要想再获得更大的突破,需寻求其他新的治疗方法。

十一、非药物治疗

1.心脏再同步治疗(cardiac resynchronization therapy,CRT) 心力衰竭患者往往合并传导异常致房室、室间和(或)室内运动不同步,大约 1/3 低 EF 和 NYHA Ⅲ~Ⅳ级的心力衰竭患者 QRS 增宽大于 120ms,表现为典型的心室收缩不同步。判定是否存在心脏不同步目前还没有统一的、理想的方法,若以 QRS 时限延长>120ms 进行的 CRT 治疗,仍有20%~35%的患者疗效不佳,说明术前可能不存在心脏不同步。仅以 QRS 时限为判断标准不能灵敏和特异地反映机械运动不同步。超声心动图是目前使用最多的一种判断心脏不同步的有效方法,但尚需统一标准和规范检测的技术。

中华医学会心电生理和起搏分会组织了 CRT 专家工作组,根据 ACC/AHA 和 ESC 的指南,结合我国的情况,提出我国 CRT 治疗的适应证。

既往指南仅将 NYHA Ⅲ~Ⅳ级的 QRS 波增宽的患者列入 CRT 的适应证。最新的研究表明 CRT 治疗显著降低 NYHA Ⅱ级,QRS≥150ms、EF≤30%的窦性心律心力衰竭患者的病死率。因此,2012 年 ESC 心力衰竭指南已将这类患者列为Ⅱa 类的推荐。

2.植入型心脏转复除颤器的治疗 植入型心脏转复除颤器(implantable cardioverter defibrillator,ICD)的主要作用是预防心力衰竭患者的猝死。研究表明心功能在Ⅱ~Ⅲ级的心力衰竭患者中,猝死是主要的死亡方式,占 50%以上,在更严重的心力衰竭患者中,也有 1/3 左右的死亡为猝死引起。引起猝死的主要原因是室性心律失常。因此预防和治疗室性心律失常对防止心力衰竭患者猝死意义重大。

β 受体阻滞剂、ACEI、醛固酮受体阻滞剂都被证实能减少猝死的发生,但抗心律失常药物却没有益处,胺碘酮虽然也是一个抗心律失常药,但对心力衰竭患者的生存作用是中性的。决奈达隆和Ⅰ类抗心律失常药物不推荐用于心力衰竭合并心律失常患者的治疗,因为在临床研究中发现这些药物可增加心力衰竭患者的再住院及猝死的风险。

曾经有过心搏骤停或持续性室性心律失常的患者植入 ICD 可降低病死率,若这类患者临床稳定,应用 ICD 作为二级预防可以延长生存时间。有过不明原因晕厥的低 EF 慢性心力衰竭患者猝死的发生率高,也建议应用 ICD。但是对于进展性的、心力衰竭状态不可逆持续恶化的患者,不建议植入 ICD 来预防猝死的发生,因为这些患者可能短期内由于不同方式死亡,但少数准备行心脏移植等特殊治疗的患者除外。

作为一级预防,2012 年 ESC 心力衰竭指南推荐将 ICD 应用于经过优化药物治疗(包括 β 受体阻滞剂、ACEI 或 ARB、醛固酮受体阻滞剂)后 EF≤35%、轻至中度心力衰竭症状、预期生存超过 1 年的心肌梗死后超过 40 天的缺血性心肌病或非缺血性心肌病患者。而 AHA/ACC 和中国心力衰竭指南推荐更谨慎,建议用于 EF<30%的患者。对于 EF 在30%~35%的患者尚存争议,电生理检查能诱发室性心动过速者可以考虑。

ICD 手术具有一定的风险(安置成功率 92%左右,2%~3%的电极脱位,手术并发症)心房颤动时常误放电致使不少患者难以忍受,同时右心室起搏还有加重心力衰竭的潜在危险。因此,在植入 ICD 之前应告知患者心脏预后,包括猝死与非猝死危险,ICD 的有效性、安全性与危险性,以及 ICD 放电相关事件的发生。患者及其亲属应充分理解 ICD 并不改善临床状态,也不能延缓心力衰竭进展,更为重要的是,应告知日后可能由于生活质量或预期的存活下降,需要取消除颤装置功能。

3.体外反搏 将体外反搏用于治疗 EF 降低的心力衰竭的早期研究结果令人满意。但在获得更多的数据之前,不推荐在有症状的左心室 EF 降低患者中常规应用这一方法。

4.呼吸支持技术 心力衰竭患者中睡眠呼吸障碍的发生率可达 60% 以上,有研究表明夜间吸氧和持续正压通气装置可以改善症状。但是否可以改善预后,还有待于进一步研究。

5.正在研究的外科方法 目前正在进行临床评估的一种包裹心脏的网罩装置,用双向聚酯织物制成,使心肌能够收缩但将其向周围扩张限制在网内,从而抑制了心室的重构。欧洲和美国正在进行临床研究评价这种装置在患者中应用的安全性和有效性。

外科手术还有血运重建、重塑或切除前壁心尖和间隔不同步的部位或修复功能性二尖瓣关闭不全等方法,目的在于改善心肌缺血和恢复左心室的几何形态和功能。外科心室成形术尽管已经广泛用于治疗左心室不同步,但到目前仅有一项前瞻随机研究对比常规药物治疗、外科治疗(冠状动脉旁路移植术)和心室成形+冠状动脉旁路移植术对缺血性心力衰竭的作用。

6.细胞再生治疗 心力衰竭的基本原因是心肌细胞的丧失,任何治疗手段都无法使已死亡的心肌细胞再生,也无法逆转心力衰竭患者心肌细胞死亡的过程。近来对干细胞的研究为心力衰竭的治疗带来了希望。利用干细胞可以定向分化的特点,将干细胞注射到心肌内,使之成活并分化成心肌细胞来达到治疗心力衰竭的目的。实验研究表明这是一个很有前景的治疗方法,接受干细胞移植的心力衰竭实验动物,心功能都有不同程度的改善。临床上也有很多研究报道了干细胞治疗的有效性,LVEF 可以明显提高。这些研究大都是在 AMI 后患者中实施的,也有部分是一般的心力衰竭患者。然而,这些研究观察的病例数都很少,最多的不过 200 人左右,而且绝大多数都没有对照组。仅有的 4 项随机对照研究样本量也不大,而且结果很不统一。因此,目前还不能认定干细胞疗法是一个有效的治疗心力衰竭方法。

第七节 舒张功能不全性心力衰竭的治疗

至今尚无确切有效的治疗方法。一些 ACEI 或 ARB 在舒张功能不全(射血分数保留的)心力衰竭的随机对照研究的结果并未显示生存率上的获益。虽然也有用洋地黄、β受体阻滞剂和钙通道阻滞剂治疗舒张功能不全性心力衰竭的对照研究,但这些研究大部分规模较小或结果不一致。由于缺少循证医学的证据,目前对舒张功能不全性心力衰竭的治疗都是经验性的。舒张功能不全性心力衰竭常同时存在收缩功能不全,若客观检查(超声心动图)左心室舒张末压(LV-EDP)增高,而左心室不大、LVEF 正常则表明以舒张功能不全为主,治疗的原则与收缩功能不全有所差别。

舒张功能不全性心力衰竭的治疗一般包括三个方面,一是改善症状;二是改善心室舒张功能;三是治疗导致舒张功能不全性心力衰竭的疾病,如冠心病、高血压、心房颤动、主动脉瓣狭窄等。改善症状的药物主要有利尿剂、ACEI 和 ARB。改善舒张功能的药物主要有 ACEI、ARB、β 受体阻滞剂、醛固酮受体阻滞剂和钙通道阻滞剂。近来,认为他汀类药物也能改善舒张功能,可以用来治疗舒张功能不全性心力衰竭。ACC/AHA 对舒张功能不全性心力衰竭的推荐的药物主要有利尿剂、ACEI、ARB、β 受体阻滞剂和钙通道阻滞剂,但对洋地黄是否可改善症状尚不能肯定。

在对舒张功能不全性心力衰竭的治疗过程中应进行有效的降压治疗,尽量使血压控制在 130/80mmHg 以下。对于有症状的或明确的心肌缺血的冠心病患者,应考虑血运重建。对心率快者应控制心率,心房颤动患者更应注意心率的控制,虽然目前还不清楚心房颤动患者是否可以从转复为窦性心律中获益,但对有条件者转为窦性心律可能更好。虽然舒张功能不全性心力衰竭存在肺充血,且利尿剂有效,但过度利尿可能导致低血压,尤其老年患者,因为一定的心室压力和容量是舒张功能不全性心力衰竭患者保持相对正常的心排血量的基础。

第五章　快速室上性心律失常

第一节　窦性心动过速

窦性心动过速是一种对适当的生理刺激(如运动)或过度刺激(如甲状腺功能亢进)的正常反应。人体控制窦性心律机制的失衡可导致不适当窦性心动过速。

一、生理性窦性心动过速

正常窦房结发放的冲动频率为 60~100 次/分,除了受自主神经的影响外,还受许多其他因素的影响,包括缺氧、酸中毒、机械张力、温度和激素(三碘甲状腺原氨酸与 5-羟色胺)等。生理性窦性心动过速即为常见的窦性心动过速。成人窦性心律的频率超过 100 次/分,且与生理、情绪、病理状态或药物作用水平相一致,称为窦性心动过速。

1.原因　窦性心动过速的发生,常是人体对各种刺激或病理生理应激的正常反应,激烈运动、情绪激动、吸烟、饮酒、喝茶和咖啡、发热、贫血、失血、甲状腺功能亢进、呼吸功能不全、休克、心力衰竭、心肌炎和心肌缺血等均可引起窦性心动过速。药物如儿茶酚胺类药物、阿托品、氨茶碱及甲状腺制剂等亦可引起窦性心动过速。

2.机制　窦性心动过速是生理性的影响使起搏细胞在窦房结内向上移动的结果。目前认为窦房结细胞舒张期 4 相除极加速,引起了窦性心动过速。与窦房结起搏细胞有关的离子流为内向电流 I_f。

3.临床特点　临床上窦性心动过速均呈逐渐增快和逐渐减慢的改变,心率一般在 100~180 次/分,有时可高达 200 次/分。这可区别于突然起止的阵发性心动过速。患者常自觉心悸,其他症状取决于窦性心动过速发生的原因。按摩颈动脉窦、Valsalva 动作和其他刺激迷走神经的方法均可使窦性心动过速逐渐减慢。

4.心电图特点　窦性型 P 波,频率>100 次/分,P-R 间期 0.12~0.20s(老年人可达 220ms)。每个 P-P 间期可有轻度变化,P 波形态正常,但振幅可变大或高尖。心率较快时,有时 P 波可与前面的 T 波重叠,分析时应加以注意。

5.治疗　窦性心动过速一般不必治疗。治疗应针对原发疾病本身,同时去除诱发因素。少数病例可短期服用镇静剂,必要时 β 受体阻滞剂或非二氢吡啶类钙离子通道阻滞剂可用于减慢心率。

二、不适当窦性心动过速

不适当窦性心动过速是指静息状态下窦性心率的持续性增快,或窦性心率的增快与生理、情绪激动、病理状态或药物作用水平无关或不相一致,也称特发性窦性心动过速。

1.机制　不适当窦性心动过速的病理基础可能是多因素的,但目前比较为大多数人认同的有两种机制。其一为窦房结本身的自律性增高,其二为自主神经对窦房结的调节异常,表现为交感神经兴奋性增高,迷走神经张力减低。

2.临床表现　不适当窦性心动过速患者绝大多数为女性,约占90%,并且多发生于医务人员。发病年龄平均为38±12岁。主要症状为心悸,也可出现胸痛、气短、头昏、眩晕和先兆晕厥等症状。患者轻者可无症状,只是在常规体检时发现,重者可完全丧失活动能力。临床的常规检查可以排除一些心动过速的继发因素,但不能明确诊断不适当窦性心动过速。

3.诊断　不适当窦性心动过速的诊断有赖于有创性或无创性的检查。

(1)动态心电图提示患者出现持续性窦性心动过速(心率超过100次/分),这种心率显著的增快有别于正常人活动状态下的心率及夜间的正常心率。

(2)心动过速(和症状)是非阵发性的。

(3)P波的形态和心内激动顺序与窦性心律时完全一致。

(4)排除继发性窦性心动过速(如甲状腺功能亢进、嗜铬细胞瘤、生理失衡等)。

4.治疗　不适当窦性心动过速的治疗主要取决于症状。不治疗的患者出现心动过速性心肌病的危险性尚不明确,但发生比例可能很小。

目前虽无随机、双盲、安慰剂对照的临床试验的证据,但临床上不适当窦性心动过速药物治疗仍首选β受体阻滞剂,非二氢吡啶类钙离子通道阻滞剂如维拉帕米和地尔硫草亦有效。如不能耐受上述药物,可选用窦房结内向电流I_f抑制剂伊伐布雷定。

对药物治疗无效或症状明显的顽固性不适当窦性心动过速患者,可采用改良窦房结的射频消融治疗,其急性成功率为76%,长期随访成功率为25%~65%,并发症包括心包炎、膈神经损伤、上腔静脉综合征或需要植入永久起搏器。利用外科手术切除窦房结或闭塞窦房结动脉的方法治疗不适当窦性心动过速亦有成功的个案报道。

第二节　窦房结折返性心动过速

窦房结折返性心动过速是由于窦房结内或其邻近组织发生折返而形成的心动过速,呈阵发性。常常表现为非持续性发作,其P波形态与窦性P波相同或非常相似。常可被房性期前收缩突然诱发或终止。

一、机制

窦房结内传导的不均一性是折返形成的基础,但折返环是否局限在窦房结内,以及窦房结周围的心房组织或部分界嵴是否也参与折返,尚不清楚。尽管如此,窦房结折返性心动过速像房室结折返性心动过速一样,对迷走神经刺激或腺苷敏感,这表明窦房结组织参与了折返环。

二、临床特点

在因室上性心动过速而行电生理检查的患者中,窦房结折返性心动过速的检出率为1.8%~16.9%。它可见于任何年龄,尤其是高龄者,无性别差别。多见于器质性心脏病,常见病因有冠心病、心肌病、风湿性心脏病,尤其多见于病态窦房结综合征患者。由于心动过速的频率不快,而发作常是非持续性的,故多无症状或症状较轻。若心动过速发作频率较快,则可出现心悸或心前区不适、头昏、先兆晕厥等症状,而晕厥罕见,因其心动过速的频率很少超过 180 次/分。发作特点为突然发作和突然终止。刺激迷走神经可终止发作。

三、心电图特点

P 波形态、电轴与窦性 P 波相同,频率在 80~200 次/分,平均心率多在 130~140 次/分;突然起止,短阵发作,持续数秒而终止,间隔 2~3 个正常心搏后再次发作;心动过速起始和终止时,心律可不甚规则,R-R 间期可有 20~140ms 之差;可被正常窦性心搏所终止;P-R 间期比窦性心律时略有延长,一般在正常范围内保持 1∶1 传导,少数可伴有文氏现象(图 5-1)。

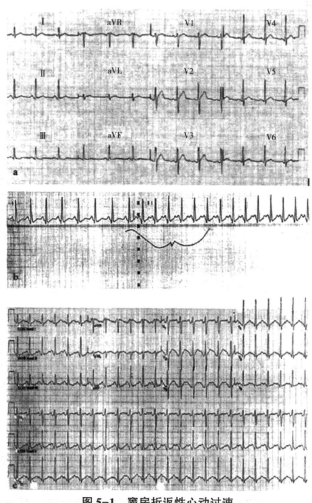

图 5-1　窦房折返性心动过速

a.窦性心律时的 12 导联心电图;b.心动过速突然发作;c.心动过速发作时的 P 波形态与窦性心律时的 P 波非常相似。

四、诊断

窦房结折返性心动过速的诊断有赖于有创和无创的检查,下列特点高度提示窦房结折返性心动过速。

1.心动过速及其相关的症状呈阵发性的。

2.P波形态与窦性心律时相同,其向量方向是从上到下和从右向左。

3.心内心房激动顺序与窦性心律相同,是从高到低和从右向左的激动顺序。

4.心动过速可由心房期前刺激诱发和终止。

5.心动过速可被迷走神经刺激或腺苷所终止。

6.心动过速的诱发与房内或房室结传导时间无关。

五、鉴别诊断

1.窦性心动过速 窦房结折返性心动过速发作特点为突然发作、突然终止,而窦性心动过速则为逐渐开始、逐渐终止;刺激迷走神经可使窦房结折返性心动过速突然终止,而窦性心动过速只出现心率减慢;窦房结折返性心动过速通常持续几分钟而自行终止,而窦性心动过速可持续几小时或几天;电生理检查时,窦房结折返性心动过速可为心房期前刺激诱发和终止,而窦性心动过速则无此反应。

2.与其他室上性心动过速的鉴别见表5-1。

表5-1　室上性心动过速的鉴别

项目	SNRT	IART	AAT	AVNRT	AVRT
期前收缩诱发/终止	能	能	不能	能	能
P波形态与窦性P波形态	相同	不同	不同	逆行	逆行
心房激动顺序	相同	同/不同	同/不同	不同	不同
房室传导阻滞对心动过速的影响	无	无	无	无	终止
刺激迷走神经对心动过速的影响	终止	无	无	终止	终止
P-R间期与SVT频率	相关	相关	相关	无关	无关

注:SNRT,窦房结折返性心动过速;IART,房内折返性心动过速;AAT,自律性房性心动过速;AVNRT,房室结折返性心动过速;AVRT,房室折返性心动过速;SVT,室上性心动过速。

六、治疗

无症状或症状轻微的患者可不处理。对于有症状患者,迷走神经刺激、腺苷、胺碘酮、β受体阻滞剂、非二氢吡啶类钙离子通道阻滞剂或洋地黄类药物(药物剂量参见房室结折返性心动过速)能有效终止或预防窦房结折返性心动过速。对顽固病例,主张在心房最早激动部位行射频导管消融治疗。

第三节　心房扑动和心房颤动

一、心房扑动

心房扑动(atrial flutter,AFL)简称房扑,是指快速、规则的心房电活动。房扑又称为大折返性房速。

1.病因　房扑较心房颤动(简称房颤)少见。阵发性房扑可发生在无器质性心脏病者。持续性房扑常伴有基础心脏病如风湿性心脏病、冠心病、心肌病、高血压心脏病等。此外,肺栓塞、慢性充血性心力衰竭、二尖瓣或三尖瓣狭窄或反流、房间隔缺损等可导致心房扩大,亦可出现房扑。其他病因尚有甲状腺功能亢进、酒精中毒、心包炎。偶尔房扑为先天性的或发生在先天性心脏病手术之后,甚至可发生在子宫内的胎儿。随着心律失常射频消融手术的广泛开展,特别是房颤的射频消融术后,房扑的发生并不少见。

2.临床表现　房扑有不稳定的倾向,可恢复为窦性心律或进展为房颤,有时可持续数天甚至数年。房扑时心房收缩仍然存在,栓塞发生率较房颤为低。按摩颈动脉窦能减慢房扑的心室率,停止按摩后又恢复至原先心室率水平。偶尔在按摩颈动脉窦后房扑可转复为窦性心律。患者运动、增加交感神经张力或降低迷走神经张力的方法,可改善房室传导,使房扑心室率明显增加。

患者的症状和体征取决于原有的基础心脏病和房扑时心室率的快慢。房扑的心室率不快者,患者可无症状。房扑伴有极快的心室率,可伴有心悸、胸闷、头昏、黑矇,甚至晕厥。还可诱发心绞痛和充血性心力衰竭。

体格检查可见快速的颈静脉扑动。当房室传导比率发生变化时,第一心音强度亦随之变化。有时能听到心房音。

3.心电图特点　心房活动呈现规律的锯齿状扑动波,扑动波之间等电线消失,在Ⅱ、Ⅲ、aVF、V1 导联最为明显。典型房扑的心房率通常在 250~350 次/分;心室率规则或不规则,取决于房室传导比率是否恒定。通常心房率为 300 次/分,未经药物治疗时,心室率通常为 150 次/分(2∶1 房室传导)。心室率明显缓慢(未用药时)则提示房室传导异常。使用Ⅰ$_a$、Ⅰ$_c$ 和Ⅲ类抗心律失常药物可使心房率减慢至 200 次/分以下,房室传导比率可恢复 1∶1,导致心室率显著增快。儿童、预激综合征和甲状腺功能亢进等并发房扑,房室传导比率为 1∶1,可产生 300 次/分以上的心室率。不规则的心室率为房室传导比率不固定所致,常为 2∶1 与 4∶1 交替下传(图 5-2)。

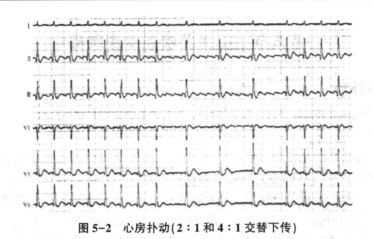

图 5-2　心房扑动(2:1和4:1交替下传)

4.房扑的临床分型及电生理机制　房扑可分为峡部依赖性房扑和非峡部依赖性房扑。峡部依赖性房扑是指快速而有规则的心房节律,其频率在250~350次/分。心脏电生理研究已表明,房扑是折返所致。因这些折返环通常占领了心房大部分区域,故称之为"大折返"。下腔静脉至三尖瓣间的峡部(简称峡部)常为典型房扑折返环的关键部位,故将这类房扑称为峡部依赖性房扑。比较常见的为折返激动在房间隔是尾头方向,在右房游离壁是头尾方向,即逆钟向房扑(左前斜透视体位),体表心电图心房扑动波在Ⅱ、Ⅲ、aVF导联表现为负向,V1导联为正向,V6导联为负向,称为典型房扑(typical AFL)(图5-3)。少见的是折返激动与逆钟向房扑相反,为顺钟向激动,即顺钟向峡部依赖性房扑,其体表心电图心房扑动波在Ⅱ、Ⅲ、aVF导联表现为正向,V1导联为负向,V6导联为正向,称为反向的典型房扑(reverse typical AFL)(图5-4)。除上述心电图表现外,有时可能还有其他少见类型的心电图变化,因此只有在心脏电生理检查时,起搏拖带峡部后才能确定是否有峡部参与了房扑折返的形成。

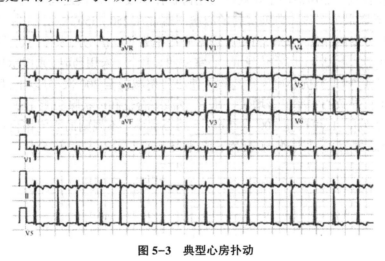

图 5-3　典型心房扑动

心房扑动波在Ⅱ、Ⅲ、aVF导联表现为负向,V1导联为正向,为典型房扑(逆钟向房扑)

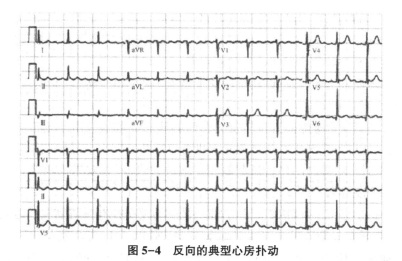

图5-4 反向的典型心房扑动

心房扑动波在Ⅱ、Ⅲ、aVF导联表现为正向,V1导联为负向,为反向的典型房扑(顺钟向房扑)

峡部依赖性房扑有时可出现双波或低环折返现象。双波折返是指两种房扑激动共用同一个典型房扑的折返径路,这种心律失常常为一过性,持续不过3~6个QRS波后便自行终止,在极少数情况下可演变成房颤。低环折返是指房扑通过界嵴围绕下腔静脉入口处折返。上述结果常可导致体表心电图变化。

非峡部依赖性房扑也称为不典型房扑。与峡部依赖性房扑相比,非峡部依赖性房扑较为少见。多数非峡部依赖性房扑与心房瘢痕有关。累及心房的心脏手术或消融术如先天性心脏病矫正术、二尖瓣手术、心房迷宫术或房颤射频消融术等是非峡部依赖性房扑的常见原因。这种心律失常又称为"损伤相关性大折返性房性心动过速"。峡部依赖性房扑可与损伤相关性大折返性房性心动过速并存,从而导致多折返现象。这类房扑心电图上的房扑波形与峡部依赖性房扑波形不同,但有相似之处。有些患者心电图上P波很难辨认,这可能与心房肌的大量瘢痕有关,确诊必须依靠心内膜标测。峡部依赖性房扑与非峡部依赖性房扑的鉴别方法是在下腔静脉和三尖瓣之间的峡部进行起搏刺激,如果发生隐匿性拖带,则为峡部依赖性房扑;如果发生显性拖带,而起搏后间期明显大于房扑周长,则证实是非峡部依赖性房扑。

5.治疗 应针对基础疾病进行治疗,大约60%的房扑是发生在一些疾病的急性期如肺部疾病加重,心肺手术后,或急性心肌梗死,如果患者能从疾病急性期中康复,且房扑已转复为窦性心律,则针对房扑的慢性治疗并非必要。

急性期房扑最有效的方法是直流电同步复律。通常应用较低的电能(50J)便能迅速有效地将95%~100%的房扑转复为窦性心律。如果电复律引起房颤,可用较高的能量再次电复律,一般情况下可恢复为窦性心律。如果电复律无效或有反指征,如服用大量洋地黄以后,用食管或右心房导管以快于房扑频率做心房起搏,此法能使大多数典型房扑转复为窦性心律或心室率较慢的房颤,从而改善临床症状。

维拉帕米起始剂量5~10mg静脉注射,继以5μg/(kg·min)的速率静脉滴注或地尔硫䓬 0.25mg/kg 静脉滴注,能有效减慢房扑的心室率。钙离子通道阻滞剂可使新发生的房扑转复为窦性心律,但不易终止慢性房扑。超短效的 β 受体阻滞剂艾司洛尔 200μg/(kg·min),亦可用作减慢房扑的心室率。

若上述的治疗方法无效,可单独试用洋地黄类药物(如地高辛、毛花苷 C)减慢心室率,但常需较大剂量才能达到目的。用药后,房扑通常先转变为房颤,停药后再恢复窦性心律。偶尔可不转变为房颤而直接转复为窦性心律。若单独应用洋地黄类药物未能奏效,联合应用钙通道阻滞剂或 β 受体阻滞剂可有效控制心室率。静脉使用胺碘酮对减慢房扑的心室率与洋地黄同样有效,且起效较洋地黄为快,但其效果不及非二氢吡啶类钙通道阻滞剂和 β 受体阻滞剂。

如果房扑持续存在,可试用 I_a、I_c 和Ⅲ类药物转复房扑并预防复发。但应先以洋地黄、钙通道阻滞剂或 β 受体阻滞剂减慢心室率,否则,由于 I_a 类药物的抗胆碱作用和减慢扑动波的频率而使房室传导加快,反而导致心室率加快。静脉注射伊布利特可使 38%~76%房扑转为窦性心律,平均转律的时间为 30 分钟,其效果优于普鲁卡因胺、索他洛尔和 I_c 类药物,但可出现持续多形性室性心动过速(1.2%~1.7%)和非持续性室性心动过速(1.8%~6.7%),故不应用于有严重器质性心脏病、Q-T 间期延长或窦房结功能障碍的患者。静脉注射氟卡尼和普罗帕酮使房扑转为窦性心律的成功率分别为 13%和 40%,而胺碘酮转律效果较差,一般不作为急性期房扑的转律。多非利特亦可作为房扑转律的首选药物,肌酐清除率小于2.0mL/min,低钾和低镁血症和 Q-T 间期延长是其应用的禁忌证。

多非利特 0.5mg 口服,2 次/天,随访近 1 年,可使房扑患者维持窦性心律达 73%,亦可用胺碘酮(200mg/d)、索他洛尔和 I_c 类药物预防房扑复发。需要强调的是,I_c 类抗心律失常药物治疗房扑时必须与 β 受体阻滞或钙通道阻滞剂合用,原因是 I_c 类药物可减慢房扑频率,并引起 1:1 房室传导。如房扑患者合并冠心病、充血性心力衰竭等严重的心脏病变时,应用 I_a 和 I_c 类药物容易导致严重室性心律失常,应予以重视。此时,以选用胺碘酮较为适宜。如房扑持续存在,I 类和Ⅲ类药物均不应继续应用,治疗目标只是减慢心室率,保持血流动力学稳定。

最初人们认为,在房扑复律过程中发生血栓栓塞的危险性可忽略不计。但观察显示,栓塞发生率为 1.7%~7.0%。未充分抗凝的房扑患者电复律后栓塞的危险性为 2.2%,而在房颤组则为 5.0%~7.0%。因此有关房颤的抗凝治疗指南也适用于预防房扑的血栓栓塞并发症。

经导管射频消融可根治峡部依赖性房扑,消融后峡部传导的双向阻滞使房扑根治的成功率达 90%~100%,应作为第一线的治疗方法。有些房颤患者用 I_c 类药物和胺碘酮治疗,房颤会转为典型房扑,亦可选用导管消融峡部,使房颤的复发率明显降低。非峡部依赖性房扑的经导管消融较峡部依赖性房扑困难,需要三维标测系统才能定位其折返环的关键部位,其成功率明显低于峡部依赖性房扑,故非峡部依赖性房扑仅在药物治疗无效的情况下可考虑导管消融治疗。

二、心房颤动

心房颤动(atrial fibrillation,AF)简称房颤,是临床上最常见的持续性心律失常,成年人群中房颤的发生率为1%~2%。房颤的发生率随着年龄增大而增加,40~50岁时为0.5%,80岁时为5%~15%。男性发生率高于女性。房颤可增加患者的病死率,增加脑卒中和其他血栓栓塞事件的发生率,以及心力衰竭的发生率和住院率。房颤降低患者的生活质量和活动耐量,加重左心室功能障碍。

(一)房颤的主要原因

房颤的发作呈阵发性或持续性。阵发性房颤可见于正常人,在情绪激动、手术后、运动或急性酒精中毒时发生。心脏与肺部疾病患者发生急性缺氧、高碳酸血症、代谢或血流动力学紊乱时亦可出现房颤。持续性房颤常见于风湿性心脏病、冠心病、高血压病、甲状腺功能亢进、心肌病、缩窄性心包炎、感染性心内膜炎、心力衰竭和慢性阻塞性肺疾病等患者。对于某些易感人群,自主神经系统通过迷走或交感张力的增加可触发房颤,称为神经源性房颤。

(二)房颤的分类

临床上,根据发作方式和持续时间将房颤分为5类:首次确诊的房颤、阵发性房颤、持续性房颤、长程持续性房颤和永久性房颤。

1.首次确诊的房颤 首次发现的房颤,无论房颤的持续时间,无论是否存在房颤相关的症状及其严重程度。

2.阵发性房颤 反复发作的房颤(≥2次),发作持续时间在7天内,可以自行终止。发作在≤48小时行药物或电复律终止的房颤亦归入阵发性房颤。

3.持续性房颤 发作持续时间超过7天的房颤。发作>48小时但未超过7天行药物或电复律终止的房颤亦归入持续性房颤。

4.长程持续性房颤 指当决定采取节律控制策略时,房颤持续时间≥1年。

5.永久性房颤 指患者和医师已经接受房颤的存在,因此,根据定义,对永久性房颤患者不再追求节律控制。当重新采取节律控制策略时,房颤应该重新分类为长程持续性房颤。房颤的进程通常表现为由阵发性房颤(可自行终止,持续时间≤7天)进展为持续性房颤(>7天,不能自行终止,通常需要复律治疗)、长程持续性房颤(持续时间超过1年),最终发展为永久性房颤(医师和患者接受)。首次确诊的房颤可以是阵发性房颤的某一次发作,也可能是早已存在的持续性房颤或永久性房颤。

隐匿性房颤又称无症状性房颤,通常在治疗房颤并发症(缺血性卒中或心动过速性心肌病)时被发现,或由随机的心电图检查证实。隐匿性房颤可以表现为上述任一种形式的房颤。

孤立性房颤(lone AF)通常是指房颤发生在较为年轻(小于60岁)的患者,缺少心肺疾病的临床或超声心动图证据,包括高血压。这类患者的血栓栓塞发生率和病死率较低,预后较好。但随着时间推移,由于年龄的增大或诸如左心房增大等心脏异常的发生,血栓栓塞发生率和病死率也会升高,这类患者则不再属于孤立性房颤。

(三)房颤的发生机制

1.心房因素

(1)房颤发生之前的心房病理学改变:任何心脏结构性疾病都可能引起缓慢而逐渐进展的心房和心室结构重构。心房重构表现为心房肌细胞增生,成纤维细胞转化为成肌纤维细胞,以及细胞间组织沉积和纤维化。结构重构引起肌束间电传导失耦联和局部传导障碍,促进房颤的发生和维持。上述电传导和解剖改变形成很多小的折返环,使房颤趋于维持。

(2)病理生理改变时房颤的结果:房颤发生后,不同时间和不同病理结果引起心房发生电生理特性、机械功能和心房超微结构的改变。房颤发生的最初几天,心房不应期缩短。房颤持续发生后第一天,电重构即增加了房颤持续的稳定性。不应期缩短的主要细胞机制为 Ca^{2+} 内流下调,整流性 K^+ 电流上调。转复为窦性心律后心房不应期恢复。

心房收缩功能紊乱通常发生在房颤持续数天后。心房收缩功能障碍的主要细胞机制是 Ca^{2+} 内流下调,钙储存和钙释放受损和心肌纤维的能量代谢异常。

2.电生理机制 心动过速的发作和维持需要诱发因素和维持基质。这些机制并不互相排斥,而是在各时段共存。

(1)局灶机制:局灶机制潜在地促进房颤的发作和维持,引起众多关注。局灶起源的异位激动的细胞学机制可能涉及触发活动和折返。心肌纤维排列极向的改变可以使心房肌的不应期缩短,肺静脉在房性心动过速的发生和维持方面起重要作用。

房颤射频消融的部位常在肺静脉和左心房之间,使心房激动周期延长并转复为窦性心律。而持续性房颤患者,高频异位激动的起源点散布在整个心房,消融或者使房颤转复为窦性心律都较困难。

(2)多子波折返理论:根据该理论,房颤是数个连续独立的子波在整个心房内看似混乱地传导造成的。房颤波的波峰与波尾相碰撞,形成碎裂波,产生新的子波。同时发生传导阻滞,波的碰撞和融合可能使子波数量减少。只要子波的数量不减少到一定程度,多子波折返仍可维持房颤的持续。在多数阵发性房颤患者中,可识别房颤的局灶起源点,而在持续性或永久性房颤患者中,通常无法识别。

3.遗传倾向 房颤有家族遗传倾向,特别是年轻时发生的房颤。很多遗传性心脏综合征已被证实与房颤相关。长 Q-T 综合征、短 Q-T 综合征和 Brugada 综合征与室上性心律失常有关,其中也包括房颤。房颤也通常发生在各种有遗传背景的疾病中,包括肥厚型心肌病、家族性预激综合征和异常左心室肥厚相关的 *PRKAG* 基因突变。家族性房颤与编码心房利钠肽的基因突变相关,或与编码钠通道的 *SCN5A* 基因功能丧失或心脏钾通道功能增强有关。大型研究表明,数个与房颤和心源性卒中相关的基因位点邻近 *PITX2* 和 *ZFHX3* 基因。其他基因缺陷的病理生理作用在房颤发作和维持中的作用目前尚不清楚。

(四)房颤的诊断

1.临床表现 房颤症状与心室率、潜在功能状态、房颤持续时间和个体感觉有关。多数房颤患者有心悸、胸痛、呼吸困难、乏力或头昏。心房利钠肽的释放可致多尿。房颤可引起心动过速性心肌病。晕厥虽不常见，但病情严重，通常提示有窦房结功能障碍、主动脉瓣狭窄、梗阻性肥厚型心肌病、脑血管疾病或房室旁道。心室率慢时，患者可无症状。房颤时，心房有效收缩消失，心排血量减少达25%或以上。

　　房颤有较高的发生体循环栓塞的危险。栓子因血流淤滞而出现在左心房或左心房心耳部，血栓形成于左心房心耳部较多。非瓣膜性房颤是最常见的与脑梗死有关的心脏病，非瓣膜性房颤患者其脑卒中的危险性较无房颤者高出5～7倍，而瓣膜性房颤患者的栓塞率更高，为非房颤患者的17.6倍。随着年龄增长心力衰竭、冠心病、高血压等危险因素对脑卒中发生率的影响越来越弱，而房颤的影响力则持续增加，到80～90岁，房颤成为影响脑卒中发病率的唯一的独立危险因素。20%～25%的缺血性脑卒中是心源性栓子所致。

　　房颤时心脏听诊第一心音强弱不等，心律绝对不齐，心室率快时可发生脉搏短绌，原因是许多心室搏动过弱以致未能开启主动脉瓣，或因动脉血压波太小，未能传导至外周动脉。颈静脉搏动a波消失。

　　一旦房颤患者的心律变得规则，应考虑它可能转变为窦性心律、房性心动过速、房室传导比例固定的房扑或发生了房室交界区性心动过速或室性心动过速。如心室率变为慢而规则（30～60次/分），提示可能出现完全房室传导阻滞。心电图检查有助于确立诊断。房颤患者并发房室交界区性与室性心动过速或完全性房室传导阻滞，其最常见原因为洋地黄中毒。

　　2.心电图特点　　正常P波消失，心房除极混乱，呈小而规则的基线波动，形态与振幅均变化不定，称为f波，频率为350～600次/分，如f波细小，可经食管或置入右心房内电极进行记录；心室律绝对不规则，房颤未经药物治疗、房室传导正常者，心室率通常在100～160次/分，儿茶酚胺类药物、发热、运动、甲状腺功能亢进等均可缩短房室结不应期，使室率加速，相反，洋地黄、钙通道阻滞剂或β受体阻滞剂可延长房室结不应期，使室率减慢；QRS波群一般不增宽，当心室率过快，发生室内差异性传导，QRS波群增宽变形（图5-5）。房颤伴有完全性房室传导阻滞时，心室律变为慢而规则，在颤动波很细的导联上可误诊为房室交界性逸搏心律（图5-6）。

　　判别房颤时畸形QRS波是室内差异传导还是室性期前收缩较为困难，下列几点可做参考，但都有一些例外，只有全面分析，才能使诊断更准确。有时两者可以同时存在。①长的前周期后出现提早的畸形QRS波常为差异传导，但具有"二联律法则"的室性期前收缩也总在长前周期后发生；②配对间期固定的畸形QRS波常室性期前收缩，但室性期前收缩配对间期不等者也不少见，故配对间期不固定者不能排除室性期前收缩；③70%的差异传导在V1导联中呈3相波的右束支阻滞型，而室性期前收缩者仅6%，故可作为诊断参考，但对左束支阻滞型则无意义；④右束支阻滞型差异传导的起始向量常与正常心搏相同，而室性期前收缩仅4%相同；⑤室性期前收缩后常有较长的类代偿间期，而差异传导后无长间期趋势。但室性期前收缩后有时也可无长间期；⑥QRS波间期大于0.14s，室性期前收缩的可能性大；⑦心室率缓慢的房颤中出现十分早的QRS波，常提示室性期前收缩;⑧畸形 QRS 波与以往室性期前收缩形态相同,则证实为室性期前收缩;⑨平均心室率快时,室内差异传导的可能性大,尤其在未用洋地黄前;⑩QRS 波形态有以下特征者多系室性期前收缩:额面最大向量位于右上方;V1 导联呈单相或双相,R 波高于 R′波;V1 导联形态与 V6 导联相似;V1~V6 导联均以负向为主;V1 和 I 导联均为 QS型;QS 波在 V6 导联最深;畸形 QRS 波不像左或右束支传导阻滞形态,或呈右束支传导阻滞型,但 V1 不呈 rsR′,V6 的 R/S<1;呈左束支传导阻滞型,但 V1 导联 R 波大于 30ms,R峰至 S 谷时间大于 60ms;存在异常 Q 波,而窦性时无(图 5-7、图 5-8)。

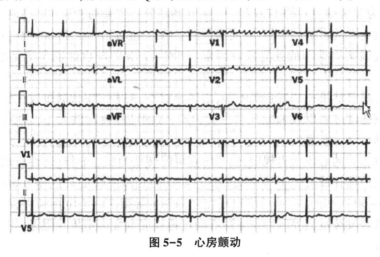

图 5-5　心房颤动

P 波消失,代之以大小、形态、振幅不等的 f 波,R-R 间期绝对不齐

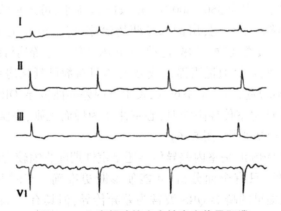

图 5-6　心房颤动伴完全性房室传导阻滞

患者有二尖瓣狭窄、心房颤动和心力衰竭,用洋地黄后心律变为规则,心室率约 42 次/分,标准导联上颤动波细。

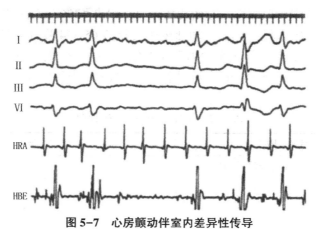

图 5-7 心房颤动伴室内差异性传导

长的前周期后出现右束支传导阻滞型差异传导(第四个心搏)。HRA 为高右心房电图,HBE 为希氏束电图。

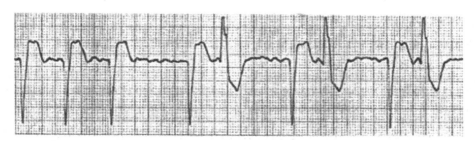

图 5-8 心房颤动伴室性期前收缩(V1 导联)

(五)房颤的治疗

房颤的主要治疗目标是减轻症状和预防严重并发症。尤其对于初发房颤的患者,这两个治疗目标同等重要。预防房颤并发症的主要方法包括抗栓、控制心室率,以及基础疾病的治疗。上述治疗可以减轻患者的症状,但完全消除症状,还需转复为窦性心律,包括心脏电复律、抗心律失常药物转复或房颤射频消融。

1.抗栓治疗 房颤患者发生脑卒中的危险性是正常人的 5 倍,1/5 的脑卒中由房颤引起,而且一些"不明原因"的脑卒中是由于"隐匿性房颤"造成的。房颤相关的缺血性脑卒中通常是致命的,与其他原因造成的脑卒中相比,房颤所致脑卒中的致残率和复发率均较高,死亡风险加倍,而且医疗费用也明显增加。阵发性房颤与持续性房颤或永久性房颤患者发生脑卒中的风险是相同的。故当房颤治疗目标已进入降低病死率、改善预后的新时代,防治房颤患者血栓栓塞并发症必然成为首位重要的治疗策略。

(1)脑卒中和血栓栓塞的危险分层:目前对非瓣膜病房颤患者采用 CHA_2DS_2-VASc [充血性心力衰竭,高血压,年龄 ≥75 岁(2 分),糖尿病,脑卒中(2 分),血管疾病,年龄 65~74 岁,性别(女性)]危险评分系统。其中主要危险因素包括既往有脑卒中或短暂性脑缺血发作(TIA),或血栓栓塞病史和年龄 ≥75 岁,临床相关的非主要危险因素包括心力衰竭(特别是中至重度收缩性左心室功能障碍、LVEF≤40%),高血压,糖尿病,血管疾病(既往心肌梗死、周围动脉疾病、主动脉斑块),年龄 65~74 岁和女性。在该评分系统中,主要危险因素计 2 分,非主要危险因素计 1 分,总共 9 分(表 5-2)。CHA_2DS_2-VASc 评分系统考虑到其他一些脑卒中的危险因素,是 CHADS 评分系统的扩展,可以影响是否进行抗凝治疗的决策。

表 5-2　CHA_2DS_2-VASc 评分

危险因素	计分
充血性心力衰竭/左心室功能障碍(C)	1
高血压(H)	1
年龄≥75 岁(A)	2
糖尿病(D)	1
脑卒中、TIA、血栓栓塞病史(S)	2
血管疾病(V)	1
年龄 65~74 岁(A)	1
性别(女性)(S)	1
总分	9

(2)房颤的抗栓治疗选择:除低危(孤立性房颤,年龄<65 岁)或有禁忌证的患者外,所有房颤患者均应抗栓治疗。基于血栓栓塞和出血的风险及获益,进行个体化抗栓治疗。根据 CHA_2DS_2-VASc 评分系统选择抗栓治疗策略(表 5-3)。CHA_2DS_2-VASe 评分≥1 分的患者,均推荐口服抗凝药物治疗;评分为 0 分,不推荐抗栓治疗。年龄<65 岁的女性孤立性房颤患者(因为性别,CHA_2DS_2-VASc 评分为 1 分)也属于低危患者,无须抗栓治疗。不同类型的房颤抗栓治疗策略是相同的。目前应用于房颤患者的抗血栓治疗药物包括抗凝药物和抗血小板类药物。经典的抗凝药物是维生素 K 拮抗剂(VKA)华法林,口服抗血小板药物有阿司匹林和氯吡格雷。普通肝素或低分子量肝素为静脉或皮下用药,一般用于停用华法林期间或华法林开始治疗前的短期替代抗凝治疗。华法林预防栓塞事件效果远优于阿司匹林和(或)氯吡格雷。采用华法林抗凝治疗,应根据凝血酶原时间国际标准化比值(international normalized ratio,INR)调整剂量,一般要求 INR 控制在 2.0~3.0(目标 2.5),出血率最低而抗栓效果最好。植入机械瓣的房颤患者,根据瓣膜类型和位置制订抗凝强度,二尖瓣置换后 INR 至少为 3.0,主动脉瓣置换后 INR 至少为 2.5。口服华法林抗凝,初始给药从低剂量(如 1.5~3.0mg/d)开始,如初始剂量治疗 INR 不达标时,按照 1.0~1.5mg/d 的幅度逐渐递增并连续监测 INR,直至达到目标值。INR 的监测频度应视患者具体情况而定。治疗初期,INR 检测每 3~5 天 1 次,当 INR 达到目标值、华法林剂量相对固定后,每 4 周检测 1 次即可。如患者在接受华法林治疗过程中应用了可能影响华法林作用的药物或发生其他影响华法林作用的疾患,则应增加检测频度,并视情况对华法林剂量做出调整。华法林过量或引起出血并发症,则需停用华法林,必要时肌注或静脉给予维生素 K_1,甚至输注凝血因子。但华法林抗凝治疗存在局限性,包括治

疗窗狭窄、多变和不可预测的药代动力学和药效动力学,抗凝作用易受多种食物和药物的影响,需频繁抗凝监测和调整剂量,起效缓慢,停药后作用维持时间长。故限制了其广泛使用。

表5-3 房颤患者抗栓治疗选择

危险分类	CHA$_2$DS$_2$-VASc 评分	推荐的抗栓治疗
一项主要危险因素或≥2项临床相关的非主要危险因素	≥2	口服抗凝药(华法林或 NOAC)。NOAC 优于经剂量调整的华法林(INR 2~3)
一项临床相关非主要危险因素	1	口服抗凝药(华法林或 NOAC)。NOAC 优于经剂量调整的华法林(INR 2~3)
无危险因素	0	不需抗栓治疗

注:NOAC,指新型口服抗凝药。

新型口服抗凝药(NOAC)可特异性阻断凝血瀑布中某一关键环节,在保证抗凝疗效的同时出血风险较低。其代表药物包括直接凝血酶抑制剂达比加群和 Xa 因子抑制剂利伐沙班和阿哌沙班。新型口服抗凝药具有以下特点:①可以口服;②与食物和其他药物的相互作用小;③可预期的剂量效应;④快速起效;⑤不需要常规监测抗凝强度;⑥治疗窗较宽等。故更便于患者长期治疗。

达比加群酯是一种前体药物,在体内迅速转换为有活性的直接凝血酶(IIa因子)抑制剂达比加群,转换过程不通过肝细胞色素 P450 途径,减少了与其他药物和食物的相互作用。达比加群主要经肾排泄,其半衰期为 12~17 小时。研究显示,达比加群酯 150mg每天2次,降低脑卒中和体循环栓塞的效果优于华法林,且严重出血风险并未增加;达比加群酯 110mg 每天2次,降低脑卒中和体循环栓塞的效果不劣于华法林,且严重出血的风险下降。直接 Xa 因子抑制剂包括利伐沙班、阿哌沙班等,临床试验证实其预防非瓣膜性房颤患者脑卒中和体循环栓塞的效果不劣于或优于华法林,但严重出血的风险未增加或降低。故新型口服抗凝药达比加群、利伐沙班和阿哌沙班已被推荐为非瓣膜性房颤患者预防血栓栓塞药物,但人工瓣膜或严重的瓣膜病患者,中度肾功能损害(肌酐清除率 CrCl<30mL/min),或严重的肝疾病(基本凝血功能受损)患者除外。

对于瓣膜性房颤,应选择华法林抗凝。对于非瓣膜性房颤患者,新型口服抗凝药较华法林更为有效、安全和方便。当口服抗凝药适用时,由于华法林的不良反应或不能耐受、抗凝强度难以调整到治疗窗,或者无法监测 INR,导致无法使用经剂量调整的华法林(INR 2~3)的患者,则可选择使用新型口服抗凝药物,如直接凝血酶抑制剂(达比加群)或 Xa 因子抑制剂(如利伐沙班、阿哌沙班);当口服抗凝药适用时,基于大多数非瓣膜性房颤患者的临床净获益,推荐给予新型口服抗凝药,其优于经剂量调整的华法林(INR 2~3)。对拒绝任何口服抗凝药(华法林或新型口服抗凝药物)治疗的患者,应考虑给予阿司匹林 75~100mg/d 加氯吡格雷 75mg/d 的联合治疗(出血风险较低时),或疗效更差的阿司匹林 75~325mg/d 治疗。当从华法林转换为新型口服抗凝药治疗时,INR 应<2.0。

当使用达比加群时,对于大多数患者,推荐使用 150mg 每天 2 次而非 110mg 每天 2 次。在下列情况下选用后一剂量:老年患者(≥80 岁);合并使用具有相互作用的药物(如维拉帕米);出血风险大(HAS-BLED 评分≥3 分);中度肾功能损害(CrCl 在 30~49mL/min)。当使用利伐沙班时,对于大多数患者,推荐使用 20mg 每天 1 次而非 15mg 每天 1 次,在下列情况选用后一剂量:出血风险大(HAS-BLED 评分≥3 分);中度肾功能损害(CrCl 在 30~49mL/min)。在美国上市的达比加群的剂量为 150mg 每天 2 次和 75mg 每天 2 次,后一剂量可用于严重肾功能不全(CrCl 在 15~30mL/min)的患者。

新型口服抗凝药可引起出血并发症,需观察患者血流动力学状态,行基础的凝血试验评估抗凝效果(如服用达比加群的患者检测活化部分凝血活酶时间,服用利伐沙班的患者检测凝血酶原时间(PT)或抗 X a 因子活性)和评价肾功能;轻度出血,推迟下一次给药的时间或停药观察;中重度出血,需行支持治疗,机械压迫止血、补液、输血,对刚服用达比加群的患者还可口服药用炭(活性炭);致命性的出血,可输注重组的活化Ⅶ因子或凝血酶原复合物,对达比加群治疗患者,还可采用口服药用炭治疗或血液透析治疗。

(3)出血风险:在开始抗栓治疗(包括华法林、新型口服抗凝药和抗血小板药物)之前,应评价患者的出血风险。抗血小板治疗(阿司匹林和氯吡格雷联合应用或单独使用阿司匹林,尤其是老年患者使用时)发生大出血的风险与口服抗凝药相似。HAS-BLED 评分(表 5-4)应作为衡量出血风险的量表,评分≥3 分提示患者出血风险高,开始抗栓治疗(无论是口服抗凝药或抗血小板药物)前,即告知患者可能有出血的风险,并进行规律随访。应处理可纠正的出血风险因素,如高血压、INR 波动、合用药物(阿司匹林,非甾体抗炎药)和嗜酒等。HAS-BLED 评分应用于识别可纠正的出血风险因素,而不应仅根据该评分结果拒绝抗凝治疗。

表 5-4 HAS-BLED 评分

字母	临床特点	计分
H	高血压	1
A	肝、肾功能异常(各 1 分)	1 或 2
S	脑卒中	1
B	出血	1
L	INR 易波动	1
E	老年(年龄>65 岁)	1
D	药物或嗜酒(各 1 分)	1 或 2

注:高血压定义为收缩压>160mmHg。肝功能异常定义为慢性肝病(如肝硬化)或生化指标提示显著肝损害(如胆红素超过正常上限 2 倍,伴谷草转氨酶/谷丙转氨酶/碱性磷酸酶超过正常上限 3 倍等)。肾功能异常定义为慢性透析患者或肾移植或血肌酐>200μmol/L。出血定义为既往出血史和(或)既往出血倾向,如易出血体质、贫血等。INR 波动是指 INR 值不稳定或过高或处于治疗窗内的时间<60%。药物或嗜酒是指同时应用药物如抗血小板药物、非甾体抗炎药或酗酒等。

(4)特殊情况的抗栓治疗

1)术前抗凝治疗:接受华法林抗凝治疗的房颤患者,在进行外科手术或介入性操作前,需暂停华法林治疗。由于华法林半衰期为36~42小时,如非急诊手术,术前应停用5天(约5个半衰期)并使INR降低至1.5以下。若INR>1.5但患者需要及早手术,可给予小剂量维生素K_1使INR尽早恢复正常。无机械瓣膜或非高危血栓栓塞房颤患者进行外科手术或介入性操作前,在临时停用华法林期间,不应用肝素替代;对植入机械瓣膜或血栓栓塞高危房颤患者,在停用华法林期间,应用低分子量肝素或普通肝素替代治疗。外科手术后,若止血充分,应在术后当晚(或在第二天早晨)继续应用既往剂量(非负荷量)的华法林。

2)急性脑卒中:急性脑卒中或TIA的患者,在抗栓治疗开始前应控制血压,进行头颅影像学检查(CT或MRI)除外出血。无出血情况下,脑卒中患者2周后应给予华法林,但若合并出血,则不能抗凝。大面积脑梗死患者,因脑梗死后出血风险增加,应推迟抗凝。房颤并发TIA但无脑梗死或出血患者,应尽早抗凝。房颤患者应用华法林治疗(INR 2.0~3.0)期间发生缺血性脑卒中或体循环栓塞,应将抗凝强度增加至最大,INR目标值3.0~3.5,而不是应用抗血小板药物联合治疗。

3)冠心病伴房颤患者的抗栓治疗:合并房颤的稳定性心绞痛患者择期行经皮冠状动脉介入治疗(PCI),应使用金属裸支架,药物洗脱支架应避免使用,或仅限于应用药物洗脱支架的预期获益优于金属裸支架时。对出血风险较低(HAS-BLED评分0~2分)的房颤患者,择期PCI植入金属裸支架时,应联合华法林(INR 2.0~2.5)、阿司匹林(75~100mg/d)和氯吡格雷(75mg/d)治疗至少1个月,但如植入药物支架,需延长三联抗栓治疗时间(莫司类洗脱支架三联抗栓治疗至少3个月,紫杉醇洗脱支架三联抗栓治疗至少6个月),此后联合应用华法林(INR 2.0~2.5)和氯吡格雷75mg/d(或阿司匹林75~100mg/d,并应用质子泵抑制剂或H_2受体阻滞剂或抗酸剂保护胃黏膜)至少12个月,然后华法林(INR 2.0~3.0)终生抗凝。对出血风险较高(HAS-BLED评分≥3分)的房颤患者,因冠心病植入金属裸支架,三联抗栓治疗2~4周,此后联合应用华法林(INR 2.0~2.5)和氯吡格雷75mg/d(或阿司匹林75~100mg/d,并应用质子泵抑制剂或H_2受体阻滞剂或抗酸剂保护胃黏膜)至少12个月,然后华法林(INR 2.0~3.0)终生抗凝。接受抗凝治疗的血栓栓塞高危患者,即使抗凝达标(INR 2.0~3.0)也不宜中断华法林抗凝,首选桡动脉途径行冠状动脉介入治疗。房颤伴稳定的血管病[稳定的冠心病或颈动脉疾病和(或)外周动脉疾病]患者(如超过1年无急性发作),可单独应用华法林抗栓治疗,如无心血管事件发作,不建议联合应用抗血小板药物。

(5)复律的抗凝策略:复律增加血栓栓塞的风险已成为普遍共识。对持续时间超过48小时或持续时间不详的房颤患者,复律前需应用华法林抗凝(INR 2.0~3.0)至少3周,复律后左心房/左心耳功能低下(即所谓的心房顿抑)可能增加血栓栓塞的风险,因此复律后应用华法林抗凝至少4周。无论复律后能否维持窦律,建议具有脑卒中或房颤复发风险的患者终生应用华法林抗凝。

若房颤持续时间明确小于48小时,可在静脉应用肝素的情况下进行复律,有脑卒中危险因素的房颤患者,复律后需终生口服华法林抗凝。建议应用肝素或低分子量肝素持续至华法林达到抗凝标准(INR 2.0~3.0)。无血栓栓塞危险因素的房颤患者无须口服抗凝药物。

持续时间超过48小时,血流动力学不稳定(心绞痛、心肌梗死、休克或肺水肿)的房颤患者,应立即电复律。复律后,应口服华法林,并应用肝素至达到抗凝标准(INR 2.0~3.0)。根据是否有脑卒中危险因素,口服华法林4周或终生。

如果经食管超声检查证实左心房或左心耳无血栓,可将复律前强制抗凝3周的时间缩短。若经食管超声未发现左心房血栓,复律前应给予肝素或低分子量肝素,并持续应用至口服华法林INR达标。如经食管超声发现左心房或左心耳存在血栓,口服华法林(INR 2.0~3.0)应用至少3周,然后复查经食管超声。如果血栓溶解,可进行复律治疗。复律后终生口服抗凝药。如果仍存在血栓,特别是当房颤的症状得到有效控制,而复律又有较高血栓栓塞风险时,治疗策略可由节律控制转为心室率控制。临床证据显示达比加群用于房颤患者复律前3周及复律后至少4周的抗凝治疗是安全可行的。目前暂无利伐沙班或阿哌沙班用于复律患者的文献报道。

(6)预防血栓栓塞的非药物治疗方法:由于90%以上的非瓣膜性房颤患者的血栓来源于左心耳,故利用心耳封堵装置行经皮左心耳封堵术可以防止绝大多数房颤患者的血栓栓塞,并且其有效性不劣于华法林抗凝,但不安全事件的发生率高于华法林抗凝。该方法适用于不能长期口服抗凝药物的脑卒中高危患者。如患者拟行开胸心脏手术,也可在术中切除左心耳。

2.心室率控制

(1)急性期心室率控制:心室率过快和节律不整可引起相关临床症状和血流动力学改变。房颤伴快速心室率患者早期应首先控制心室率。对病情稳定的房颤患者,可口服β受体阻滞剂或非二氢吡啶类钙通道阻滞剂。对症状较重的患者,可静脉推注维拉帕米或美托洛尔,以迅速减慢房室结传导。急性期心室率控制目标为80~100次/分。对房颤伴心力衰竭或低血压的患者,建议静脉应用洋地黄或胺碘酮控制心室率。心力衰竭与低血压忌用β受体阻滞剂与维拉帕米。预激综合征合并房颤禁用β受体阻滞剂、非二氢吡啶类钙通道阻滞剂、洋地黄和腺苷,应静脉注射普鲁卡因胺、普罗帕酮或胺碘酮,若无效或症状加重,应立即电复律。如房颤患者发作开始时已呈急性心力衰竭或明显血压下降等表现,宜紧急施行电复律。房颤伴缓慢心室率可应用阿托品(0.5~2mg静脉推注),许多有心动过缓症状者应行急诊电复律和(或)急诊临时起搏治疗。

(2)长期心室率控制

1)药物控制心室率:房颤时心室率的快慢主要取决于房室结的传导性和不应期,以及交感和副交感神经张力的影响。临床常用的药物是β受体阻滞剂、非二氢吡啶类钙通道阻滞剂和洋地黄,可单用或联合应用。除心力衰竭患者外,所有非永久性房颤患者可选择决奈达隆控制心室率。胺碘酮适用于其他药物控制心室率无效或有禁忌的患者。在心力衰竭患者,β受体阻滞剂联合洋地黄治疗是有益的。洋地黄不能单独用于控制阵发性房颤患者的心室率。控制心室率的药物见表5-5。

对于无症状或可耐受症状的房颤患者,可采用宽松的心室率控制,即静息心率小于110 次/分。若采用宽松的心室率控制不能缓解患者症状或出现心动过速性心肌病时,则应采用严格的心室率控制标准,即静息心率小于 80 次/分和中度运动时心室率小于 110 次/分。达到严格的心率控制标准后,应进行 24 小时的动态心电图监测以评估心脏停搏和心动过缓的情况。预激综合征合并房颤时,首选控制心率的药物是普罗帕酮或胺碘酮。控制心室率的药物的选择取决于患者的年龄、基础心脏病和治疗标准。对虽经严格心率控制仍有症状的患者,应考虑转复为窦性心律。

表 5-5　控制房颤心室率的药物

药物	静脉应用	常规口服维持量	主要不良反应
β 受体阻滞剂			
美托洛尔	2.5~5mg,>2 分钟,可连续静脉推注 3 次	25~100mg,每天 2 次或同等剂量缓释片,每天 1 次	低血压、传导阻滞、心力衰竭、心动过缓、哮喘
比索洛尔		2.5~10mg,每天 1 次	
阿替洛尔		25~100mg,每天 1 次	
艾司洛尔	负荷量 0.5mg/kg,>1 分钟,然后以 0.06~0.2mg/(kg·min)维持		
普萘洛尔	0.5mg/kg	10~40mg,每天 3 次	
卡维地洛		3.125~25mg,每天 2 次	
非二氢吡啶类钙通道阻滞剂			
维拉帕米	0.075~0.15mg/kg,>2 分钟	40~120mg,每天 3 次或同等剂量缓释片,每天 1 次	低血压、传导阻滞、心力衰竭
地尔硫䓬	负荷量 0.25mg/kg,>2 分钟,然后 5~15mg/h 维持	30~90mg,每天 2~3 次或同等剂量缓释片,每天 1 次	
洋地黄类药物			
地高辛		0.125~0.5mg,每天 1 次	洋地黄中毒、传导阻滞、心动过缓
毛花苷丙	0.2~0.4mg,2 小时 1 次,24 小时总量 0.8~1.2mg,然后 0.1~0.2mg,每天 1 次		
其他药物			

（续表）

药物	静脉应用	常规口服维持量	主要不良反应
胺碘酮	5mg/kg，>1 小时，然后 50mg/h 维持	100~200mg，每天 1 次	低血压、心动过缓、肺毒性、尖端扭转型室速（罕见）、胃肠道不适、静脉炎（静脉用药时）、甲状腺功能受损
决奈达隆		400mg，每天 2 次	充血性心力衰竭、心动过缓

2）房室结消融与改良：房室结射频消融术是一种姑息但不可逆的方法。对于联合用药控制心率不理想，以及药物和（或）左心房导管消融行节律控制失败的患者，可选择房室结消融。房室结消融可提高上述患者的生活质量，并降低其病死率至总人群病死率水平。术后发生完全性房室传导阻滞，需要安置永久性起搏器。心脏的起搏治疗取决于房颤的类型（阵发性、持续性或永久性），基础心脏病及其严重程度，左心室射血分数，心力衰竭的严重程度等。如果左心室功能正常，则植入单腔 VVI 或双腔 DDD 起搏器；若患者合并左心室功能不全（NYHA 心功能 Ⅰ~Ⅳ级），LVEF≤35%，房室结消融后可考虑行心脏再同步化治疗（CRT）。房室结改良是经导管消融部分损伤房室结传导功能而不造成完全性阻滞，可减慢心室率和房颤相关的症状，但消融终点很难确定，而术后不置入起搏器的方式已很少应用。

3.心律控制　窦性节律的恢复及维持有助于缓解症状、预防栓塞并减少心动过速性心肌病的发生。

（1）复律的指征和方法

1）复律的基础：复律前需充分地估计复律的必要性、成功率、复发的可能性和治疗可能出现的危险性。复律的必要性要根据房颤引起的临床症状来决定。房颤持续时间长、左心房明显扩大、基础病因不能消除的患者复律成功率低，也容易复发。此外，复律还可导致血栓栓塞，并发其他心律失常的危险。

2）复律的方法：复律方法有药物复律和电复律。

当房颤导致急性心力衰竭、低血压、心绞痛、恶化心室率难以控制（尤其是房颤经房室旁道下传引起快速心室率）时，应立即复律，主要采用电复律。如无紧急复律指征，则可先控制心室率，待症状消失后再考虑去除病因并复律。

初发房颤大部分在 24~48 小时可自动转复为窦性心律，因此对无器质性心脏病且症状轻的患者，仅予休息和镇静，不必急于复律。

房颤持续 7 天以内，尤其是持续时间小于 48 小时的患者，药物复律非常有效。超过

7天,电复律治疗优于药物复律,但需使用镇静剂或麻醉剂。

房颤持续时间越长,复律成功率越低。无论药物复律还是电复律,都有发生血栓栓塞或脑卒中的危险,两者均需抗凝治疗。

3)房颤的药物或直流电复律的指征:①有快速心室率的阵发性房颤患者,当心电图诊断心肌梗死或伴有低血压、心绞痛、心力衰竭症状时,药物处理不能马上奏效的,立即电复律;②虽无血流动力学不稳定,但患者不能耐受房颤的症状,复律治疗;③对初次发现的房颤以药物或电复律的方法促使其转为窦性心律;④对不太可能早期复发的持续性房颤患者行药物复律或电复律;⑤对房颤成功复律后未行抗心律失常药物治疗而复发的患者,再次复律治疗后预防性用药。

(2)药物复律:目前,用于房颤复律的常用药物包括多非利特、氟卡尼、伊布利特、普罗帕酮、胺碘酮。由于严重不良反应,目前已很少使用奎尼丁和普鲁卡因胺转复房颤。洋地黄类药物、维拉帕米、索他洛尔、美托洛尔和其他 β 受体阻滞剂,以及阿义马林对转复新近发生的房颤无效。伴严重器质性心脏病的患者,房颤的转复只能选择胺碘酮;无器质性心脏病的患者,房颤的转复可首选多非利特伊布利特、氟卡尼或普罗帕酮,次选胺碘酮;伴器质性心脏病,无明显左心室肥厚(≥1.4cm)或心力衰竭的患者,房颤的转复可选择伊布利特;不伴有明显左心室肥厚(≥1.4cm)的器质性心脏病患者,房颤的转复则可选择多非利特。药物应用方法如表5-6。

表 5-6　房颤复律药物推荐用药方法

药物	给药途径	剂量和用法	潜在的不良反应
胺碘酮	口服	0.6~0.8g/d 分次口服,总量至 10g 后改为 0.1~0.2g/d 维持	低血压心动过缓、Q-T 延长、尖端扭转型室速(罕见)、胃肠道不适、便秘、静脉炎(静脉用药时)、甲状腺功能受损
	静脉	5mg/kg,持续 1 小时以上,然后静脉滴注 50mg/h,或改为口服,总量至 10g 后 0.1~0.2g/d 维持	
多非利特	口服	根据肌酐清除率(mL/min)给药,高于 60, 0.5mg 每天 2 次;40~60, 0.25mg每天 2 次;20~40, 0.125mg 每天 2 次;低于 20 时禁用	Q-T 间期延长、尖端扭转型室速,需依照肾功能、体表面积大小和年龄调整用量
氟卡尼	口服	200~300mg	低血压、房扑伴快速心室率
	静脉	2.0mg/kg,持续 10 分钟以上	
伊布利特	静脉	1mg 静脉推注,持续 10 分钟以上,必要时观察 10 分钟后再给 1mg	Q-T 间期延长、尖端扭转型室速
普罗帕酮	口服	450~600mg	低血压、房扑伴快速心室率
	静脉	2.0mg/kg,持续 10 分钟以上	

（3）直流电体外复律：直流电体外复律可使65%～90%房颤患者恢复窦律，前后位复律成功率高于前侧位。单相波直流电复律应用200J作为起始能量，约75%患者可复律，如复律失败，可用300～360J再次复律。电复律必须与R波同步。与单相波直流电除颤器相比，双相波体外直流电除颤器需要的能量更小，转复效果更好，故双相波直流电除颤器应为首选。近年来，心内低能量（<20J）电转复房颤的技术应用于临床。该技术不需要全身麻醉，采用双相脉冲波和两个表面积较大的电极（电极分别放置于右心房和冠状静脉窦或左肺动脉内），可使各种房颤，包括体外电复律失败和并发于心内电生理检查或射频消融术的房颤得以复律，成功率为70%～89%。

对于置入心脏起搏器和除颤器的患者伴有房颤，除颤电极板应至少远离起搏器电池8cm，推荐前后位放置电极板。并优先选择双相波复律。对于起搏依赖的患者，在电复律前应增加起搏输出电压，并且应密切监护。在心脏复律后起搏装置应当重新评估和程控，以确保其功能正常。电复律前预先药物治疗能提高复律成功率，防止早期复发，对电复律失败，以及即刻或近期复发者，电复律前应预先给予药物治疗，药物可选择胺碘酮、氟卡尼、伊布利特、普罗帕酮等。

（4）窦性节律的维持

1）应用抗心律失常药物维持窦律：房颤是一种慢性疾病，无论是阵发性还是持续性，无论以何种方法转复为窦性心律，大多数患者都可能复发，因此通常需要服用抗心律失常药物来维持窦性节律。常用于维持窦律的药物包括氟卡尼、普罗帕酮、索他洛尔胺碘酮和多非利特。奎尼丁由于其延长Q-T间期并能诱发尖端扭转型室速，近年临床已很少应用。除迷走性房颤外，很少应用双异丙吡胺。决奈达隆是一种新型抗心律失常药物，尤其专用于治疗房颤，在欧美国家已开始应用。与安慰剂或未治疗相比，应用抗心律失常药物可使维持窦律的概率翻倍。而胺碘酮优于Ⅰ类抗心律失常药物索他洛尔和决奈达隆。抗心律失常药物应用方法见表5-7。

表5-7 维持窦性节律药物的常规用法

药物	剂量	可能存在的不良反应
胺碘酮	100～200mg每天1次	光敏感性、肺毒性、多发性神经病变、胃肠道不适、心动过缓，尖端扭转型室速（罕见）、肝毒性、甲状腺功能障碍
多非利特	根据肌酐清除率给药，0.125～0.5mg每天2次	尖端扭转型室速
氟卡尼	100～200mg每天2次	室速、心力衰竭、房扑伴快速心室率
普罗帕酮	100～300mg每天3次	室速、心力衰竭、房扑伴快速心室率
索他洛尔	80～160mg每天2次	尖端扭转型室速、心力衰竭、心动过缓、慢性阻塞性肺疾病或支气管痉挛性肺病加重

（续表）

药物	剂量	可能存在的不良反应
决奈达隆	400mg 每天 2 次	充血性心力衰竭、心动过缓
双异丙吡胺	100~250mg 每天 3 次	尖端扭转型室速、心力衰竭、青光眼、尿潴留、口干

合并轻微或无器质性心脏病（孤立性）的房颤患者：当房颤与心理或精神压力有关（交感性房颤）时，β 受体阻滞剂是首选药物。但 β 受体阻滞剂治疗"孤立性房颤"的效果不明显，常选用决奈达隆、氟卡尼、普罗帕酮和索他洛尔等治疗。双异丙吡胺具有明显的抗胆碱能作用，治疗迷走介导性房颤有效。

合并器质性心脏病的房颤患者：对于心血管疾病的不同的病理生理基础（左心室肥厚、心肌缺血和心力衰竭），均有避免应用的特殊药物。氟卡尼和普罗帕酮均有明确的不良反应，并与其致心律失常作用和（或）负性肌力相关。索他洛尔可延长 Q-T 间期，对于左心室明显肥厚和心力衰竭的易感者，可诱发尖端扭转型室速，但冠心病患者应用索他洛尔较为安全。对于合并心力衰竭的患者，仅胺碘酮或多非利特可以应用。决奈达隆应用于冠心病、高血压心脏病患者是安全的。NYHA 心功能Ⅲ～Ⅳ级、近期心力衰竭不稳定的患者均不能应用决奈达隆，NYHA 心功能Ⅰ～Ⅱ级心力衰竭患者也应尽量避免使用决奈达隆。

合并左心室肥厚的患者：合并左心室肥厚的患者，索他洛尔、氟卡尼和普罗帕酮致心律失常发生率可能增加，尤其对于合并显著左心室肥厚（左心室壁厚度>1.4cm）的患者。可首选决奈达隆，次选胺碘酮。

合并冠心病的患者：冠心病的患者不应选用氟卡尼或普罗帕酮治疗。多非利特、决奈达隆或索他洛尔应作为一线药物。由于胺碘酮的心外不良反应，仅作为最后选择的药物。

2）房颤导管消融：导管射频消融术是目前令人鼓舞的一种治疗方法。部分房颤患者，导管消融的目的在于根治房颤，长期随访结果显示，导管消融维持窦律的效果优于抗心律失常药物。荟萃分析显示，平均随访 14 个月，导管消融成功率为 71%，而抗心律失常药物仅 52%。导管消融治疗房颤的术式包括节段性肺静脉电隔离、三维标测系统指导下环肺静脉电隔离、心房复杂碎裂电位（CFAE）消融、神经节丛（GP）消融、逐级消融。虽然有诸多术式存在，但房颤导管消融策略主要以肺静脉和（或）肺静脉前庭作为消融靶区域并达到完全电隔离是房颤消融的基石，此外还包括非肺静脉消融靶点如局灶性房性心动过速、房扑、室上性心动过速和 CFAE/GP 等的消融。肺静脉电隔离是阵发性房颤的主要消融终点，但对于持续性房颤，则需要在肺静脉电隔离基础上的复合消融才能有较高的成功率，而复合消融的策略还有待进一步的探索和优化。导管消融通常适用于至少一种Ⅰ类或Ⅲ类抗心律失常药物治疗无效或不能耐受，且无器质性心脏病的症状性阵发性房颤患者。对于合并轻微或无器质性心脏病的持续性或长程持续性房颤患者，抗心律失常药物无效时,亦可考虑导管消融,但对这类患者,准备消融前,应确定抗心律失常药物治疗无效,强化消融和多次消融是必要的。合并器质性心脏病的症状性阵发性和持续性房颤患者,导管消融成功率较低,当不良反应较小的抗心律失常药物治疗无效时,是否改用胺碘酮或导管消融治疗,应对每个患者进行具体详细的评估,如患者的年龄、器质性心脏病的类型和严重程度、左心房大小、合并疾病,以及患者的选择等综合考虑。导管消融的可能并发症有血栓栓塞、肺静脉狭窄、心脏穿孔/心脏压塞、膈神经麻痹、急性冠状动脉损伤、术后房性心动过速和心房-食管瘘等。

3)外科手术和外科消融:"切割和缝合"技术用于隔离肺静脉,并延伸至二尖瓣环、左右心耳,以及冠状静脉窦,即为迷宫手术。迷宫手术成功率高,术后随访 15 年,75%~95%的患者无房颤发作。对二尖瓣疾病患者,单纯的瓣膜手术并不能降低房颤的复发或脑卒中,但同时行迷宫术则使其预后与窦性心律患者相近,并且对恢复有效的左心房收缩功能也有良好的效果。迷宫术的术式较复杂,且有死亡和发生严重并发症的风险,因而目前已很少应用。手术隔离肺静脉可有效恢复合并二尖瓣疾病的持续性房颤患者的窦性心律。对拟行心脏外科手术的房颤患者,可考虑房颤外科直视下消融。

微创心脏外科消融是近年国际上发展迅速的外科治疗技术,具有创伤小、技术复杂性低、操作精准而快速、疗效高等特点。目前微创外科消融主要包括胸腔镜辅助下的微创心外膜消融手术、Wolf 微创迷宫消融手术等。微创外科消融的适应证主要是至少一种 I 类或类抗心律失常药物治疗无效或不能耐受的症状性阵发性或持续性房颤患者,以及导管消融后房颤复发的患者。与导管消融相比,外科消融可轻松达到肺静脉完全电隔离,并造成透壁损伤,同时也可进行左心耳切除,其成功率高于导管消融。

4)房颤的起搏治疗:目前临床用于预防房颤的起搏程序主要有 5 种。①以略高于自身心房的频率持续心房超速抑制;②预防短-长周期现象;③房性期前收缩后超速抑制;④恢复窦性心律后超速抑制;⑤预防运动后频率骤降。起搏预防房颤迄今为止尚未将其作为预防房颤的首选方法,但因心动过缓安置起搏器的患者,心房(AAI)起搏时房颤和脑卒中的发生率低于心室(VVI)起搏,双腔(DDD)起搏可通过程控 A-V 间期尽量减少心室的起搏,否则房颤的发生率亦会增高。对于慢-快综合征的患者,可安置带有预防房颤起搏程序的双腔起搏器,并且应根据起搏器存储的资料,分析房颤患者发作的特点、房颤负荷和持续时间等信息,进行个体化程控以减少房颤的发作。

4.基础疾病的上游治疗 针对基础疾病的上游治疗可预防或延缓与高血压、心功能不全或炎症(如心脏外科手术后)相关的心肌重构。因此,可能阻止新发房颤(一级预防)或一旦发生,减少其发作频率和延缓其进展为持续性房颤(二级预防)。房颤的上游治疗通常包括血管紧张素转换酶抑制剂(ACEI)、血管紧张素受体阻滞剂(ARB)、醛固酮受体阻滞剂、他汀类药物及 ω-3 多链不饱和脂肪酸。

ACEI 及 ARB 适用于心力衰竭、左心室射血分数降低患者和高血压,特别是合并左心室肥厚患者新发房颤的预防。他汀类药物适用于冠状动脉旁路移植术,合并或不合并瓣膜置换的患者和器质性心脏病,特别是心力衰竭患者新发房颤的预防。无心血管疾病的患者,不建议应用 ACEI、ARB 和他汀类药物作为上游治疗,进行房颤的一级预防。

抗心律失常药物与 ACEI 及 ARB 合用可降低房颤的反复发作。无明显器质性心脏病的阵发性房颤或行电复律的持续性房颤患者,若有其他适应证(如高血压),ACEI 或 ARB 可用于预防房颤复发。

在犬房颤模型中,醛固酮受体阻滞剂螺内酯预处理可减少心房纤维化的程度,并降低房颤的诱发。初步研究已显示,螺内酯可降低伴轻度左心室功能不全的高血压患者电复律后房颤的复发率。虽然少数总体人群的流行病学研究显示,服用较大剂量的多链不饱和脂肪酸与降低 30%~35%房颤风险密切相关,以及个别临床研究显示,多链不饱和脂肪酸可显著降低冠状动脉旁路移植术后房颤的发生率,但其结果未被其他研究所证实,故目前尚无充分证据支持 ω-3 多链不饱和脂肪酸用于房颤的一级或二级预防。

(六)特殊人群的房颤治疗

1.妊娠伴发房颤 既往无房颤和无基础心脏病的妇女在妊娠时极少发生房颤。但既往有房颤发作的患者,52%在妊娠期间会再次发生房颤。虽然妊娠患者发生房颤时,若不伴先天性心脏病或瓣膜性心脏病,患者对房颤的耐受性尚好,但在妊娠期间出现心律失常的患者,其胎儿并发症较多。直流电复律可安全用于妊娠各阶段房颤的复律,无论房颤的持续对孕妇或婴儿是否危险性很高,当房颤导致血流动力学不稳定时,建议直流电复律。血流动力学稳定且心脏结构正常的孕妇,如必须复律,而电复律不适合时,可静脉应用氟卡尼或伊布利特终止新发的房颤。伴有房颤且血栓栓塞高危的孕妇,整个妊娠期间应接受抗凝治疗,应根据妊娠的不同阶段,选择抗凝药(肝素或华法林)。妊娠前 3 个月和最后 1 个月,建议皮下注射低分子量肝素,也可用肝素替代治疗,但需使活化部分凝血活酶时间延长至正常的 1.5 倍。妊娠的 4~6 个月至产前 1 个月,建议口服华法林抗凝。如果需要控制心室率,可应用 β 受体阻滞剂或非二氢吡啶类钙通道阻滞剂。在妊娠前 3 个月,应用 β 受体阻滞剂需权衡对胎儿的不良反应。当应用 β 受体阻滞剂或非二氢吡啶类钙通道阻滞剂有禁忌时,可考虑应用洋地黄制剂。

2.外科手术后房颤 心脏外科手术后房颤极为常见。术后发生房颤的高峰期为术后第 2~4 天。心脏外科手术患者,如无禁忌,建议至少在术前一周开始口服 β 受体阻滞剂至手术当天以预防术后房颤。术后发生房颤高危的患者,术前可预防性应用胺碘酮。血流动力学正常的房颤患者,可采用控制心室率的治疗,若血流动力学不稳定的术后房颤患者,则应施行电复律。索他洛尔可用于预防心脏外科术后房颤,但有致心律失常的风险。皮质激素可减少心脏外科术后房颤的发生率,但也存在一定风险。

第四节 室上性心动过速

室上性心动过速是常见的心律失常之一,是一组发生机制不同的心动过速。由于近年电生理技术广泛应用于临床,对室上性心动过速的诊断和治疗有了突破性的飞跃。

室上性心动过速的经典定义是指异位快速激动的形成和(或)折返环路位于希氏束

分叉以上的心动过速。近年来,随着心脏电生理研究的进展,发现许多 QRS 波群时限正常的心动过速都是以心房、房室结、希氏束径路、心室和房室旁道作为环行运动的基础。其折返环路并不局限于房室交界组织以上部位。因而,室上性心动过速的经典定义欠精确,有学者将其重新定义为:激动的起源和维持需要心房或房室交界组织参与的心动过速。

根据室上性心动过速的新定义,室上性心动过速包括窦房结折返性心动过速、房性心动过速、房室结折返性心动过速、房室折返性心动过速、房扑、房颤和由其他旁道参与的折返性心动过速等。

一、房性心动过速

房性心动过速根据发生机制与心电图表现的不同,可分为自律性房性心动过速、折返性房性心动过速与紊乱性房性心动过速。分别由自律性增高、折返和触发活动所致。

1.自律性房性心动过速

(1)病因:自律性房性心动过速是由于异位心房灶自发性 4 相舒张期除极速率加快所致。在各年龄组均可发生,心肌梗死、心肌病、慢性肺部疾病(特别是急性感染)、大量饮酒和各种代谢障碍均为致病原因。洋地黄中毒亦可发生这种心律失常,常伴有房室传导阻滞。自律性房性心动过速亦可发生在无明显器质性心脏病的患者。

(2)临床表现:发作呈短暂、间歇或持续性发生。短暂房性心动过速患者绝大多数无症状,有的患者仅有心悸症状。持续性房性心动过速患者则可出现心悸、胸痛、头昏、近似晕厥、晕厥、疲乏无力和气短等症状,少数患者心率长期、持续增快可引起心脏增大、奔马律及充血性心力衰竭,类似扩张型心肌病,称为"心动过速性心肌病"。当房室传导比率发生变化时,听诊心率不恒定,第一心音强度发生变化。颈静脉见到的 a 波数目超过听诊的心搏次数。

(3)心电图与心电生理检查

1)心电图特点:心房率一般为 $150\sim200$ 次/分;P 波形态与窦性 P 波不同,P-R 间期直接受心动过速频率的影响;常出现二度 I 型或 II 型房室传导阻滞,2∶1 房室传导亦属常见,但心动过速不受影响;P 波之间的等电线仍然存在;刺激迷走神经和静脉注射腺苷不能终止心动过速,仅加重房室传导阻滞;发作开始时心动过速的频率呈逐渐增快的"加温"现象,而在终止时,心动过速的频率呈逐渐减慢的"冷却"现象(图 5-9)。

2)电生理检查特点:心房程序刺激不能诱发、拖带和终止心动过速,但能出现超速抑制现象,心动过速的发作不依赖于房内或房室结传导延缓;心房激动顺序与窦性心律不同;心动过速的第一个 P 波与随后的 P 波形态一致,这与折返机制引起者不同。与其他心动过速如窦房结折返(若自律性房性心动过速的 P 波与窦性 P 波相似时)、房内折返性(特别是如果由微折返所致时)及一些由其他机制所致的房性心动过速的鉴别很难。

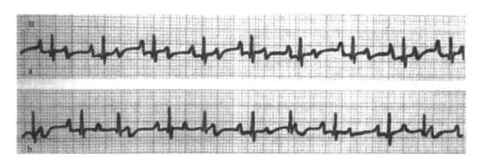

图 5-9　自律性房性心动过速

　　a.阵发性房性心动过速,由低钾、洋地黄中毒所致(血钾 3.1mmol/L),房率 180 次/分,伴 2∶1 房室传导阻滞;b.停用洋地黄,血钾增至 4.6mmol/L 时心电图心房率已降至 168 次/分,但仍有 2∶1 房室传导阻滞。

　　(4)治疗:自律性房性心动过速根据不同临床情况处理不同。

　　1)非洋地黄引起者:洋地黄、β 受体阻滞剂、非二氢吡啶类钙通道阻滞剂可用于减慢心室率;若未能转复为窦性心律,可加用 I$_a$、I$_c$ 或Ⅲ类抗心律失常药;药物治疗无效时可考虑导管消融。

　　2)洋地黄引起者:如果心动过速发生在用洋地黄的患者,首先应想到心动过速是洋地黄所致。治疗包括:立即停用洋地黄;如血清钾不升高,首选氯化钾口服或静脉滴注氯化钾,同时进行心电图监测,避免出现高血钾;已有高血钾或不能应用氯化钾者,可选用利多卡因、普萘洛尔、苯妥英钠或普罗帕酮。心室率不快者,仅需停用洋地黄。

　　2.折返性房性心动过速

　　(1)病因:折返性房性心动过速是心房肌不应期不一致及激动在心房肌的传导速度不同所致。外科手术瘢痕周围、解剖上的缺陷或心房切开术可形成折返,故折返性房性心动过速可发生在行心房外科手术后的先天性心脏病患者及其他器质性心脏病患者,亦可见于正常人。

　　(2)心电图:心动过速的频率为 120~240 次/分;P 波形态与窦性 P 波不同,P-R 间期直接受心动过速频率的影响;房室传导阻滞不能终止心动过速。

　　(3)电生理检查特点:心房程序电刺激能诱发或终止心动过速;心动过速开始前必发生房内传导延缓;心房激动顺序与窦性者不同;刺激迷走神经通常不能终止心动过速发作,但可产生房室传导阻滞。

　　(4)治疗:食管快速起搏心房可终止折返性房性心动过速,射频消融也有较高的成功率,可达 90%~95%,但复发率较高(10%~30%)。刺激迷走神经方法不能终止折返性房性心动过速。药物治疗可选用 I$_c$ 类或Ⅳ类抗心律失常药物。

　　3.紊乱性房性心动过速

　　(1)病因:紊乱性房性心动过速亦称多源性房性心动过速,为触发活动所致。常发生于患慢性阻塞性肺疾病或充血性心力衰竭的老年人,亦见于洋地黄中毒与低血钾患者,使用茶碱可诱发这种心动过速,紊乱性房性心动过速可发生于儿童。

(2)心电图:通常有3种或以上形态各异的P波,P-R间期各不相同;心房率100～130次/分;大多数P波能下传心室,但部分P波因过早发生而受阻,心室率不规则(图5-10)。本型心律失常最终可发展为心房颤动。

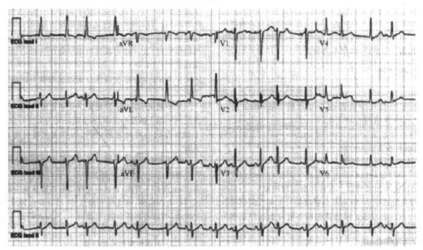

图5-10 紊乱性房性心动过速

(3)治疗:治疗主要针对基础疾病。肺部疾病患者应给予充足供氧控制感染,停用氨茶碱、去甲肾上腺素、异丙肾上腺素、麻黄碱等药物。各种抗心律失常药物对减慢房率或室率常无效。β受体阻滞剂在患支气管痉挛性肺部疾病的患者中应避免使用,但如能耐受可奏效。维拉帕米与胺碘酮可能有效。补充钾盐和镁盐可抑制心动过速发作。而电复律或导管消融治疗等均无效。

二、非阵发性房室交界性心动过速

1.病因 非阵发性房室交界性心动过速的发生机制与房室交界区组织自律性增高或触发活动有关。最常见病因是洋地黄中毒,其他为下壁心肌梗死、心肌炎、急性风湿热、低钾血症、心脏手术后或慢性阻塞性肺疾病,射频导管消融慢通道时亦可出现,偶见于正常人。

2.临床表现 随着心律失常的频率和基础心脏病的严重程度不同,临床特征也可不同。体征取决于P波和QRS波群的关系及心房、心室释放冲动的频率。因此,第一心音可以是稳定的或变化的,颈静脉搏动可出现或不出现大炮a波。

3.心电图 QRS波群形态与窦性者相同;频率70～130次/分或更快;节律经短暂的温醒现象后常规则,洋地黄过量引起者,经常合并房室交界区文氏型传导阻滞,可使心室率变得不规则;自主神经张力变化可影响心率,如迷走神经张力增高可减慢心率,而抗胆碱能药物可增快心率;如心房由窦房结、心房或偶尔房室交界区的起搏点控制,可发生房室分离。

4.治疗 治疗主要是纠正基础病因。已用洋地黄者立即停用,亦不应施行电复律。

洋地黄中毒引起者,应用钾盐、利多卡因、苯妥英钠或普萘洛尔治疗。其他患者可选用 I_A、I_C 或 III 类抗心律失常药物。本型心律失常通常能自行消失,若患者耐受性良好,仅需密切观察和治疗原发疾病。

第六章 快速性室性心律失常

第一节 室性心动过速

一、室性心动过速的定义和分类

室性心动过速(ventricular tachycardia,VT)是指连续出现≥3个、频率>100次/分且起源于房室结以下的激动,简称室速。室速的分类方法有很多,临床上常常根据持续时间和血流动力学特点,以及QRS波形态对室速进行分类。

1.根据持续时间和血流动力学的特点对室性心动过速进行分类 根据持续时间和血流动力学的特点,室速被分为非持续性室性心动过速(nonsustained ventricular tachycardia,NSVT)和持续性室性心动过速。持续时间是否达到30s和血流动力学是否稳定是界定非持续性和持续性室速的两个标准。

(1)持续性室速的定义:室速持续时间≥30s,或者持续时间不足30s,但是由于血流动力学不稳定而需要被及时终止的室速。持续性室速是一种致命性的快速性室性心律失常,它和心室扑动、心室颤动都是心搏骤停和心源性猝死的主要原因,也是各种器质性心脏病患者主要的死亡原因之一。

(2)非持续性室速的定义目前尚不统一,最常用的定义:持续时间小于30s、R-R间期小于600ms且连续3个或者以上的心室搏动。有部分研究者将非持续室性定义为频率≥125次/分且连续出现≥16次的室性搏动;或者将频率设定为≥120次/分;也有研究者用15s而不是30s来划分非持续性和持续性室速。

此外,24小时内出现≥3次独立的持续性室速事件且每次室速的发作都需要干预才能终止的情况被称为室速电风暴。连续发作的持续性室速虽然能自行复律或者经过治疗复律,但是在数小时内又复发的情况被称为无休止的室速。

2.根据QRS波的形态对室性心动过速进行分类

(1)单形性室速:室速中每个QRS波的形态相似,是宽QRS波心动过速最常见的类型(图6-1)。

(2)多个单形性室速:在同一次室速发作期间每个QRS波的形态相似,但是不同室速事件之间可有2种及2种以上的QRS波形态出现。

(3)多形性室速:在同一次室速发作期间QRS波形态逐跳变化不同。尖端扭转型室性心动过速(TdP)是一种特殊型的多形性室速,心电图表现为QRS波群围绕心电图基线不断扭转其主波的正负方向。尖端扭转型室速多继发于长Q-T间期后,可自行终止,也可快速演变成心室颤动。双向室速的QRS主波方向在额面电轴呈交替性改变(图6-2),是儿茶酚胺敏感型多形性室速患者的典型室速类型。

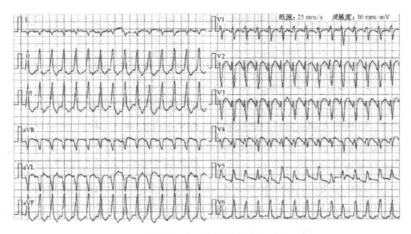

图 6-1　单形性室速

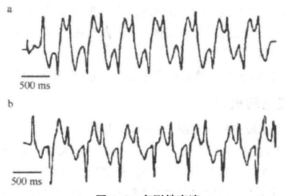

图 6-2　多形性室速

a 和 b 可见方向相反的 QRS 波交替出现在室性心动过速的心电图上

二、室性心动过速的病因

1.非持续性室速的病因　非持续性室速发生率较持续性室速高,且原因广泛。从健康人群到心脏病患者,以及非循环系统疾病患者,都可以出现非持续性室速。与持续性室速相同,非持续性室速的发生率在器质性心脏病患者中最高。

2.持续性室速的病因

(1)器质性心脏病:冠心病(急性和陈旧性心肌梗死、冠状动脉旁路移植术后)、扩张型心肌病、充血性心力衰竭、高血压和左心室肥厚、肥厚型心肌病、致心律失常性右心室心肌病、心肌炎、先天性心脏病等。其中,缺血性心脏病是持续性室速最主要的原因。

(2)遗传性心脏离子通道疾病:这是一组编码心肌细胞膜离子通道蛋白质或者离子通道相关蛋白质基因突变的疾病。患者多有家族史,为遗传性疾病,部分为散在发作的基因突变。患者的心脏结构正常。目前已知的该类疾病包括遗传性长 Q-T 间期综合征、儿茶酚胺敏感性多形性室性心动过速(catecholaminergic polymorphic ventricular tachycardia,CPVT)、Brugada 综合征和短 Q-T 间期综合征等。这类疾病的发生率远较器质性心脏病低,部分甚至罕见;但是,致命性的室性心律失常在该群体发病率高,患者多于幼儿及青壮年期间发生猝死。

(3)非循环系统疾病:内分泌系统疾病、电解质平衡紊乱、药物中毒、手术等都可以引起室速。其中,常见的原因是药物中毒和电解质平衡紊乱。

1)能够阻滞心脏钠离子通道的药物,服用过量后可能会导致室速,如三环类抗抑郁药物,I_A类、I_C类和Ⅲ类抗心律失常药物,抗组胺药物,可卡因,丙氧酚等。三环类抗抑郁药物还同时具有抗胆碱作用。心室内传导阻滞和单相阻滞形成的折返环可能是钠离子通道阻滞剂中毒导致室速的机制。此外,钠离子通道阻滞剂中毒会导致 0 相除极延迟,QRS 波增宽,服用此类药物的患者出现宽 QRS 波心动过速时还要排除室上速伴药物过量引起 QRS 波增宽的可能。抗组胺药物,尤其是苯海拉明,具有心脏毒性,过量服用可导致室速。抗心律失常药物的致心律失常作用也不容忽视。

2)电解质平衡紊乱可以引起持续性室速。低钾血症和低镁血症会导致尖端扭转型室速。高钾血症引起的宽 QRS 波室性心动过速会迅速演变为室颤或者心室停搏。高钾血症主要发生于慢性肾衰竭的患者,医源性原因(如给患者补钾治疗、保钾利尿剂)也是引起高钾血症的主要原因。

特发性室性心动过速:患者虽然存在室速,但是找不到任何相关的基础疾病。

三、室性心动过速的机制

1.折返机制   是室速最主要的机制,包括以下几种。

(1)瘢痕相关性折返:心室内瘢痕是产生瘢痕相关性室性心动过速的基础。大约60%的心室内瘢痕由缺血性心脏病引起。此外,扩张型心肌病、致心律失常性右心室心肌病、心脏手术(尤其是先天性心脏病和心脏瓣膜疾病)后、淀粉样变性和肥厚型心肌病等也是心室内瘢痕形成和发生室速的主要原因。瘢痕由致密纤维构成。瘢痕组织内残存的心室肌束形成了传导通道。这些残存肌束间的间质纤维化在肌束之间形成分隔,为激动折返提供了环路。瘢痕区心肌细胞间的耦联程度降低,降低了激动传导的速度。以上因素都为瘢痕区域内,以及周围形成持续的缓慢传导创造了条件。大面积瘢痕内往往存在多个通道,不仅较小面积的瘢痕组织更容易发生室速,而且可表现为多个单形性室速。

(2)束支折返:是一种特殊类型的大折返,浦肯野系统参与形成了折返环。常见的折返路径为右束支前传和左束支逆传;左束支前传和右束支逆传的折返路径少见。束支折返性室速主要发生在扩张型心肌病患者中,患者在室速不发作时多已经存在传导阻滞。束支折返性室速一个显著的特点就是其对抗心律失常药物效果不佳,而射频消融治疗有效。

(3)2 相折返:相邻心室肌细胞在平台期复极的非均一性形成了一个电位梯度,电流从相对正电荷水平处流向相对负电荷水平处,后者除极并产生一个动作电位,随后引起原先相对正电荷水平处心肌的除极;如此循环往复构成一个折返环路。心外膜和心内膜心室肌细胞 2 相平台期的非均一性是 Brugada 综合征患者室速形成的机制。缺血组织和相邻的非缺血组织之间平台期的非均一性是急性缺血患者发生室速和室颤的一种机制。

微折返指折返环在相邻心肌组织间形成,因折返环同时受标测电极间距的限制而与局灶性激动难以区分。微折返室速可发生在瘢痕或者低振幅心肌组织附近。

2.触发活动　是指心肌细胞在动作电位复极期产生的除极活动,又称后除极,触发活动多由局部儿茶酚胺浓度增高、低血钾、高血钙、洋地黄中毒等导致细胞内钙离子浓度异常增高所引起。按照除极发生的时间,触发活动分为早期后除极和延迟后除极。

早期后除极指在心室复极早期(即动作电位2相和3相)出现的振荡电位,该振荡电位可能为外向钾离子流减弱或内向钠离子、钙离子流增强所引起,心动过缓时振荡幅度增大。当该振荡电位振幅足够大时可引起心肌细胞提早除极,甚至诱发室速、室颤。例如先天性长 Q-T 间期综合征患者的室性心律失常的机制就是早期后除极。

延迟后除极指在心室复极晚期(即动作电位3相末期)出现的振荡电位,主要与细胞内钙离子浓度异常增加有关,心动过速时振荡电位幅度可增大。当心室复极晚期振荡电位引起心肌细胞提早除极时就可引发室速。儿茶酚胺敏感性多形性室速及部分右心室流出道特发性室速的机制就是延迟后除极。

3.自律性异常升高　由动作电位4相自动除极引起,发生率较低。该机制的室速不能被程序刺激诱发或者终止。腺苷仅能一过性地抑制该类型室速,腺苷被代谢后,室速就会复发。钙通道阻滞剂和 β 受体阻滞剂有时候可以抑制该类型室速。受损浦肯野纤维细胞内钙离子的循环异常和钙火花所引发的动作电位可能是引起自律性升高的机制。

另外,临床上通常将上述的室速机制简单地分为大折返性室速和局灶性室速。

大折返性室速是指激动在相邻但是空间上可明确辨别的不同区域内循环往复,折返环直径在数厘米。该机制的形成主要与瘢痕有关。在心脏结构正常的患者中并不多见,维拉帕米敏感的分支型室速是一个例外。

局灶性室速是指室速在一个特定区域最早激动,然后冲动以该区域为中心向四周辐射。局灶性室速的机制包括触发活动、自律性升高和微折返,多见于心脏结构正常的患者。该室速可被儿茶酚胺激发。除了微折返、某些延迟后除极机制引起的局灶性室速,程序刺激不能引发或者终止局灶性室速。心室期前刺激和心室快速起搏可以诱发出微折返性室速和延迟后除极引起的局灶性室速。

四、特发性室性心动过速

临床上常用发生机制、室速起源点和室速对药物的敏感性对特发性室速进行分类。

1.特发性室速的机制和特点　局灶性室速患者年龄多在 30~50 岁。右心室流出道占了特发性室速的 60%~70%。流出道周围结构及乳头肌(尤其是左心室乳头肌)也是常见的起源部位。典型的特发性局灶性室速表现为持续性单形性室速、单形性室速反复发作和频发的室性期前收缩。分支型室速是由部分浦肯野纤维系统(主要是左后分支)参与的大折返性室速。其发生率远较特发性局灶性室速低。患者的年龄多在 15~40 岁。室速常常在休息状态下发作。

2.常见特发性局灶性室速的起源点和心电图特点

(1)右心室流出道起源的室速:心电图特点为胸前导联左束支传导阻滞图形和肢体

导联电轴向下(即下壁导联为正向波)。

(2)左心室流出道起源的室速:心电图特点为胸前导联呈现右束支阻滞图形和肢体导联电轴向下。

(3)主动脉冠状窦起源的室速:临床上并不少见。特发性室速可以起源于任何一个冠状窦内,但左冠窦起源较右冠窦起源更常见,无冠窦起源的室速较少。解剖上主动脉冠状窦紧贴在右心室流出道之后,故该起源的室速心电图上同样表现为左束支传导阻滞图形和肢体导联电轴向下的特点,不同之处在于:①移形区较早,位于 V1 或者 V2 导联;②R 波时间指数(即 V1 或者 V2 导联上 R 波时间占整个 QRS 波时间的百分比)≥50%;③V1 或者 V2 导联上的 R/S 振幅指数(R 波振幅与 S 波振幅的比值)≥30%。

(4)肺动脉起源的室速:较少见,多见于特发性室性心律失常患者,患者多较年轻。肺动脉处的异位起源点向下通过肺动脉瓣经过右心室流出道向整个心室传导,因此心电图上这两处起源的室速往往难以鉴别。对于心电图提示为右心室流出道室速患者,如果在右心室流出道无法找到最理想的射频靶点而患者心电图下壁导联 R 波振幅又明显高大时,可以尝试在肺动脉处进行标测。

(5)二尖瓣环起源的室速:较少见。其心电图特点:①胸前导联中 V2~V6 导联均为 R 或 Rs 波,V1 导联可以出现 rsR'波形;②各导联存在类似 Δ 波的图形,有时需要与二尖瓣环周围旁道参与的预激综合征相鉴别。三尖瓣环起源的室速心电图特点:①左束支传导阻滞图形;②肢体导联电轴向上(Ⅱ、Ⅲ和 aVF 导联主波向下);③Ⅰ导联呈 R 波或存在 r 波;④aVL 导联以 R 波为主。

(6)左心室乳头肌起源的室速:起源点位于左心室前外侧或者后侧乳头肌,心电图类似于左前分支或者左后分支起源的室速。但是,乳头肌起源室速的 QRS 波时间较束支起源的 QRS 波宽,约 150ms。

3.分支室速的分型和心电图特点 分支折返性室速多见于年轻患者,室速的 QRS 波较窄以致较难与室上速相鉴别。分支室速可分为以下 3 个亚型。

(1)左后分支室速:最为常见。心电图上表现为右束支传导阻滞、左前分支阻滞和肢体导联电轴向上(左偏或者位于无人区)(图 6-3)。

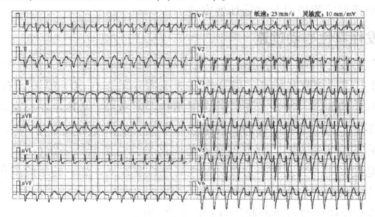

图 6-3 左右分支室速

（2）左前分支室速：少见。心电图上表现为右束支传导阻滞、左后分支阻滞和肢体导联电轴右偏。

（3）上间隔支室速：罕见。心电图上表现为窄 QRS 波（100ms），不完全性右束支传导阻滞和肢体导联电轴正常。

4.根据对药物敏感性命名的特发性室速

（1）腺苷敏感型室速：触发机制引起的室速常常能被腺苷抑制。儿茶酚胺刺激 β 受体从而导致细胞内环单磷酸腺苷浓度升高，后者促进钙离子从肌浆网释放入细胞质，引起胞质钙离子浓度的升高，最终导致延迟后除极和室速。

（2）维拉帕米敏感型室速：指能被维拉帕米终止的特发性室速。分支室速，尤其是左后分支室速，对维拉帕米特别敏感。特发性局灶性室速患者也多能通过使用维拉帕米恢复窦性心律。

五、遗传性心脏离子通道疾病的室速特点

1.遗传性长 Q-T 间期综合征　尖端扭转型室速是长 Q-T 间期综合征患者的特征性室速类型。

2.儿茶酚胺敏感型多形性室性心动过速（CPVT）　双向室速、多形性室速和儿茶酚胺敏感的特发性室颤是 CPVT 患者主要的快速性室性心律失常类型，其中双向室速为 CPVT 的典型室速类型。患者的室速可通过运动反复被诱发，且室性心律失常的恶性程度随着运动负荷量的增加，以及心率的加快而不断升高，即从室早发展为非持续性室速、持续性室速甚至室颤。持续性室速诱发的室颤是 CPVT 患者死亡的直接原因。

3.Brugada 综合征　多形性室速和室颤是该类患者常见的致死原因，而单形性室速很少发生在 Brugada 综合征患者中。

4.短 Q-T 间期综合征　该类患者无特异性室速，多形性室速和室颤是导致患者死亡的主要原因。

六、室性心动过速的临床表现

非持续室速可以不引起症状或者仅仅引起轻微的症状。持续性室速可以导致晕厥前兆、晕厥、心搏骤停和心源性猝死。部分患者耐受性好，轻者可仅表现为心悸或者胸闷。患者对持续性室速的耐受性取决于心动过速的频率、持续时间、是否存在未知的器质性心脏病和是否存在左心功能不全。严重者体格检查可发现患者神情淡漠，甚至昏迷；血压降低甚至测不出；脉搏微弱；心律规则或者轻度不规则；心率多在 100~250 次/分，心音低钝，可出现第一心音强弱不等；有时颈静脉搏动可见"大炮波"。

七、室性心动过速的诊断和鉴别诊断

体表心电图是诊断室性心动过速的重要依据。非室速发作时期的心电图、患者的病史和药物服用史，以及体格检查对室速的诊断和鉴别也非常有帮助。

绝大部分的室速为宽 QRS 波形，需要与其他可引起宽 QRS 波心动过速的心律失常相鉴别（详见下文）。分支室速或者高位室间隔起源的室速表现为窄 QRS 波心动过速。

当静脉推注腺苷后窄 QRS 波心动过速的心室率无任何变化时,临床医师需要考虑室速。有时候,临床医师难以通过体表心电图来明确诊断心动过速是室性还是室上性,尤其是室速和室上速伴旁道前传。电生理检查是明确诊断室速的最直接的方法。

在明确室速后,临床医师需要进一步诊断出引起室速的病因,并且对患者心源性猝死的危险性和症状的严重程度进行评估。

八、室性心动过速的治疗

1.急性期的治疗 临床医师发现患者发生持续性室速后,首先要评估患者的血流动力学状态和症状的严重程度,并以此拟定治疗策略。

(1)对于出现心搏骤停的患者,应该立即予以心肺复苏和电复律。直流电的起始功率推荐为 100~200J,交流电的起始功率推荐为 50~100J,并根据复律效果调整随后的功率。

(2)对于出现症状性低血压、肺水肿或者心肌缺血的患者,应该在麻醉的前提下立即予以患者同步电复律,而不是首先明确室速的病因或者进行宽 QRS 波心动过速的鉴别诊断。当临床医师无法通过心电图确诊该心动过速为室速时,应该按照室速对患者进行治疗。若室速是由可逆性原因引起的,如电解质平衡紊乱、急性缺血、缺氧或者药物中毒等,应该在恢复心脏节律的同时立即着手纠正促发因素。电复律前后静脉应用胺碘酮、利多卡因等抗心律失常药物可提高电复律的成功率并防止室速在短期内复发。

(3)对于血流动力学稳定的持续性室速患者,首先考虑静脉使用抗心律失常药物来终止室速。抗心律失常药物的选择取决于患者的原发病。

1)利多卡因:是室速急性发作期的一线抗心律失常药物,适用于缺血或者心肌梗死相关的室速。它对心室率较慢的室速效果较差。

2)普鲁卡因胺:适用于缺血引起的室速,能够在较短时间内减慢室速的频率和终止室速。对于单形性室速,普鲁卡因胺的有效率达 75%;但同时有 20% 的患者会出现显著的低血压而无法耐受该药。该药可减慢旁道的前向传导速度,也适用于房颤伴旁道前传的患者。

3)胺碘酮:适用于器质性心脏病患者的室速发作,尤其是冠心病和心力衰竭患者。胺碘酮的起效较利多卡因和普鲁卡因胺慢,但较少引起低血压。然而其在终止室速的有效率上各个文献的报道不一。

4)维拉帕米和腺苷:适用于特发性室速患者(详见下文)。

5)苯妥英钠:适用于洋地黄中毒引起的室速;同时需要停用洋地黄和补充血钾。电复律会诱发室颤,此类患者应避免使用电复律。

6)异丙肾上腺素:适用于 Brugada 综合征患者的室速发作和继发性长 Q-T 间期综合征引发的尖端扭转型室速。静脉点滴硫酸镁可同时用于后者的治疗。

(4)对于静脉使用抗心律失常药物无法复律的患者,可在麻醉条件下进行同步电复律;也可通过经静脉导管至右心室行起搏终止室速,起搏频率应快于室速的频率。然而,静脉使用抗心律失常药物并不适用于钠离子通道阻滞剂中毒或者高钾血症引起的室速。

1) 钠离子通道阻滞剂中毒(如三环类抗抑郁药物)的治疗:静脉补充钠离子和(或)碱化血液。最常用的是静脉推注和(或)静脉滴注碳酸氢钠,维持血 pH 在 7.5 左右;同时静脉补充血钾以避免低钾血症和低钾血症诱发的室速;持续性低血压患者要注意补充液体。静脉点滴高渗盐水和过度通气也是有效的治疗方法。利多卡因可能对钠离子通道阻滞剂中毒引起的室速有效;Ⅰ$_A$ 和 Ⅰ$_C$ 类抗心律失常药物应避免使用。

2) 高钾血症引起的室速:将血浆内的钾离子转入细胞内是最快速的降低血钾浓度的方法,但是将钾离子排出体外是最终解除高钾血症所诱发室速的手段。静脉推注氯化钙或者葡萄糖酸钙是最有效的转移血钾入细胞的药物,且可以一过性地(不超过 30 分钟)使得 QRS 波变窄。此外,静脉点滴葡萄糖、胰岛素、β 受体激动剂(沙丁胺醇或肾上腺素)、镁离子、碳酸氢钠和生理盐水能够短暂地促进钾离子向细胞内转移。排钾利尿剂、降钾树脂和透析也是将血钾排出体外的方法。

2. 长期治疗

(1) 持续性室速的治疗策略:大约 50% 的患者在室速事件发生后 2 年内再次发作室速;而经历过心搏骤停或者室速发作期间出现过血流动力学不稳定状态的患者,室速事件发生后 1 年内的病死率大约在 20%。

治疗原发疾病、纠正和避免促发原因是预防室速复发的主要手段。二级预防可以有效地降低患者的病死率。植入型心脏转复除颤器(ICD)、导管消融、抗心律失常药物是常用的治疗方法,此外少部分患者可以进行外科手术治疗。选择何种治疗方法主要取决于室速的类型、室速发作期间的症状、潜在心脏疾病的类型和严重程度、临床试验中类似患者的治疗效果,以及患者本人的意愿。

1) 植入型心脏转复除颤器(ICD):心源性猝死、室速引起了晕厥和症状严重的室速伴有左心室射血分数降低是三个主要的预示心源性猝死高危因素。此类患者有指征植入 ICD 预防室速的复发。研究显示,即使是血流动力学稳定的室速或者病因可以纠正的室速,患者也可能从 ICD 治疗中获益。

2) 导管消融:是目前控制反复发作性室速的重要手段,且随着技术的成熟,导管消融也不再是药物和 ICD 治疗无效之后的最后一搏。特发性室速的患者可以仅仅通过导管消融一种方法进行根治性治疗。对于器质性心脏病患者,导管消融合并 ICD 植入或者抗心律失常药物可减少瘢痕相关性室速的复发频率和减少 ICD 的放电次数。导管消融治疗室性心动过速的推荐指征如表 6-1 所示。

表 6-1　导管消融治疗室性心动过速的推荐指征及禁忌证

(一)器质性心脏病患者(包括陈旧性心肌梗死、扩张型心肌病、致心律失常性右心室心肌病)

1.以下情况推荐导管消融治疗 VT

· 症状性 SMVT,包括服用抗心律失常药物仍然发生 VT 且需要 ICD 终止 VT 的患者,或者不能耐受或者不愿意服用抗心律失常药物的患者

· 由非可逆性原因引起的无休止的 VT 或者 VT 电风暴

· 频繁发作的 PVC、NSVT 或者 VT 且引起了心室功能障碍

· 束支折返性 VT 或分支 VT

· 反复发作的且抗心律失常药物治疗无效的持续性多形性 VT 和 VF,触发可能为其发生机制且预期能被消融手术所治疗

2.以下情况可考虑导管消融治疗 VT

· 出现≥1 次 SMVT 事件且患者已经服用了≥1 种的 Ⅰ 类或者Ⅲ类抗心律失常药物

· 陈旧性心肌梗死引起的反复发作的 SMVT,患者左心室射血分数>30%、预期寿命>1 年且可接受胺碘酮治疗

· 陈旧性心肌梗死引起的血流动力学稳定的 SMVT 且左心室射血分数>35%,无论患者是否对药物治疗有效

(二)无器质性心脏病患者

以下特发性 VT 患者推荐导管消融治疗 VT

· 引起严重症状的 VT

· 抗心律失常药物无效、不能耐受或者不愿意接受药物治疗的 VT

· 反复发作的持续性多形性 VT 和 VF(电风暴)且抗心律失常治疗无效的患者,触发可能为其机制且预期能被消融手术所治疗

(三)导管消融治疗 VT 的禁忌证

· 心室内血栓

· 无症状的 PVC/NSVT 且无心室功能障碍

· 一过性或者可逆性原因引起的 VT,如急性缺血、高钾血症、药物引起的尖端扭转型室速

注:SMVT,持续性单形性室性心动过速;VT,室性心动过速;PVC,室性期前收缩;NSVT,非持续性室性心动过速;VF,心室颤动。

随着消融技术的发展、进步和广泛开展,近年来,对于发作频繁的无症状 PVC/NSVT 者也可以考虑导管消融治疗。

3)抗心律失常药物(antiarrhythmic drug,AAD)的主要作用是减少室速发作的频率,其中 β 受体阻滞剂是目前唯一能够有效降低各类器质性心脏病患者心源性猝死风险的 AAD。冠心病和心力衰竭患者及其他器质性心脏病患者,如无 β 受体阻滞剂禁忌证均应长期服用该药物预防心源性猝死的发生。

ICD 植入后,虽然大多数 AAD 并不能起到心源性猝死二级或者一级预防的作用,但是 ICD 合并 AAD 治疗可以减少室速的发作频率,从而降低电复律的次数、改善患者的症

状和提高患者的生活质量。目前常用的口服 AAD 有胺碘酮、索他洛尔和 β 受体阻滞剂；此外，阿奇利特（Azimilide）和决奈达隆也被用于 ICD 植入术后的辅助药物治疗。

遗传性长 Q-T 间期综合征：β 受体阻滞剂可以减少症状和改善预后，常用的该类药物包括普萘洛尔、阿替洛尔和美托洛尔。莫雷西嗪可用于长 Q-T 间期综合征的患者。

Brugada 综合征：磷酸二酯酶抑制剂（西洛他唑），奎尼丁和 Ito 阻滞剂为有效的抗心律失常药物；β 受体阻滞剂或者胺碘酮对 Brugada 综合征患者无效；而 I_C 类（如氟卡尼）和 I_A 类（普罗帕酮）抗心律失常药物禁用于 Brugada 综合征患者。

儿茶酚胺敏感型多形性室速：β 受体阻滞剂和维拉帕米单用或者联合服用。纳多洛尔和普萘洛尔是最常用的两种 β 受体阻滞剂。

外科手术：适用于治疗室性心律失常的外科手术较少，左心交感去神经手术可治疗部分遗传性长 Q-T 间期综合征的患者、儿茶酚胺敏感性室速患者。

（2）非持续性室速的治疗策略：非持续性室速的恶性程度低，应该主要针对病因进行治疗。除非患者症状严重、发作频繁，一般情况下不需要予以患者抗心律失常药物。急性冠状动脉综合征患者出现非持续性室速提示预后不良，但是随着再灌注治疗及 β 受体阻滞剂的普遍应用其危险性已经明显下降。对于心力衰竭和扩张性心肌病患者，非持续性室速对心源性猝死的预示作用尚不明确，故治疗主要在于控制心力衰竭，而不是应用抗心律失常药物。

3.特发性室速的治疗

（1）特发性局灶性室速：大多数特发性局灶性室速患者预后良好，心源性猝死发生率低。对于此类患者，室速发生的频率和症状的严重程度是拟定治疗策略的主要因素。对于症状轻微的患者，无须治疗；对于症状严重或者已经出现心动过速诱发的心肌病患者，可予以抗心律失常药物和射频消融术。

在急性发作期，局灶性室速可以被迷走刺激所终止，腺苷、维拉帕米和利多卡因也非常有效。大约75%的患者可以通过腺苷或维拉帕米实现复律。

多种抗心律失常药物可以用于特发性局灶性室速的维持治疗。β 受体阻滞剂是一线药物，其中普罗帕酮的有效率为50%。钙通道阻滞剂、I 类（如氟卡尼）和 Ⅲ 类抗心律失常药物也同样可用于有症状的患者。其中，维拉帕米和地尔硫草的有效率为25%～50%；索他洛尔和胺碘酮的有效率在75%～90%。

射频消融可代替抗心律失常药物治疗症状性局灶性室速患者，尤其是年轻或者不愿意长期服用抗心律失常药物的患者。其中，右心室流出道室速的射频消融成功率大于90%，并发症发生率低。

（2）特发性分支折返型室速：分支折返型室速的预后大多良好，治疗的目的主要是控制症状。维拉帕米可用于此类患者急性发作期的复律和维持治疗，但是维持治疗并不能完全杜绝分支折返性室速的发作。

射频消融治疗适用于药物治疗无效、由于多种原因不能长期服用抗心律失常药物和不愿意长期服用药物的患者。

4.一级预防　导致心源性猝死的心律失常类型包括室颤、室扑、室速、窦性停搏和房室传导阻滞,其中恶性快速性室性心律失常占了多数。缺血性心脏病和心力衰竭是主要的病因,三级预防也适用于此类患者。

九、宽 QRS 波心动过速的鉴别诊断

临床上,宽 QRS 波心动过速(wide QRS complex tachycardia,WCT 或者 broad QRS complex tachycardia,BCT)这一诊断用于不能明确性质的 QRS 波 ≥120ms 的持续性单形性心动过速。

引起 WCT 常见的心律失常是室速和室上性心动过速(简称为室上速)伴差异性传导或者束支传导阻滞。鉴别诊断也主要在这两者之间展开(这里所指的室上速包括房室结折返性心动过速、房室折返性心动过速、房颤、房扑和房性心动过速)。此外,室上速伴旁道前向传导和室上速伴心室起搏(如心室电极位于右心室心尖部)也是引起 WCT 的原因。伪差和肌电干扰会在心电图上出现类似 WCT 的图形,因此在鉴别 WCT 前要注意排除。

大多数室速、房室结折返性心动过速和房室折返性心动过速的心律是规则的。心律不规则的 WCT 主要由快速性心房颤动伴束支传导阻滞或者前传性房室旁道引起。室速也可出现心律不规则的情况,如多形性室速,局灶性特发性室速可以出现加速期和减速期,从而在心电图上表现为不规则的心律。

12 导联同步记录 WCT 的心电图有助于 WCT 的鉴别,因为部分室速在某些体表心电图导联上可表现为窄 QRS 波图形。

心室率并不能有效区分室速和室上速,因为室速和室上速的心率范围有很大的重叠区间。血流动力学耐受性不能用于室速和室上速的鉴别。虽然患者对室速的耐受性低于对室上速的耐受性,更容易出现低血压和心搏骤停,但是也有许多室速患者仅表现为心悸。

1.用于鉴别 WCT 的单个心电图特征(表 6-2) 出现以下心电图特征提示 WCT 为室速。

表 6-2 预示室性心动过速的单项或者单个导联心电图特征

导联	心电图特征
心房与心室的激动无关	房室分离
	室性融合波
	心室夺获
胸前导联 QRS 波形态	胸前导联 QRS 波同向性(正同向性和负同向性)
	胸前导联无 RS 波形
	提示 VT 的 RBBB 样或者 LBBB 样图形
QRS 波时限	LBBB 样图形>160ms
	RBBB 样图形>140ms

（续表）

导联	心电图特征
额面电轴	无人区心电轴（−90°~±180°）
	LBBB 样图形伴电轴右偏
aVR 导联	起始部分为显著的 R 波
	起始 r 或者 q 波时限>40 ms
	QS 或者以负向波为主的心室波降支存在切迹
Ⅱ 导联	R 波峰值时间≥50 ms

注：VT，室性心动过速；LBBB，左束支传导阻滞；RBBB，右束支传导阻滞。

（1）房室分离：即 P 波与 QRS 波之间无相关性，是鉴别室速和室上速较有用的心电图特征之一。大约50%的室速患者存在完全的房室分离，另有一半的室速存在逆向室房传导，传导可为1∶1或者文氏阻滞型。如果在心电图上发现房室分离现象，就可以直接诊断该 WCT 为室速。然而，窦性 P 波因为振幅小且多融合在 QRS 波形之间而难以被发现，需要临床医师在心电图各个导联上仔细辨认心房波。下壁导联的 P 波最为明显且 QRS 波振幅相对较小，是辨别房室分离比较理想的心电图导联。Levis 导联也可用来提高心电图上 P 波的分辨率。Levis 导联使用的是Ⅰ导联电极连接通道，将右上肢导联电极置于胸骨右缘第二肋间隙，将左上肢导联电极置于胸骨右缘第四肋间隙。

（2）室性融合波或者心室夺获：室性融合波和心室夺获意味着房室分离的存在，故这两个心电图特征也是鉴别室速和室上速的重要依据。WCT 的心电图中出现任何一个都提示该心动过速是室速。它们通常出现在心室率较慢的室速心电图中。

（3）室性融合波是指在一次心动周期中有两个不同的起源点共同激动心室所形成的 QRS 波，其中一个起源于心室异位激动点，另一个多为来自正常窦房结的激动且经过房室结希氏束传导至心室。故室性融合波的图形介于室速和窦性激动的 QRS 波形之间。若室性激动占优势，则室性融合波的图形接近室速 QRS 波；若窦性激动占优势，则 QRS 波图形接近窦性心律时的 QRS 波。

（4）心室夺获是指在心动过速期间窦房结激动通过希氏束系统传导至心室所产生的窄 QRS 波形。

（5）胸前导联 QRS 波同向性：V1~V6 导联 QRS 波主波方向一致（均为正向波或者均为负向波）预示 WCT 为心室起源。正同向性也可出现在室上速伴左后或者左侧旁道前传，而负同向性几乎都是心室起源的心动过速。

（6）额面电轴位于无人区：QRS 波的额面电轴位于−90°~±180°之间，被称为无人区心电轴，又可称为不确定性电轴或者西北象限电轴。宽 QRS 波心动过速伴有无人区心电轴可诊断其为室速，但窦性心律时无人区心电轴需除外。LB 图形合并电轴右偏提示该宽 QRS 波心动过速的特征。

（8）Ⅱ导联 R 波峰值时间（R-wave peak time，RWPT）≥50ms，即等电位线上 QRS 波

起始点到第一个波折顶峰的时间,该波折可以为正向或者负向。研究发现,RWPT≥50ms鉴别单形性 WCT 的阳性预测值为93%。阴性预测值为99%。

(9)QRS 波明显增宽:室速的 QRS 波宽度往往较室上速伴差异性传导的宽,但是也有 QRS 波较窄的室速,因此 QRS 波的宽度并不能作为排除室速的诊断标准。通常,心动过速若呈右束支传导阻滞样图形且 QRS 波宽度>140ms,或者呈左束支传导阻滞样图形且 QRS 波宽度>160ms,提示室速的可能性较大。

2.用于鉴别单形性 WCT 的法则　单个心电图特征往往难以准确地鉴别 WCT;因此临床上出现了许多法则来提高 WCT 鉴别诊断的准确率。近年来临床上常用的法则是 Brugada 四步法、Vereckei 四步法和 aVR 四步法。此外,Wellens 的"经典标准"中对于提示室速的 RBBB 样图形和 LBBB 样图形标准也依然被沿用至今(表6-3)。

表6-3　Wellens"经典标准"之提示室性心动过速的束支传导阻滞心电图特征

右束支传导阻滞样图形	左束支传导阻滞样图形
QRS 波时限>140ms,电轴左偏	QRS 波时限>160ms,电轴右偏
V1、V2 导联呈 QR、R 或者 RSr'图形	V1 导联起始 R 波>30ms
	V1、V2 导联 S 波降支出现模糊或者切迹
	V1、V2 导联 QRS 波起始点至 S 波最低点的时限>70ms
V6 导联 r/S<1 或者呈 QS 图形	V6 导联出现 Q 波

以上所提到的法则在鉴别 WCT 时都存在局限性。它们共同的局限在于无法鉴别室速和经旁道前传的室上速。Vereckei 四步法难以鉴别束支折返性室速、分支起源的室速和室上速伴房束旁道前传。aVR 四步法的准确性可能受到前间隔心肌梗死坏死心肌瘢痕、分支性室速,以及室速激动点高和希氏束-浦肯野系统的因素的影响;在无结构性心脏病患者中的准确率较低;且无法鉴别旁道前传的预激综合征患者。在以上法则的拟定过程中,服用可能引起 QRS 波增宽或者引起室速药物的患者被排除在外。

3.有助于鉴别室速和室上速的病史和临床表现　除了心电图上的特征,患者的病史和临床表现对 WCT 的鉴别诊断也非常重要。陈旧性心肌梗死、充血性心力衰竭和近期心绞痛发作预示 WCT 为室速,其阳性预测值分别为98%、100%和100%。年龄小于35岁的患者室上速的可能性更大。

心脏体检发现颈静脉"大炮波"、第一心音强弱不等和动脉血压变异性增加是提示房室分离的临床体征。如果患者存在以上体征则预示室速可能性更大。迷走神经刺激(如 Valsalva 动作和颈动脉窦按摩)能够终止心动过速提示室上速的可能性较大,但是部分患者的室速也可通过刺激迷走神经而被终止。宽 QRS 波心动过速的鉴别一直是临床工作中的难点。同时运用几种心电图特征和法则并结合患者的临床表现有助于提高阳性诊断率,尤其是在无法行电生理检查明确心动过速的情况下。

第二节　特殊类型的室性心动过速

一、尖端扭转型室性心动过速

(一)概述

尖端扭转型室性心动过速(torsade de pointes,TdP)是一种特殊类型的快速性室性心律失常,因发作时 QRS 波形的振幅与波峰呈周期性改变,宛如围绕等电线连续扭转而得名。早年由于对这类室速的概念模糊不清,常被误认为是室颤,直到 1966 年才由法国学者对其做了系统描述,并命名为现名。近年来,由于心电监护和动态心电图的广泛应用,TdP 的检出日益增多,并引起广泛重视。

(二)分类及流行病学

TdP 与 Q-T 间期延长密切相关,1988 年 Jackman 根据电生理及临床特点,将 TdP 分为 3 型。临床上以 I 型居多。

I 型:长间歇依赖型,即获得性长 Q-T 间期综合征。此型多见。常发生在药物、低钾、低镁或明显心动过缓的基础上,Q-T 间期明显延长,并与明显的长 R-R 间期有关。其发病机制与心室复极障碍、触发活动、多发性折返或早期后除极有关。

II 型:儿茶酚胺依赖型,即先天性 Q-T 间期延长综合征。自婴儿时期甚或到成年才发病,以儿童和少年多见,亦见于新生儿。Q-T 间期明显延长,有巨大 T 波(TU 融合波),有遗传倾向。本型发病机制与心室交感神经张力不平衡或与后除极引起的触发活动有关。

III 型:短联律间期室早型,即 Q-T 间期不延长的多形性室速。该型室早的联律间期通常为 280~320ms,发病机制与触发活动(早期后除极)有关。形态上和 TdP 相似,但不伴 Q-T 延长的室性心动过速,不论是自发或电刺激诱发,往往将其归类为多形性室性心动过速。

尖端扭转型室速可发生于各个时期,获得性以成人多见,先天性以小儿多见。

(三)病因

TdP 的发病机制与心肌细胞的复极异常有关。因此,凡是能引起或增加心室复极延迟及不均一的原因均可能引起这类心律失常,可为先天性,也可为获得性,如电解质平衡紊乱(如低钾血症、低镁血症等)、应用某些药物(如 I 类抗心率失常药物、吩噻嗪和三环类抗抑郁药物等)、颅内病变、心动过缓(特别是三度房室传导阻滞)等。

先天性 TdP:自 1995 年首次证实 II 型 TdP 与遗传变异有关以来,目前已知至少有 5 个编码心肌细胞钠和钾通道的基因突变可以引起 TdP,较为明确的有分别位于 3、7、11 号染色体上的 SCAN5A、HERG、KVLQT1 基因。它们的有关突变能够增加钠离子的内流,减慢钾离子的外流,增加动作电位的时程和 Q-T 间期。

获得性 TdP:主要是通过各种外部因素直接或间接作用于钠、钾离子通道引起 Q-T

延长所致。

1.引起 Q-T 间期延长的药物　随着分子生物学和电生理学的发展,近年来对引起心律失常的药物及其机制有了更深入的认识,发现不仅某些抗心律失常药有致心律失常的作用,而且一些抗生素、抗组胺药、镇静药等也有这种作用。

(1)抗心律失常药:I_A 类药能够能阻断 Na^+ 通道,阻滞 Na^+ 内流,延长动作电位时程,导致 Q-T 间期延长;Ⅲ类药能够明显阻断 K^+ 通道,可以延迟复极化,导致 TdP 的发生。I_A 类药所致者常发生于常规剂量或小剂量时,Ⅲ类药仅发生于大剂量时,而胺碘酮很少引起 TdP,这可能与它能够同时阻断钙、钠通道,均匀地延长 Q-T 间期有关。另外,心率过慢可以增强 I_A 和Ⅲ类药物对钾通道的阻断作用,这一现象又称为反向使用依赖性,而 I_A 类药物对钠通道的阻断作用是使用依赖性的,心率越快,药物对钠通道的阻断作用越强,因此在心率慢时易发生 TdP。

(2)抗精神病药:TdP 是应用抗精神病药治疗过程中最常见的室性心律失常。主要见于酚噻嗪类和三环类抗抑郁药、地西泮类药物。各种药物的作用机制并不相同。如地西泮类药物氟哌啶醇和舍吲哚能够强有力地阻断心肌细胞上钾通道,而匹莫齐特主要阻断钙离子通道,氯丙嗪主要作用于钠通道。抗抑郁药阿米替林阻断 *HERG* 编码的人心脏钾通道,并且为剂量依赖性,而且电压越高,阻断功能越强,因此认为阿米替林的阻断是电压依赖性的。

(3)抗生素:常见的是大环内酯类如红霉素。在大多数患者中应用数次后出现心肌细胞复极的延长,且与年龄、性别、充血性心力衰竭、冠心病、电解质浓度及红霉素的累积无关。国外学者曾报道了红霉素使犬浦肯野纤维动作电位时限延长和最大除极速率降低的证据,推断此类药物与Ⅰ类抗心律失常药物相似。喷他脒和司帕沙星也有诱发 TdP 的报道。此外,近来抗真菌药氟康唑和 DO870 也有类似的报道。

(4)抗组胺药:有人发现抗组胺药特非那定能够阻断多个钾通道,包括 I_{to}、I_{gus}、I_{Kr} 和 HERG。联合应用特非那定和阿司咪唑,尤其在有其他危险因素的情况下,更易诱发 TdP。

(5)其他药物:西沙必利上市后,临床观察发现与 Q-T 间期延长的 TdP 有关。

2.心动过缓　心动过缓本身可以引起心肌复极延迟和不均一,如高度或完全房室传导阻滞、病态窦房结综合征,特别伴有缓慢心室自主心律时,复极延迟异常明显。

3.电解质平衡紊乱

(1)低钾血症:低钾使心肌细胞膜对复极过程中钾离子的通透性降低,延长动作电位的时程,有利于折返的发生。低血钾可以抑制 I_k 和 I_{kl} 和产电性钠泵的活性,减低净外向电流;低血钾还增加 L 型钙电流,增加内向电流,因此 TdP 常在低血钾状态下发生。

(2)低镁血症:低镁血症时,由于缺乏足量的镁离子以激活膜钠钾 ATP 酶,造成心肌细胞内不能维持高钾浓度,而细胞外钾经肾排泄,形成低钾血症。

(3)缺血和缺氧:有报告变异性心绞痛等冠心病、心力衰竭可并发这类心律失常。二尖瓣脱垂伴 Q-T 间期延长者可并发 TdP。缺血缺氧可造成细胞膜通透性增加,Na^+-K^+-ATP 酶失活,内向电流增加,外向电流减少。

(四)发病机制

迄今为止,TdP 与 Q-T 间期延长之间的关系尚未完全明了。目前一般认为 TdP 与折返和触发活动有关。

1.折返　Q-T 间期的不均一延长可伴随复极离散度的增加,即心肌组织复极不均一,复极快的心肌允许冲动缓慢下传,而复极慢的一部分心肌处在不应期,出现单向传导阻滞。这两部分组织形成功能上的折返环路时,则冲动便沿着此径路循环往复,形成折返。最近,采用单向动作电位标测技术对 I 型和 II 型 TdP 研究发现,这类患者窦性心律时复极离散度和心律失常时左、右心室局部激动时间的不均一性明显增加。这与正常人身上发现的动作电位时限的不均一性形成了明显的对照。有研究者应用数字模拟技术也研究并再现了折返在 TdP 中的作用。应用人工刺激引起局部心肌不应期延长,这一不应期的空间差异能够形成折返环路,最终导致 TdP 及其室颤(VF)的发生,且与空间差异的程度成正比。说明折返在 TdP 中的作用不容忽视。

2.触发活动　触发活动是指正常的细胞膜复极过程中在较低膜电位出现单个或重复的细胞膜去极化或震荡。这些后除极延迟了复极的过程,因此可致 Q-T 间期的明显延长。按照在动作电位中出现的早晚,分为早期后除极(EAD)和晚期后除极(DAD)。

(1)EAD:并不是所有类型的心肌细胞均能产生 EAD,研究数据表明它比较容易发生于浦肯野细胞及 M 细胞。主要由钙离子内流增多所引起,当后除极达到阈电位时,可以产生一次动作电位,反复发生可以导致快速性心律失常。有人认为 EAD 可能诱发 TdP,但 TdP 的维持可能与折返有关。目前有许多间接证据说明 EAD 是 TdP 形成的原因。在能产生 EAD 的条件下可以促使 TdP 的发生,尤其在心律较慢时更容易发生,抑制 EAD 则可以预防 TdP 的发生。

(2)DAD:常发生于复极完成后或接近完成时,是细胞内钙离子过多而引起钠离子的短暂内流所引起,可被儿茶酚胺和快速起搏所诱发。最近有人报告 DAD 可能为 II 型 TdP 的发病机制。

(五)临床表现及诊断

1.临床表现　TdP 临床表现为反复发作的晕厥。如果发作时间短,患者可不感到或只感到一过性心悸或头晕。当发作时间略长则出现晕厥甚至抽搐,呈典型的心脑综合征。一般发作历时短,数秒至十几秒或几十秒,自发缓解。其特征是复发多次,相间数秒或数分钟,晕厥时间与心动过速时间发作相一致。严重时,发作时间长,最后转变为心室颤动而死亡。

2.心电图特征　发作之前心电图:①心动过缓,如窦性心动过缓、窦房传导阻滞、高度房室传导阻滞等,有时也可为心房颤动或其他异位节律;②Q-T(Q-U)间期延长在 0.48s 以上,可达 0.60s 或更多;T 波宽;U 波明显,易与 T 波相混。

发作先兆,在发作之前多有室性期前收缩,呈 R on T 或 R on U 现象。有时呈二联律或三联律,甚至短阵发作,呈连珠炮状。

发作时:①呈典型的频率依赖性发作。心动过缓、房室传导阻滞、R-R 间期突然延长均可引起发作;增快心率如心房或心室起搏可终止和预防发作。长短周期现象,即在某个室性期前收缩后出现长间歇,继以更早的室性期前收缩。室性期前收缩可使心室肌复极离散度加大,再发期前收缩时易致 TdP;②呈尖端扭转,可连续几秒钟,一般 3~5s,然后突然以基线为轴室波改为相反方向,每 5~10 个心室波改变一次方向。这种图形不一定在所有导联中均能见到。心室波频率在 160~280 次/分,平均 220 次/分。在每次发作中,心室波可改变 2~3 次,持续数秒至数十秒,可自行终止,心电图变为窦性心律,往往有巨大倒置的 T 波。

3.诊断　根据右心室复极障碍的原因、临床反复晕厥发作、典型心电图特征等诊断不难。

(六)小儿尖端扭转型室性心动过速

1.临床特点　为突然发生晕厥、抽搐甚至心搏骤停。多数在情绪激动(激怒、惊吓)或运动时发生。呈反复发作。临床上分为三型。

(1)Jervell-Lange-Nielsen 综合征:伴先天性聋,为常染色体隐性遗传。

(2)Romano-Ward 综合征:听力正常,为常染色体显性遗传。

(3)散发型:无家族史和听力障碍。

2.诊断　1985 年 Schwartz 提出长 Q-T 间期综合征的诊断标准,将其症状分为两大类。

(1)主要症状:Q-Tc>0.44s,应激引发晕厥及家族中有长 Q-T 间期综合征患者。

(2)次要症状:先天性聋,T 波交替改变,小儿心率减慢及心室复极异常。

患者有 2 项主要症状或 1 项主要症状和 2 项次要症状即可诊断长 Q-T 间期综合征。

(七)鉴别诊断

主要需要与一般室性心动过速或心室颤动相鉴别。一般室速表现为一系列形态几乎固定的宽大 QRS 波,S-T 段与 T 波可以辨认,发作往往不会终止。室颤时无法识别 QRS、S-T 段与 T 波,发作持续即死亡。

(八)治疗

TdP 是恶性快速室性心律失常类型之一,如能及时、正确治疗,发作可以得到控制。若能进一步消除或治疗病因,可使之痊愈。

应努力寻找和去除导致 Q-T 间期延长的病变和停用有关药物。首先给予静脉注射镁盐。可试用异丙肾上腺素或者阿托品。亦可试用临时心房或心室起搏。I$_B$类药如利多卡因、美西律或苯妥英钠等常无效。I$_B$类、I$_C$类可使 Q-T 间期更加延长,故不宜应用。先天性长 Q-T 间期综合征治疗应选用 β 受体阻滞剂,亦可施行心房、心室起搏治疗。药物治疗无效者,可考虑做经胸交感神经切断术。对于 QRS 波群酷似尖端扭转,但 Q-T 间期正常的多形性室速,可按单形性室速处理,给予抗心律失常药物治疗。

1.急救处理

(1)获得性长 Q-T 间期综合征

1)静脉补钾和补镁:由于钾离子主要在细胞内,机体缺钾时血钾浓度不一定过低,但可引起 TdP。补钾可缩短 Q-T 间期,降低 U 波振幅,防止 TdP。尤适用于不宜用异丙肾上腺素(如心肌缺血和高血压)患者。所以 TdP 发作时,不论有无低血钾,均可补钾治疗。

镁可激活细胞膜上 ATP 酶而使复极均匀化,以及改善心肌代谢,对于中止 TdP 非常有效,已作为第一线治疗药物。予静脉注射镁盐(硫酸镁 1~2g,稀释至 40mL 缓慢静脉滴注,然后 1~8mg/min 静脉滴注),即使血镁正常亦无妨。

2)异丙肾上腺素:是治疗 TdP 首选应急药物。应用异丙肾上腺素可缩短 Q-T 间期,提高基础心率,使心室复极差异缩小,有利于控制 TdP 的发作。通常以 1~4μg/min 静脉滴注,使心室率维持在 90~110 次/分。不适于心肌缺血和高血压患者。

3)I_B 类抗心律失常药物:TdP 发作时,可试用 I_B 类抗心律失常药物,如利多卡因、苯妥英钠。I_B 类能促进钾离子外流,不减慢 Vmax,可缩短动作电位时程,从而 Q-T 间期缩短。但禁用 I_A、I_C 和Ⅲ类抗心律失常药。

4)低能量电复律:TdP 持续发作时,应按心搏骤停原则救治,有室颤倾向者,可用低能量电复律。

5)起搏器治疗:对顽固发作伴严重心动过缓、严重传导阻滞者,药物应用有矛盾,宜安装起搏器。

(2)先天性长 Q-T 间期综合征

1)β 受体阻滞剂:为首选药物,可使心率减慢,Q-T 间期因此延长,但 Q-Tc 可能缩短。常用美托洛尔 25~50mg,2~3 次/天,口服;或普萘洛尔 10~30mg,3 次/天,口服。治疗效果以长期随访不再有晕厥发作来衡量,而 Q-T 间期可能并不明显缩短。

2)电复律或安装起搏器:对上述药物治疗无效的持续性发作者可试用直流电复律或安装起搏器。

3)禁用延长心室复极和儿茶酚胺类药物。

4)应避免剧烈体力活动及精神刺激。

2.缓解期治疗

(1)获得性长 Q-T 间期综合征

1)纠正或解除病因。

2)提高基础心率:①异丙肾上腺素。目前认为是治疗本病的首选药,一般采用静脉滴注,使心室率在 90~110 次/分;②阿托品。可提高基础心率以减少心肌复极差异,但效果差,不宜持续应用。适用于心动过缓患者。对家族性 Q-T 间期延长及高度房室传导阻滞者则无作用。一般采用静脉注射每次 0.03mg/kg,每半小时 1 次,对房室结传导阻滞(如二度Ⅰ型房室传导阻滞)诱发的 TdP 者有效,对高度希氏束阻滞(如二度Ⅱ型房室传导阻滞)引发 TdP 者可使心房率增快并加重阻滞程度,进一步增加心动过缓的危险性。对药物引起 TdP 而与房室传导阻滞无关的长 Q-T 间期综合征患者,其疗效不一,许多病例无效。

3)补钾治疗:同前。

4)补镁治疗:同前。

5)利多卡因:利多卡因是室性心动过速的常用药物,但对 TdP 的疗效评价不一。用量:静脉注射 1.0~1.5mg/kg(一般用 50~100mg)作为首次负荷量,静脉注射 2~3 分钟。可继续以 1~4mg/min 速度静脉滴注维持。但需注意,利多卡因对缺血心肌有延长复极作用,对房室传导阻滞、病态窦房结综合征,以及基础心率缓慢者不宜使用。

6)维拉帕米:TdP 发作在使用其他药物治疗无效时,可使用维拉帕米,但不宜作为第一线药物。维拉帕米治疗 TdP 机制不清,可能包括两方面:①抑制心肌细胞膜钙离子内流而抑制早期后除极的发生;②非竞争性地降低交感神经和增加迷走神经张力的作用,使用剂量 0.1~0.2mg/kg,稀释后缓慢静脉注射,一次量不超过 5mg。

7)直流电击复律:目前直流电击复律用于 TdP 尚有争议。一种认为电复律会损伤心肌使病情恶化;另一种认为低能量的直流电电击对心肌并无明显损伤。故不宜作为首选,只有在药物治疗无效和发作持续时间过长,出现血流动力学障碍时才考虑应用低能量电复律,以免转为心室颤动。但需要注意,在低血钾、严重心脏传导阻滞、药物中毒情况下慎用。

8)心脏起搏器:不论哪一类型,当顽固发作而难以中止或用药矛盾时都可试用。

9)禁用 I$_A$、I$_C$ 及Ⅲ类抗心律失常药物。

(2)先天性长 Q-T 间期综合征

1)避免剧烈运动。

2)避免儿茶酚胺类药物。

3)β 受体阻滞药:为首选药物,可用普萘洛尔 0.05~0.15mg/kg,稀释后缓慢静脉注射,一次量不超过 3mg。

4)苯妥英钠,可使 Q-T 间期缩短,对控制尖端扭转型室速可能有效。

5)起搏器或手术:对顽固性发作者,安装起搏器或手术治疗。对于药物治疗无效可做左侧交感神经节切除。反复发作晕厥易致心源性猝死,可用植入型心脏转复除颤器治疗。

6)禁用 I$_A$、I$_C$ 及Ⅲ类抗心律失常药。

(九)并发症

常并发晕厥、休克、心力衰竭,甚至猝死。

(十)预后及预防

1.预后　未经治疗的有症状患者,首次晕厥发作后第一年的病死率大于 20%,10 年内病死率高达 50%。近年来,以 β 受体阻滞剂药物预防为主,辅以心脏起搏及左侧心交感神经节切除术治疗,已使 5 年病死率降至 3%~4%。

长 Q-T 间期综合征是离子通道不同遗传基因异常所致。以分子遗传学手段了解长 Q-T 间期综合征产生的不同机制,从而为建立完善治疗策略开辟新的途径。基因治疗无疑对长 Q-T 间期综合征治疗展示了良好的发展前景。此外,根据目前对长 Q-T 间期综合征亚型的研究,有助于考虑新的治疗对策。但长 Q-T 间期综合征的根治,将有赖于基因治疗。

2.预防　防治电解质平衡紊乱和酸碱平衡紊乱,积极治疗原发病,如各种神经系统因素与药物中毒等引起的心律失常。生活应有规律,避免劳累,若运动后诱发晕厥者应适当限制运动。避免使用延长 Q-T 间期的药物,包括非心血管药物。禁用 I_A、I_C 及 III 类抗心律失常药,可试用 I_A 类药。静脉补钾、补镁(电解质平衡紊乱所致)。

二、双向性室性心动过速

双向性室性心动过速是一种少见而严重的室性心动过速,1922 年首次报道一例洋地黄中毒伴有双向性室速的患者。双向性室性心动过速指发作时心电图同一导联上出现宽大畸形的 QRS 波,室性心动过速的 QRS 波群呈两种形态交替出现。

1.病因 常见病因为洋地黄中毒,特别是合并有低血钾的患者,双向性室速还见于扩张型心肌病、冠心病等器质性心脏病患者,此外,也见于乌头碱中毒、金刚烷胺中毒、低钾性周期性麻痹患者和儿茶酚胺敏感性室速的患者,后者常发生于无器质性心脏病的儿童。

2.发病机制 部分学者曾认为双向性室速不是室速而是交替出现的室上速和室速,而近年来电生理检查数据则支持双向性室速为室速,其发生机制主要如下。

(1)触发活动:由于心肌细胞内钙超载引起延迟后除极,如洋地黄中毒时,室壁内外层心肌细胞自律性不同导致外层和内层心肌的异位起搏点常交替发放冲动,使其激动沿心室壁的传导顺序相反,因此心电图表现为 QRS 波主波方向相反的交替。

(2)折返机制:单源心室异位起搏点在心室内折返并有 2 个出口分别靠近左前、左后分支部位。

(3)交替下传:单源心室异位激动起源于左束支分叉处,激动沿左前、左后分支交替下传。

(4)心室双源异位起搏点交替发放冲动且互不干扰,但这种可能性较小。如心动过速发作时,方向相反的两个 QRS 波 R-R 间期规则,则认为冲动可能来自一个起源点;如 R-R 间期不规则,则认为是由两个起源点发出。

3.临床及心电图表现 其典型的心电图表现包括同一导联出现两种形态的宽 QRS 波群,时限为 0.14~0.16s,也有等于或小于或稍大于 0.12s,个别为正常时限,其额面电轴左偏和电轴右偏交替,心电轴在标准肢体导联上+120°~+130°与-80°~-60°交替出现。心室率快而规则,频率多在 140~180 次/分,V1 导联常呈右束支传导阻滞图形。

4.治疗 双向性室性心动过速因预后严重,须立即处理,其治疗应根据病因而定。本病不宜用电复律治疗,应积极治疗原发疾病。如因洋地黄中毒引起者,应立即停用洋地黄,给予苯妥英钠或利多卡因缓慢静脉推注,并静脉补充钾、镁;低钾性周期性麻痹引起者应及时补钾;如是冠心病、心肌病等所致,可选用利多卡因、普鲁卡因胺、胺碘酮等室速治疗的常用药物。

三、多形性室性心动过速

多形性室性心动过速(简称多形性室速)是基于心电图表现的一种诊断,是相对于单形性室速而言,是指 QRS 波群形态多样或者不断变化的室性心动过速,R-R 间期常不规则,周期一般在 180~600ms,可以自行终止,也可蜕变为室颤,引起心源性猝死。最早的多形性室速的病例报道可追溯至 1918 年，Wilson 等报道了完全性房室传导阻滞的患者在运动后出现连续而形态不同的"多个室性期前收缩"。1966 年，法国学者 Dessertenne 首先系统描述了一种特殊类型的多形性室速，其特点为室速发作时 QRS 主波方向围绕基线不断扭转，并将其命名为尖端扭转型室性心动过速（torsades de pointes，TdP）。随后，相继出现了儿茶酚胺敏感性多形性室速（catecholaminergicpolymorphic ventricular tachycardia，CPVT）、长 Q-T 间期综合征（long Q-T syndrome，LQTS）、Brugada 综合征和短 Q-T 间期综合征（short Q-T syndrome，SQTS）等，这些疾病都可发生多形性室速，有着较高的心源性猝死风险却无器质性心脏病依据，被称为原发性心电疾病、遗传性心律失常综合征或心脏离子通道病。随着上述临床疾病的发现和研究，人们对于多形性室速的认识也日趋深入。

1.分类　多形性室速按照发作持续时间可分为非持续性和持续性。30s 内可自行终止者为非持续性多形性室速，发作时间超过 30s 或者虽然未超过 30s 但因血流动力学不稳定需要紧急终止者为持续性多形性室速。

多形性室速按照心电图上 Q-T 间期情况可分为 Q-T 间期延长、Q-T 间期缩短和 Q-T 间期正常的多形性室速三类。该分类对于临床上病因分析和治疗选择都具有重要意义。TdP 为多形性室速的一种特殊类型，通常限定只有在 Q-T 间期延长时出现的多形性室速可称为 TdP。

2.病因和发病机制　多形性室速可见于器质性心脏病的患者，也可见于心脏无明显器质性改变的患者，还可继发于一些非心脏因素。

Q-T 间期正常的多形性室速主要见于缺血性心脏病，其次为其他器质性心脏病，包括肥厚型心肌病、致心律失常性右心室心肌病和心肌致密化不全等，部分患者为原发性心电疾病，包括 Brugada 综合征、CPVT 和短配对间期的多形性室速。Q-T 间期延长的多形性室速即 LQTS，可分为先天性 LQTS 和获得性 LQTS 两类，前者为遗传性心脏疾病，后者继发于某些心脏或非心脏因素，包括心肌缺血、严重的心动过缓、电解质平衡紊乱（如低钾血症、低镁血症）、某些药物作用（ⅠA 类和Ⅲ类抗心律失常药物抗生素、乙酰胆碱激动剂和抗精神病药物），以及脑血管意外等。Q-T 间期缩短的多形性室速包括了特发性和继发性两类，前者即 SQTS，后者有确切的病因，如高钾血症、高钙血症、发热、自主神经功能紊乱及洋地黄类药物作用等。

多形性室速的发病机制尚不完全清楚，包括了自律性异常、触发活动和折返机制，不同病因所致的多形性室速，其发病机制也是不同的。对于缺血性心脏病患者，多形性室速主要发生于急性心肌缺血或急性心肌梗死时。急性心肌缺血时，缺血区域心肌细胞内外 pH 下降、细胞外钾离子堆积，影响了心肌细胞的兴奋性和传导速度，然而这些变化在整个心肌缺血区域是不均一的，在纵向的心肌各层间也是异质的，甚至在同层毗邻的心肌间也是不同的，导致了心肌不应期和传导离散度的增加，从而有利于折返性心律失常的发生；同时，心内膜下受心腔血液直接营养而存活的浦肯野纤维可能成为室性期前收缩或室速的触发灶。对于其他器质性心脏病，心脏病变会伴有结构重构和电重构，结构重构包括了间质成分的沉积、心肌纤维化和心肌细胞排列紊乱等，电重构包括缝隙连接和离子通道表达的变化,这些改变会增加心脏原有电生理学上的异质性,从而促进心律失常的发生。原发性心电疾病 LQTS、SQTS 和 Brugada 综合征是由于编码心肌离子通道的基因突变导致离子通道功能的增强或减弱,使相应电流异常增加或减少,从而影响复极速度、动作电位时程和心肌有效不应期;由于各种离子通道在心脏各层心肌细胞上的分布是不均一的,导致复极离散度增大,促进折返性心律失常的发生。儿茶酚胺敏感性室性心动过速(CPVT)的突变基因编码了调控肌浆网钙离子浓度的蛋白,基因突变导致舒张期钙离子释放增加产生延迟后除极(DADs),从而触发室性心律失常。短配对间期的多形性室速的发生可能也与触发活动有关,但确切的发病机制仍不明确。

3.临床表现　多形性室速的临床表现不一,轻者可以没有症状或短暂心悸,也可出现晕厥前兆、反复晕厥,甚至心源性猝死。自行终止或发作时频率较慢的多形性室速症状相对较轻,持续或频率较快的多形性室速可引起血流动力学不稳定。根据病因的不同,具体的临床表现也有所差异。

4.诊断和鉴别诊断　多形性室速的心电图诊断并不困难,主要基于以下两点:心电图上有室性心动过速的表现,同时 QRS 波群形态多样或者不断变化。关于 QRS 波群形态必须存在多大程度的变化才能认为属于多形性室速,尚无统一意见。通常认为,如果连续5 个 QRS 波群的形态不恒定、无明确的等电位线,同步记录的多个导联中 QRS 波群不同步时,就可诊断。

多形性室速需与单形性室速、多样性室速相鉴别。单形性室速发作时形态单一而稳定,R-R 间期也相对规则。多样性室速表现为一次发作中有一种以上形态明显不同的 QRS 波群,但其形态并非连续改变,即同一种形态的 QRS 波群持续数跳后再转变为另一种形态的 QRS 波群并持续数跳,其发生机制有别于多形性室速,包括同个折返环路有多个出口、邻近的不同折返环路使用相同传导通路和功能性阻滞导致峡部或出口发生动态改变等。此外,多形性室速还需与预激综合征合并快速心房颤动、心室颤动等鉴别。

诊断为多形性室速后需进一步明确病因。仔细分析心电图,有无心肌缺血表现,有无原发性心电疾病的表现,如 Q-T 间期明显延长(男性 Q-Tc>470ms,女性>480ms)或缩短(Q-T 间期<300ms)、特征性的 ST-T 改变、极短的配对间期(<300ms)等。此外,详细询问病史,如有无猝死家族史、是否服用影响 Q-T 间期的药物和发作前有无情感激动或运动应激等诱因,完善相关的生化检查以了解有无代谢及电解质平衡紊乱等继发因素,超声心动图、心脏 CT 和 MRI、冠状动脉造影等有助于发现器质性心脏病。各种病因的详细诊断可参考相应的章节。

5.治疗　多形性室速发作时的紧急处理主要根据临床表现和病因。血流动力学不稳定时,应立即行直流电复律。血流动力学稳定或非持续性发作时,应鉴别有无 Q-T 间期的延长。对于 Q-T 间期延长的多形性室速,停用可能导致 Q-T 间期延长的药物,纠正低钾血症,并维持在相对较高水平(4.5~5.0mmol/L),静脉补充硫酸镁;心动过缓或长间歇相关的 TdP 建议行临时起搏,临时起搏未行前,可予以异丙肾上腺素提高心率,但不宜用于先天性 LQTS。对于 Q-T 间期正常的多形性室速,应去除诱因、纠正病因,对于急性心肌缺血或心肌梗死的患者,尽早行冠脉血运重建以改善缺血,若室速仍反复发作,可以静

脉注射 β 受体阻滞剂和(或)静脉负荷量应用胺碘酮,对于急性心肌缺血或心肌梗死的患者,也可静脉应用利多卡因。短配对间期的多形性室速可选择静脉应用维拉帕米,若无效可静脉应用胺碘酮。CPVT 首选 β 受体阻滞剂,Brugada 综合征可选用异丙肾上腺素。

多形性室速长期治疗的原则是预防室速的复发和心源性猝死的发生。对于存在器质性心脏病的多形性室速,应针对基础心脏疾病进行治疗,包括药物、介入或手术治疗;心源性猝死高危患者则需植入 ICD。无器质性心脏病的患者,ICD 是目前最主要的治疗方法。对于植入 ICD 后反复不恰当放电的患者或者如婴幼儿等不适合 ICD 治疗,以及拒绝 ICD 治疗的患者,可根据病因选择相应的药物,如 LQTS 和 CPVT 可选择 β 受体阻滞剂,SQTS 和 Brugada 综合征可选用奎尼丁等。对于存在非心脏因素的多形性室速,应积极治疗原发疾病和避免诱发因素。

四、特发性左、右心室流出道室性心动过速

特发性室性心动过速(idiopathic ventricular tachycardia,IVT)是指不伴器质性心脏病,亦排除了代谢紊乱、电解质平衡紊乱、长 Q-T 间期等其他因素的室性心动过速,多为单形性室速,流出道室速属于 IVT 中的一种。IVT 约占所有室速的 10%,而在 IVT 中 70% ~ 80% 为右心室流出道(right ventricular outflow tract,RVOT)室速,起源于左心室流出道(left ventricular outflow tract,LVOT)的室速在 IVT 中比较少见。起源于左、右心室流出道的特发性室性心动过速在病因、临床表现、发病机制、心电图特点、治疗上有很多相似之处,近年来很多学者认为左、右心室流出道的室速是同一种心律失常的两种不同表现形式,因此可以将其统称为特发性左、右室流出道室性心动过速。

绝大多数 RVOT 室速为腺苷敏感性的,亦有称腺苷敏感性室速,其发病机制为儿茶酚胺介导的延迟后除极和触发活动。此种类型的触发活动是由环磷酸腺苷(cAMP)的刺激所介导的,使细胞内钙增加和从肌浆网释放,Na^+-Ca^{2+} 交换产生一过性的内向电流及相应延迟后除极。对起源于 LVOT 的特发性室速,多数研究结果表明其发生机制可能是触发活动,维拉帕米有效,亦有称维拉帕米敏感性 VT。另外,有一些维拉帕米不敏感、β 受体阻滞剂敏感、不能被程序刺激诱发和终止的流出道室速,可能是交感神经活性增加、自律性增高所致。流出道室速的诊断主要依靠心电图,其心电图诊断方法如下:如 Ⅱ、Ⅲ、aVF 导联呈高幅 R 波形态,即可确诊流出道起源。然后根据胸导联特征(尤其是 V1、V2)再判断左右,胸导联呈 LBBB 型多数考虑 RVOT 起源(图 6-4),而胸导联呈 RBBB 型多数考虑 LVOT 起源。但若胸导联虽呈 LBBB,但 V1、V2 有 R 波,且 R 波振幅 V1 导联>V2 导联,仍应除外 LVOT 起源。RVOT 室速胸前导联移行多在 V3 及其后,V6 多呈高大单形 R 波,额面心电轴右偏或者正常,QRS 间期一般较宽;左心室流出道室速心电图特点为 Ⅰ 导联出现 S 波、aVL 导联主波也向下、胸导联 R 波移行提前(V1 导联多为 rS 或 RS 波形,胸导联在 V2 或 V3 前移形成 Rs 或 R 型,始于 V2 导联移行的有特征性的鉴别意义)。

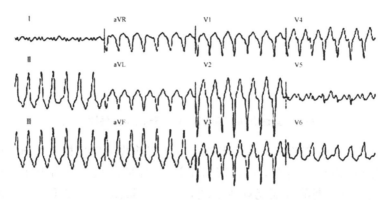

图6-4　持续性右心室流出道室速的体表心电图

IVT好发于30~50岁,60~70岁不少见,女性较多。大多数患者有心悸症状,50%的患者可能会有头晕,少数有晕厥。IVT发作为非持续性室速,因此,5%~20%的患者可以自行缓解,心源性猝死比较少见。对于右心室流出道室速通过刺激迷走神经和腺苷能终止室速的发作,运动、应激、异丙肾上腺素能诱发心动过速发作、β受体阻滞剂和维拉帕米能终止心动过速。

流出道室速的患者大多数预后良好。流出道室速是否需要治疗,主要根据症状出现的频度和严重程度,特发性室速如果持续时间过长,亦可导致心肌损伤,故流出道室速建议早期治疗和防止频繁发作。无论是起源于右心室流出道还是左心室流出道,射频消融都是目前治疗流出道室速最有效的方法。它特别适用于有症状的持续性或非持续性单形室速、药物无效或不能耐受或不愿意接受长期药物治疗的患者。流出道室速中大多数为右心室流出道室速,治疗药物可选用腺苷、维拉帕米、β受体阻滞剂、I_c类抗心律失常药物,另外利多卡因、胺碘酮也可考虑。对于左心室流出道室速可以选用β受体阻滞剂、I_c类抗心律失常药物、利多卡因和胺碘酮等。

五、长短周期现象诱发的室性心动过速

长短周期现象诱发的室性心动过速是指继发于长短周期现象后出现的室性心动过速。而长短周期现象是指在一次较长的心动周期后,发生一次提前的心搏(房性或室性),由该提前的心搏诱发了快速性心律失常,形成长心动周期短联律间期序列的发生,从而诱发心动过速的现象(图6-5、图6-6)。

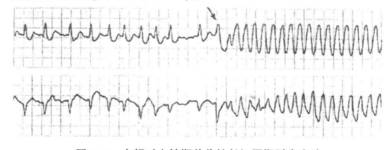

图6-5　房颤时室性期前收缩长短周期引发室速

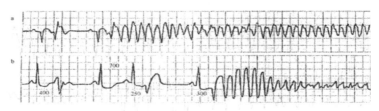

图 6-6　窦性心律时室性期前收缩长短周期引发室速

1955 年,Langendorf 等在对房颤患者进行室性期前收缩发生机制的研究中发现房颤患者室早二联律的出现与其心动周期密切相关,室性期前收缩仅出现在心动周期超过600ms 之后,随后室性期前收缩能规律出现并形成二联律,该现象称为"二联律法则"。临床的一些研究也显示恶性室性心律失常的发生也与"二联律法则"密切相关,称之为长短周期现象。研究也证实了长短周期现象在诱发室速中的作用。部分尖端扭转型室速的发生也有长短周期现象存在。

长短周期诱发室速、室颤的机制目前认为是心室周期长度的突然变化导致复极化的离散度增加,短周期刚好落在易损期时引起心肌兴奋,出现单向传导阻滞对于诱发导致室速室颤的折返是必需条件。另外,当心动周期延长时,心室肌细胞自身的舒张期自动去极化时间相应延长及心交感神经活性增加,促进恶性心律失常的发生也参与了上述心律失常的发生。长短周期现象诱发的室性心律失常多为多形性室速、尖端扭转型室速等类型的心律失常,很少出现单形性室速。可引起心源性猝死。该机制的发现为部分室速患者的治疗提供了新的思路。该类室速的发生可以通过药物如利多卡因、胺碘酮等抗心律失常药物治疗,也可通过植入起搏器治疗,部分患者通过提高起搏频率可能消除这种长短周期现象,进而减少或控制恶性心律失常的发生。

第七章　室上性心律失常射频消融术

第一节　适应证

导管射频消融（radio frequence catheter ablation, RFCA）治疗阵发性室上性心动过速是 20 世纪 80 年代开始应用并得到迅速发展和成熟的技术。目前广泛应用于各种顽固性快速性心律失常的治疗。射频的原理是指能够进行能量相干电离辐射的电磁波，由交变的电场和磁场所组成。目前用于心脏组织射频消融的发生器多以双极方式输出连续未调制的正弦波。此种波形在消融时既可使组织有一定程度的损伤，又不易发生凝血和电极与组织发生粘连，如经过调制的波形，则可产生电火花使组织切割或引起血液凝固和炭化组织的功能（电凝作用）。

射频电流可产生三方面的生物学效应。①热效应：射频电流使局部发热，导致温度升高，使得细胞内、外液蒸发，局部组织发生凝固性坏死。这种局部细胞成分破坏和组织热凝固性坏死是治疗快速性心律失常的主要选择理由和可能机制的解释；②电离效应：应用直流电时，细胞液中电解质成分可在正负极间运动，由于射频电流不断变化，不产生永久性磁场，因而不产生电离效应；③法拉第效应：为生物组织在输入 50~1 000Hz 交流电时人体产生最大的感应电效应，而当频率>1 000kHz 时，此种效应基本消失。

射频是一种高频的电流，常用 300~1 000kHz，有可控脉冲时限，可分级输出功率（10~150W），并有自动切断输出功能。射频作用于组织时主要依据其产生的热效应。一般来讲心脏组织在 40℃ 以下无明显损伤，40~49℃ 则为可逆行损伤，而 50~60℃ 则可能发生坏死。因此，在术中采用温度控制导管，可以更少地损害心脏组织。因而不会产生对人体不利的法拉第效应。

阵发性室上性心动过速广义上包括有不恰当的窦性心动过速、各种类型的房性心动过速、心房扑动、心房颤动、房室结折返性心动过速、房室折返性心动过速等。狭义上仅仅指房室结折返性和房室折返性心动过速两种，也是本章节主要描述的内容。

阵发性室上性心动过速发生的机制一般认为有两种，一是冲动发生异常加速，二是传导途径的异常，即存在两条或以上径路，一般认为在异常的传导途径中具备：①其中一条途径存在单向传导阻滞；②两条途径中有不同的传导不应期，易于折返后的激动能够再次传导。因此，在射频消融治疗前进行相关的心脏电生理检查，明确其发生机制和形成折返的途径是相当重要的。

阵发性室上性心动过速进行电生理检查的主要内容：①诱发心动过速的方式，是否有固定方式；②了解心动过速发生时心房的激动顺序，用以判别可能的折返位置；③了解心房、心室或希氏束和束支等是否参与心动过速的折返环，以及对各种刺激（如心房或心室）的反应等；④如果是单纯进行电生理检查，还要了解药物或其他措施对心动过速的影响。

一、射频导管消融治疗房室结折返性心动过速的适应证

1.阵发性心动过速发作频繁,且持续时间较长。

2.阵发性室上性心动过速发作时药物难以控制。

3.发作虽然较少,但每次发作可伴有血流动力学的改变,如血压下降,有些患者临床上可能出现头晕、黑矇甚至晕厥等症状。

4.虽然发作持续时间短、容易终止,但发作频繁,给正常的生活或工作带来影响。

尽管以上条件为进行射频消融治疗的适应证,但随着电生理检查技术和射频消融技术的日益成熟,在实际临床中需要进行射频消融的适应证在不断扩大。一般认为,只要有明确室上性心动过速的发作,就应该进行射频消融治疗。

二、射频消融治疗房室折返性心动过速的适应证

1.显性预激综合征(并发有快速房性心律失常,尤其是伴有心房颤动),尽管有时并没有阵发性室上性心动过速发生的患者。

2.显性或隐匿性房室旁道并发有逆向型或顺向型房室折返性心动过速者。

3.并发有房室折返性心动过速,发作频繁,或发作少但难以药物终止,或发作时伴有血流动力学的改变,甚至有黑矇或晕厥者。

4.虽有发作,但次数少,甚或没有发作,或有特殊职业(如高空作业、飞行员及驾驶员等)的显性预激综合征患者。同样,随着医疗条件的改善,需要进行射频消融的适应证也在不断扩大。

三、射频消融治疗房性心动过速的适应证

1.临床上呈现持续性心动过速(亦有学者称之为无休止性心动过速)。

2.虽然不呈持续性,但反复发作、症状严重,甚至影响正常工作和生活。

3.心室率虽快,且临床上能够承受或无症状,但产生心脏扩大。

4.合并有器质性心脏病如高血压、冠心病、瓣膜病及心肌病等,快速的心室率加重或诱发心绞痛、血压下降、心力衰竭,甚至产生晕厥等。

四、射频消融治疗心房扑动和心房颤动的适应证

见相关章节。

社会的发展和生活水平的提高使得有些疾病的发生率也越来越高,而且随着年龄的增加发生冠心病、高血压、心力衰竭等机会增加,如果发生心动过速可加重原发病,故而应尽早进行手术治疗,以便尽早得到根治。尽管如此,在病例选择上还是应该根据临床上和患者的具体状况来指导治疗方式的选择。

第二节　操作步骤

一般认为进行导管射频消融治疗的基本过程可以简单叙述为术前处理、常规电生理

检查、导管射频消融术及术后处理等步骤。但在实际操作过程中也应根据具体患者和术者的情况而定,如果术者的技术相当娴熟和对电生理有较深的造诣,对于简单的显性预激综合征可直接行单导管射频消融。

一、术前处理

1.一般检查　应详细询问病史和体格检查,了解心动过速与诱因间的关系,检查血常规、血小板,出、凝血时间,肝、肾功能,电解质,心电图、胸部 X 线片、超声心动图,排除合并其他器质性心脏病等。

2.术前停用一切抗心律失常药物至少 5 个半衰期,尽量避免应用可能对心脏电生理有影响的药物。

3.准备和检查好手术中需要的各种仪器设备,以保证手术需要(最好各种规格的导管及鞘管均有备货,需要充电的仪器及时充满电)。

4.与家属及患者谈话时应让其清楚地了解手术的目的和结果,术中可能出现的意外(并发症)或不可预测的意外和预防措施等,并签署手术同意书和委托书。

5.备皮和饮食准备。手术前需要进行备皮,区域一般为颈部、左右锁骨下区和左右腹股沟区。术前 4 小时内禁止进食。对睡眠不好者或精神紧张者可适当加用镇静药物。

二、电生理检查

电生理检查是进行射频消融治疗的关键步骤。此时,诱发心动过速的条件、窗口、参数等对诊断、定性、治疗和对预后的评价,有着较为重要的影响,因此,这是必不可少的步骤和操作过程。

1.电生理检查必需的设备　心脏电生理检查是一项操作复杂的有创性检查,其基本技术为心导管术,故除了必须严格掌握检查的适应证,由技术熟练和经验丰富的医师操作及指导外,还应具备以下条件。①必须具备有一个严格无菌、面积和空间较宽敞的心导管室;②备有不同规格或种类的心导管以适用于不同类型的患者;③备有各种规格的动脉或静脉穿刺针、套管、扩张管、扩张鞘及导引钢丝;④具备带有电视监视器的 X 线机(最好带有可转动的球管)和手术台,可上下左右及前后角度旋转;⑤具备带有心电示波器的多导电生理记录仪(电生理记录仪具备高分辨率,同步流动波形可任意冻结回顾);⑥程控心脏刺激仪:能发放 S_1S_2($S_1S_2S_3$甚或是 $S_1S_2S_3S_4$)等刺激或自动递减,S_1S_1定时刺激,S_1S_2定数刺激,PS_2、RS_2能同步程控期前收缩刺激,具有发放起搏脉冲功能,电源应选用直流电;⑦心电监护仪和电除颤仪。

2.电极导管的放置

(1)右心腔内导管的放置:一般多采用经皮股静脉穿刺,可选择右侧或左侧,根据病情需要或操作者的习惯和方便程度。操作步骤:常规消毒双侧腹股沟区,并铺消毒手术巾;确定腹股沟韧带,在韧带下方 1~3cm 处,用左手中、示指触诊股动脉。在其内侧0.5~1cm处穿刺。先用 1%利多卡因 2~4mL 做皮肤及血管周围浸润麻醉,亦可沿预定方向穿刺,可以行试验性穿刺,以确定穿刺方向。用手术刀开一小口,必要时可分离一下皮下组织(大多数情况下不用分离),术者用左手中、示指按住股动脉,将穿刺针与皮肤成

30°~45°,向股静脉穿刺,在穿刺针后接一注射器并形成负压抽吸,针尖进入血管后,可以有血液回进注射器。经验是将穿刺针沿股动脉内侧 0.5cm 平行进针(这样进针可感觉到动脉的搏动,从而避免误入动脉形成动静脉瘘),到底后回抽,边退边回抽,直至有回血,然后固定穿刺针撤离注射器,并将导引钢丝软头送入针孔,固定穿刺针,保留钢丝于血管内;沿钢丝送入扩张管和外套管,然后撤出扩张管及钢丝,在 X 线下送导管于预定位置(图 7-1)。

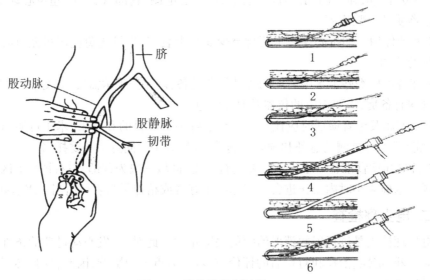

图 7-1 股静脉穿刺过程

1.穿刺针进入股静脉;2.送钢丝进入股静脉;3.撤出穿刺针,保留钢丝于股静脉内;4.送入静脉鞘;5.撤出钢丝和内鞘;6.送入电极导管。

电极导管放置部位:①希氏束电极:送 2 极或 4 极或多极电极导管由右侧股静脉经髂静脉、下腔静脉及右心房下,于三尖瓣口附近,部分电极导管可跨过瓣口。心腔内电图可有心房波(A 波)和心室波(V 波),以及两者之间有一双向或单向的希氏束电位(H 波);②高位右心房电极:送 2 极或 4 极电极导管由股静脉经下腔静脉至右心房与上腔静脉交界处;③右心室电极:送 2 极或 4 极导管由股静脉经下腔静脉至右心房,并在 X 线后前位,将导管尖端左旋并推至右心室尖部;④冠状静脉电极(左心房电极):将 10 极或更多极导管经由锁骨下静脉或颈内静脉(如能从股静脉进入更好,一般来讲,此途径进入冠状静脉窦可能很难,需要一定技术经验和对解剖结构的熟悉),在 X 线透视下送入右心室,并在三尖瓣环与下腔静脉之间寻找冠状静脉窦口。一般认为后前位 X 线投影,冠状静脉窦口位于脊柱中央,将心导管送至三尖瓣口,然后将顶端电极后撤至下腔静脉口上方,再逆时针旋转,即可进入。亦有人采用左前斜位 30°~45°,此时三尖瓣环为一时钟面面向操作者,记录到 H 波的导管顶端相当于 12~1 点钟,5 点钟位即为冠状静脉窦口。大多数冠状静脉窦口多为椭圆形喇叭口状,亦有报道冠状窦口为扁平状,故多选较细导管电极如 6F 或 5F。电极导管进入冠状静脉窦口的标志是在后前位透视时,冠状静脉窦口位于脊柱中央,导管尖端指向左腋窝。左前斜位透视时见导管尖端指向后方(脊柱)。透视下任何角度均见有导管随心脏搏动而跳动。冠状静脉窦导管电极上记录到心腔内电图上均可见有大 A 波(多为正负双极波)和小 V 波(QS 或 rS)。

(2)左心腔内导管的放置:左心腔导管的放置多经由股动脉、降(腹、胸)主动脉、主动脉弓、升主动脉逆行至左心室。近年来有学者将经股动脉逆行导管消融失败患者采用房间隔穿刺,导管经由股静脉到达右心房后穿刺房间隔,送导管至左心房或跨过二尖瓣在左心室进行检测和治疗。

1)股动脉穿刺:股动脉位于耻骨联合至髂前上棘连线的中央,其外侧为股神经,内侧为股静脉。一般先用左手示指、中指、环指在腹股沟韧带下触诊并确定其走向,然后在腹股沟韧带中央下方 1~2cm 处以 1%利多卡因局麻后做一小切口,左手固定股动脉,右手持穿刺针,针与皮面成 30°~45°缓慢向下潜行,当穿刺针接触到股动脉时有搏动感,再送入即刺入股动脉。有鲜红血从针孔中喷出来,立即将 J 形钢丝软头自针孔中插入,然后左手固定钢丝,退出穿刺针,将扩张管沿钢丝送入,拔出钢丝及扩张管,并排除鞘内空气,给予肝素稀释液。常规给予肝素 2 000~2 500U,若手术延长时,每小时追加肝素 1 000U。在 X 线透视下逆行推送导管到降主动脉起始部,将导管头弯曲跨过主动脉弓后缓慢推行至主动脉瓣口处伸直,调整位置进入左心室。

2)房间隔穿刺:房间隔穿刺技术是 Ross 等在 1959 年首先创用,早年主要用于二尖瓣或主动脉瓣狭窄的患者进行左心导管检查,近 20 年来,随着心血管疾病介入治疗的开展,尤其是心房颤动射频消融术的蓬勃发展,这项技术开展日益被电生理医师所重视,该技术已成为电生理医师必须掌握的基本技术之一。房间隔穿刺的关键在于房间隔穿刺的定位。房间隔位于右心房的后部偏左与额面和矢状面均成 45°的夹角,一般多选取卵圆窝上缘作为穿刺点。而卵圆窝在房间隔的中后下方与希氏束、三尖瓣口,上缘处于同一水平,常规下不管左心房大小。只要纵隔不偏,其位置变化不大。

房间隔穿刺点定位法:有很多种定位方法。主要的有根据左心房和脊柱指导穿刺法定位穿刺点。其他房间隔穿刺法还有主动脉根部导管指导定位法、希氏束电图定位法、心导管指导定位法等。这些方法临床上现已经很少采用。

在实际操作中,很多术者都是将多种方法结合使用,互相弥补其不足。穿刺成功的关键是定位穿刺点高低和穿刺针的方向。目前很多术者都是采用马长生等介绍的操作方法,关键步骤为“后前位定靶点,右前斜位定方向,左前斜位定深度”。

穿刺步骤:①患者取平卧位,建立静脉通道。常规消毒、铺巾,1%利多卡因局部麻醉;按 Seldinger 法行右股静脉穿刺插管,用 0.35cm×180cm 的导引钢丝到上腔静脉后退出静脉鞘,沿导引钢丝导入房间隔穿刺保护鞘至高位右心房,退出钢丝,由保护鞘送入标准穿刺针,并保持穿刺针尖在鞘内 0.5cm;②在透视下经扩张管送入 Brockenbrough 房间隔穿刺针,保持针尖指向上方,并使穿刺针尖固定于扩张管头端内侧 5mm;③在 X 线透视和心电监护下,缓慢地将扩张管和穿刺针一起退向右心房,同时顺时针旋转导管和穿刺针直到使穿刺针尾端方向指示针指向左后 45°,即时钟 5 点左右的位置;④将导管和穿刺针一起回撤至预定穿刺点处;⑤导管尖顶住卵圆窝后,推送导管有阻力,握持导管的右手可感受到患者心脏搏动;⑥在右前斜位30°透视下,仔细调整导管的指向,使其顶端与房间隔垂直,表现为穿刺针弯曲消失,走行接近直线;⑦固定导管,将穿刺针轻轻向前推出,针尖即可刺破房间隔进入左心房。经穿刺针注射造影剂,如迅速在左心房显影并散开,表明穿刺成功。如出现房间隔染色,则改换邻近部位再次穿刺;⑧在左心房"冒烟"后测左心房压,显示为左心房压力曲线后,给予肝素2 000U。送保护鞘过穿刺点入左心房内,退出穿刺针,送入细导引钢丝(也可直接行扩张送入鞘管)到左心房扩张穿刺点,由导管鞘送入电极导管到左心房或左心室,沿二尖瓣环进行标测消融。

3.心脏电生理检查和心内膜标测　常用的刺激方法分级递增刺激、连续递增刺激、程控期前刺激(programmed extrastimulation,PES)(包括PS_2和RS_2刺激10ms步幅正反扫描;S_1S_2 10ms步幅正反扫描;$S_1S_2S_3$或$S_1S_2S_3S_4$刺激10ms步幅正反扫描)和短阵猝发刺激。心脏电生理检查的内容主要通过以上各种刺激来诱发心动过速,解诱发窗口,评价窦房结和房室结的功能,评价旁道或双径路的功能状态。

4.分析　将用多导电生理同步记录到的心内电极导管不同部位的心内电图,如高位右心房、希氏束及其他部位的心内电图。仔细分析比较并寻找有无异常电活动出现,明确心动过速的发生机制。

第三节　导管射频消融

在术前准备和电生理检查工作进行后,对心动过速的诊断明确,并对可能存在的异常径路标测清楚,无论是房室折返或是房室结折返性心动过速均需要再次穿刺股静脉或股动脉,置入鞘管,并送消融导管到达相应部位进行消融。

一、房室折返性心动过速

房室折返性心动过速的基础即为心房室间存在有异常通路,在一般心电图上可显示的为显性预激综合征,经典型(即WPW综合征)是最常见的一种,临床资料上报告的发生率为0.01%~0.31%,男性似多于女性。各年龄组都有,但随着年龄的增大其发生率随之降低。在数据上也许会出现低估现象,主要是因为有的患者预激心电图间歇性出现,影响发现机会,有的患者预激心电图不够明显,难以确切判断,甚至有的只能逆向传导而不能顺向传导的旁路,其心电图从不显现预激图形,但在一定条件下却可利用旁路逆传而发生心律失常。能前向传导的旁路,但未有机会观察到预激波显现者,称为间歇性旁路;完全不能前向传导,而只能逆向传导的旁路,称为隐匿性旁路,仅仅通过心脏电生理检查方法才能证明其存在。

1.左侧房室旁道

(1)常规放置右心室、右心房、冠状静脉和希氏束标测电极后,首先在心房、心室进行程序刺激诱发心动过速,并以冠状静脉电极为参考点,进行标测消融靶点。定位为左侧旁道后,将X线机球管位于右前斜30°,将消融电极沿二尖瓣环寻找心室最早激动点或心房最早逆传激动点。

1)显性旁道:体表心电图定位,临床上根据心外膜的标测大体上分为:A型,心前区V1~V6导联上QRS波的主波均正立向上,旁道多位于左侧;B型,V1、V2导联主波向下,V5、V6导联主波向上,旁道位于右侧;C型,有许多学者认为不需要分出此型。一般认为,与B型相反,V1、V2导联主波向上,V5、V6导联主波向下,旁道位于左侧。根据δ波向量定位,通过测量QRS波的起始向量40ms,来确定旁道的位置。1978年Tonkin等根据心内、外膜的标测及手术治疗的结果提出了以δ波向量推测旁道的方法。显性旁道的定位首先应根据V1导联δ波向量向上,且V1导联上R/S>1为左侧,V1导联δ波向下或等电位线为右侧;次之根据Ⅲ导联δ波向量向上为前方旁道,负向旁道为后方,等电位为外侧;再根据在左前或右前观察Ⅰ或AVF导联上δ波向量,左后或右后观察V6或V2导联δ波向量,直立为间隔区,等电位线或负向旁道可能在游离壁。

2)隐匿性旁道:此种类型的房室折返性心动过速的患者在普通心电图上无改变,与正常心电图无异,仅仅在施行电生理检查中才能判别出是否为左或右侧旁道,主要原理是没有心动过速发作时窦房结发放的冲动经过心房传导后,经由房室结下传至心室,激动不经过异常的房室旁道下传,故而在一般心电图上并无δ波向量,仅仅在一定条件下才能经由旁道顺传或逆传形成心动过速。该类患者在电生理检查过程中,首先采用心房刺激或扫描的方法诱发心动过速,判断旁道的位置;当然亦可采用右心室起搏标测的方法,根据VA'逆传最早处(冠状静脉电极为左心房电极)且与SVT发作时VA逆传相似,如记录到VA逆传时A波重叠在V波尾部,该点成功机会更大,满足A∶V≤1(≥1mV或1/4V波),同时如记录到的A波很小常提示导管在心室,不在房室瓣环上。

(2)消融:在确定消融电极与旁道最近时,可将电极尾端与射频消融仪相接,首先步骤是消融参数的选择。一般认为左侧旁道首选温控导管,常规温度为60℃,能量为40W,如靶点正确,常在放电数秒钟内即可阻断旁道,并延长至60s;如10s内仍未阻断应停止放电,并重新调整电极位置至电极与旁道最近处,再行消融治疗,消融成功后需巩固放电60~120s。在整个消融过程中应进行心电图和荧光屏上监测导管位置,一方面观察房室旁道是否阻断,另一方面是显示是否有无心律失常的出现(期前收缩或传导阻滞等),如显性WPW成功时P-R间期正常预激波消失或是右心室起搏提示室房分离(即无VA'),房室传导阻滞发生率很低。左后间隔消融时,应注意发生房室传导阻滞的可能,尤为重要的是应避免右心室起搏下放电,因为在逆传消失后未能及时停止起搏,会产生完全性房室传导阻滞。此外,在手术过程中,监测阻抗的变化也很重要,一般阻抗为70~150Ω,如射频消融时有阻抗升高,提示电极所接触的局部组织温度过高而成为甚至完全炭化,此时应停止放电,撤出导管。现在采用温控导管(可以监测局部组织的温度)可避免。临床实践和动物实验的结果显示温度小于50℃时无效,最佳治疗时温度在50~60℃。目前认为最适合温度在60℃,此时组织发生不可逆性坏死,但可避免组织发生炭化,减少并发症的发生。如果在放电过程中尽管放电时监控温度在60℃,但实际所用能量在10W以下,不管心腔内电图显示是否有效均应重新标测放电,否则此类患者容易复发。

2.右侧房室旁道基本过程　与左侧相似,显性旁道的体表定位见左侧显性定位。与左侧不同点为右侧旁道的标测不像左侧那样有冠状静脉窦作为标志,最好应用Halo电极导管(但该导管费用较贵),在右侧旁道标测时大多采用左前斜45°,使三尖瓣环像一个钟盘,面对操作者,冠状静脉窦口大约为5点钟,为右后间隔;12~1点钟相当于希氏束;11~12点钟为前间隔,3点钟相当于右中间隔,9点钟相当于右侧游离壁。在实际操作中以上述假设标记,使用大头导管逐区标测,并判断靶点位置。当然也有术者在后前位下进行标测和放电(这是指必须有很熟练的技术和对解剖结构相当熟悉者)。

判断射频靶点的标准和注意点:①有A波和V波,A波小于V波,A与V之比在1/10~1/4;②A波与V波贴近融合或其间有碎裂波;③右侧消融时,大头导管贴近三尖瓣环,固定有一定的难度,不易消融成功,此时可通过采用Swartz长鞘来增加导管的稳定性,而非选择加硬导管(尤其是在游离壁旁道)。右侧旁道可能位于折叠的心房组织下或是接触不好。故需要能量较大,为30~50W,有时需要更大能量,但不能无限制地盲目增加能量。时间上由于接触不好,温度常不稳定,故常常采用较长时间,120~240s。尽管温控导管设定温度为60℃,如温度达到50℃以上即可有效,放电能量多在40~60W;④一般不需要抗凝,如操作时间过长或射频次数较多时可适当应用肝素,无论是否为左侧或右侧房室旁道均应使用肝素,一般剂量为2 000U;⑤放电时最好在透视下进行(如果在三维系统下或多导仪器记录腔内电图不受放电干扰,基线和图像相当稳定下可以不采用X线透视),因为右侧旁道标测时由于有隔瓣的影响常常导致导管移位,尤其在心动过速时放电,如果有效,则可致心动过速突然终止,大头导管产生移位,偶可对房室结产生损伤,甚至不可逆,产生不必要的麻烦。

3.慢旁道 是指位于交界区内具有慢传导特性的隐匿性旁道,其临床特点:多见于儿童和青少年;心动过速持续时间长;药物治疗效果不佳。心电图特征:SVT时P′波在Ⅱ、Ⅲ、aVF导联上倒置,aVR导联上直立;RP′≥P′R。电生理特征:①心室刺激或SVT时最早激动点在冠状窦口附近;②经旁道的室房传导呈递减或文氏现象;③心室起搏V、A波不融合,有等电位线,故消融时应寻找最早激动点处为靶点(图7-2)。

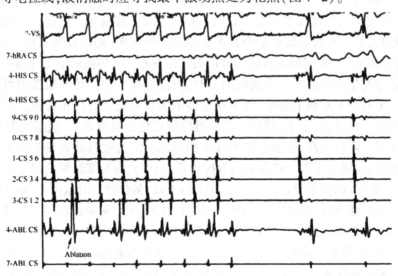

图7-2 慢旁道在发作时有效放电终止心动过速,靶点位在右后间隔近窦口位

4.房室折返性心动过速射频消融成功标准 射频成功后重复电生理检查出现下列指征时可认为成功:①与射频前相同条件下,心房扫描和递增刺激不能诱发 SVT 的发作;②心室起搏刺激出现有房室分离,或虽有室房逆传,但证实为逆传经房室结上传;③应用异丙肾上腺素后与射频前条件相同下电生理刺激仍不能诱发 SVT。

二、房室结折返性心动过速

房室结折返性心动过速是临床上阵发性心动过速中较常见的种类之一,多数学者认为占阵发性室上性心动过速的 50%~60%,女性多于男性,多于 40 岁以前发病,青少年者多见。一般认为房室结双径路较为满意的发生机制解释是由 Moe 等在 1956 年首先提出,认为房室结内存在有两条径路,一条为快径,另一条为慢径,在窦性心律下心房冲动从传导速度较快的快径(β 径路)下传,产生一个 QRS 波,冲动也同时从慢径(α 径路)下传,当传到希氏束时,后者已被从快径下传的冲动激动而处于不应期,不再被激动。当发生较早的房性冲动时,由于快径不应期长,房性冲动在快径中受阻,由慢径中缓慢下传,产生延长的 P-R 间期。如果在慢径中下传时间足够慢,使快径能从不应期中恢复,就产生一次心房回波。但如果慢径本身不能及时从其不应期中恢复,不能容许再度前传,则只能产生一个心房回波。如在慢径中下传更为缓慢,在逆传产生心房回波后,有足够时间恢复慢径的应激性,故可形成持续的心动过速。

1.标测 主要用心脏电生理检查的方法,有心房递增刺激和心房扫描,有时用心室刺激或扫描也可诱发。在进行心房扫描时 S_1S_2(-5ms 或 10ms)出现有 S_2R_1 间期延长 50ms以上时且诱发 SVT 发作即可诊断。如果增加 1 个额外刺激不能诱发心动过速,则可增加 2 个甚至 3 个额外刺激进行诱发。当然有时还可加用异丙肾上腺素后重复心房刺激或扫描来进行诱发心动过速。

2.消融 主要为房室结改良术,有两种方式,慢径路消融或快径路消融。房室结慢径多位于房室结的后下部,远离希氏束。而快径位于房室结的前上方接近希氏束,容易导致三度房室传导阻滞,目前多不采用。

常用的消融方法有以下几种。①后位法:将 X 线球管位于后前位或右前斜 30°下,将希氏束电极导管送入 Koch 三角顶部,并记录到清晰的 H 波,然后将冠状窦口与希氏束连线三等分。并将消融导管送至中下 1/3 处进行射频,此方法安全性高,极少发生三度房室结传导阻滞,但成功率低;②下位法:是将 X 线球管位于后前位或右前斜位 30°,经静脉送消融导管于 Koch 三角顶部,记录到清晰的 H 波后将电极向下弯曲,直至 H 波消失,且 A/V 之比<1 处进行消融;③中位法:与后位法相比是将消融电极导管放置于冠状窦口与希氏束连线的 1/3 处进行消融,虽然其成功率高于后位法外,但其损伤希氏束造成完全性传导阻滞的危险性亦随之而增加;④前位法:此法主要消融房室结快径,但由于易发生完全性房室传导阻滞,很少或不用。其方法为,将 X 线球管位于后前方位或右前斜 30°,将消融导管送至 Koch 三角顶端,记录到 H 波后将导管后撤 5~10mm,H 波消失或 H 波≤0.1mV加上 A/V 比≥1,即可作为靶点。

一般认为经过上述定位后消融成功机会较大,其成功的特征为消融过程出现有频率不快的交界性心律,以交界性期前收缩或交界性逸搏为明显,或消融后交界性心律逐渐减少也是成功迹象,如消融放电 30s 后仍无交界性心律,应重新标测。必须注意的是,交界性心律出现既是成功的象征(尤其是消融过程中出现快速性交界性心动过速,常常提示快径受到损伤的标志),也是出现完全性房室传导阻滞的迹象,应严格进行心电监护。

3.消融 日前已经不用非温控消融导管,最常用的选择是温控导管,参数设定为能量选择为 30~40W,温度设为 55℃。只要选择理想靶点,放电时间在 20~30s 内出现交界性心律为有效放电,否则应重新标测靶点。有效放电后巩固 60~120s,重复诱发窗口,如不能诱发,或出现 A-H 的跳跃则加用异丙肾上腺素后进行诱发,无跳跃和心动过速者为成功。经验表明,对于消融后存在有 S 后的回波,如果加用异丙肾上腺素静脉滴注后仍不能诱发心动过速,且经过一定的反复消融过程,则认为成功。不要强调回波的消失,否则容易出现并发症。由于选择的是温控导管进行消融操作,此时发生作用的参数是温度优先,这种方法可以避免曝光时间过长、过多,保护了自己,也使患者得到益处。必须注意的是虽然成功率显著提高,复发率也明显减低,但一旦发生房室结的损伤则是永久的,不易恢复。

近年来由于三维技术的发展,有部分中心开展了在三维系统下的消融治疗,尤其是选择在 EnsiteNAVX 系统下进行所谓的"零曝光",这是新的尝试。选择尽量低的曝光,可以在安全的前提下进行选择治疗方法。

4.房室结慢径消融成功的指标 ①房室结折返性心动过速不能被诱发;②重复心房扫描无 A-H 跳跃现象;③传导受损,虽有 A-H 跳跃,但不能诱发 SVT 发作;④静脉滴注异丙肾上腺素后不能诱发 SVT 发作。有必要一提的是,在消融的过程中应该进行电生理的检查,亦即在放电的过程中是否有房室结损伤,一旦发现房室结功能损伤(是指房室结不应期<400ms,应用异丙肾上腺素后仍<350ms),此时不管有否 A-H 跳跃现象,均应该停止手术。

三、房性心动过速

随着导管射频消融术消融房室折返性心动过速和房室结折返性心动过速的成功率显著提高,临床上有学者将此项技术也应用于治疗多种房性快速心律失常,包括房内折返性心动过速、自律性房性心动过速、Ⅰ型心房扑动、心房颤动和窦房折返性心动过速。但房性快速心律失常的发生机制存在多样性,折返环大小不定和异位兴奋灶可分布于左右心房任一部位,因而消融靶点的标测和消融方法也不尽相同,不同中心其方法和结果报道亦不尽一致。由于其临床表现和电生理机制上的复杂性,射频消融治疗房性心动过速的病例数尚不多。尽管目前部分中心采用三维标测的新技术,但方法学上尚有一定的不成熟性,成功率维持在 90%左右。不过相信导管射频消融术将成为房性快速心律失常类型的主要和首选治疗手段。本节主要介绍房性心动过速的射频消融治疗。

1.适应证 近年来由于消融技术的不断提高和成熟,成功率不断提高,并发症控制在较低水平,因此,进行房性心动过速消融的适应证也不断增宽。需要进行射频消融的适应证:①发作时伴随症状明显,且药物不能终止或难以控制,或不愿意长期药物治疗的患者;②伴有阵发性心房颤动的房性心动过速或心房扑动,药物不能终止或不愿接受药物治疗;③有心动过速发作且伴有器质性心脏病者。

2.机制　房性心动过速的发生机制分为折返、触发活动和异常自律性三种。药物试验和电生理检查有助于明确其发生机制。目前,文献所报道的导管射频消融治疗房性心动过速病例多属折返性和异常自律性增高。需要指出的是,在射频消融房性心动过速之前,首先应明确房性心动过速的诊断。可通过病史、心动过速时体表心电图和电生理检查方法与其他室上性心动过速如房室折返、房室结折返和持续性交界性折返性心动过速相鉴别,以免误消融或引起不必要的损伤和并发症。在鉴别诊断中,应充分认识到静脉注射腺苷也可终止约 25% 的房性心动过速,因此不能完全依据腺苷的作用来区别室上性心动过速的类型。

一般认为房内折返性心动过速多呈阵发性且多数患者既往有心脏手术史,尤其是先天性心脏病心房修补术后。发生心动过速的折返环常常位于手术瘢痕和心房修补片处。目前文献报道房性心动过速射频消融的成功率可达 90% ~ 100%,但复发率也较高,为14% ~ 20%,并发症发生率极低。尽管如此,作者认为在进行心房射频消融时需要注意的是心房壁较薄,消融时所用的射频能量不宜过大,采用温控导管可能更佳,同时避免导管过度顶压心房。

房性心动过速的诊断标准:①心动过速时心房率为 100 ~ 240 次/分(周长 250 ~600ms);②心动过速的 P 波电轴和(或)形态,以及心内激动顺序与窦性心律时不同;③适时心房期前刺激可诱发和终止或重整心动过速(见于房内折返性心动过速);④心内电生理检查排除 AVRT 和 AVNRT。

自律性增高的房性心动过速的特点:①持续或慢性持续性快速房性心律失常,心房率变化较大,有"加温"和"冷却"现象;②心房程序期前刺激不能诱发和终止心动过速。有时房性心动过速粗看与房室折返性心动过速相似,此时可以采用心室起搏或应用静脉注射腺苷(ATP)来加以鉴别诊断。

3.标测　房性心动过速的有关射频消融术治疗所需的设备条件、准备工作和人员要求基本上与一般射频消融治疗相似。对有心脏手术史的患者,应详细了解手术方式和过程,尤其是心房切口和修补的部位,以便推测折返环缓慢传导或单向阻滞可能存在的区域。结合临床心动过速时体表 12 导联心电图 P 波形状粗略判定房性心动过速的起源,起源于左心房的房性心动过速,其 I、aVL 导联 P 波倒置,aVR 导联 P 波直立;起源于右心房的房性心动过速,I、aVL 导联 P 波直立,aVR 导联 P 波倒置。

进行房性心动过速的电生理检查和射频消融术,同样需要经颈内静脉或左锁骨下静脉、双侧股静脉放置相应的电极导管在冠状静脉窦(CS)、高位右心房(HRA)、希氏束(HBE)和右心室的部位。常规采用心房程序期前刺激和(或)分级递增刺激诱发房性心动过速,必要时静脉滴注异丙肾上腺素后重复上述刺激或维持心动过速。寻找到一个或可多个重复性好的诱发方法是准确标测消融靶点和判定消融成功的重要条件。

首先根据心动过速时 HRA、CS 和 HBE 处所记录的心房激动顺序,判明房速起源于左心房或右心房。左心房房速一般采用经股静脉穿刺房间隔术,将标测和消融导管送入左心房,并静脉注射肝素2 000~3 000U。目前常用的消融靶点标测方法:①激动顺序标测法,根据标测和消融导管远端电极所记录心动过速时心房激动的提前程度选择消融靶点。理想靶点的特点是A波较体表心电图的P波提前25~40ms,并且最好A波前常伴有碎裂电位。激动顺序标测法简单、准确和成功率高,目前许多文献报道采用此方法。国内有学者提出用一根消融导管在参照点附近移动标测,如标测到更加提前的心房激动,此导管改作参照点。此时可用另一根消融导管再行标测并互为参照,类似"蛙跳",直至有一根消融导管记录到提前最早的A波,即为消融靶点;②隐匿性拖带标测法,根据隐匿性拖带时刺激至P波间期的长短确定房速折返环的缓慢传导区和其出口选择靶点。房速时,消融导管的头端电极移置到A波提前并伴有碎裂电位的部位,以较房速周长短20~30ms的周长起搏消融导管头端电极,发生隐匿性拖带后测量S-P间期。如S-P>40ms,表明消融导管头端电极位于折返环的缓慢传导区。S-P<40ms,则表示大头电极处在缓慢传导区的出口,此部位消融成功率高。有作者认为两种标测方法合用可提高成功率和减少消融放电的次数。

近年来,很多心脏中心都采用了三维标测的方法,大大提高了其对病灶定位的准确性。目前,基本上所有类型房性心动过速(无论是外科术后或其他原因所致)都采用三维系统(Carto导航系统和EnsiteNAVX系统)进行标测和消融。三维系统不仅在操作方面减少了X线对术者和患者的损伤,而且对房性心动过速的发病机制判断有较大的帮助。对提高放电的准确性有了显著的改善,还减少了并发症的发生。

4.消融射频输出功率为20~30W,如心动过速终止(需排除放电时房性期前收缩终止心动过速),继续巩固消融30~60s。试放电10s内房速不终止,则需重新调整消融导管头端电极的位置和标测靶点,不应在相同部位盲目延长放电时间和加大输出功率。目前主要倾向房速的消融应采用温控导管来进行,常规设计温度为50~55℃,能量设计在40~50W,一般认为,试放电消融3~5s房速终止是预示消融成功的可靠指标,放电消融过程中,要严密监测射频阻抗和患者的症状,一旦阻抗增高或患者诉胸痛应马上停止消融。巩固放电后即刻和30分钟时按消融前房速的诱发方法反复刺激心房,房速不能诱发者,静脉点滴异丙肾上腺素使心率增加20%后,重复上述刺激,仍未诱发房速则为消融成功。

采用三维标测和消融方法多选择冷盐水灌注导管进行消融,一般参数设计为温度43℃,能量30W,盐水灌注流量17mL/min。需要注意的是冷盐水灌注导管消融后有效时间可能延长至20~30s,因为使用盐水灌注可能使温度上升减慢。

因此,对于诊断为房性心动过速的患者,如果能诱发持续性房性心动过速,且条件许可下,应该尽可能采用三维标测的方法进行消融,此法不仅简单,而且节省时间,减少患者的痛苦和不必要的并发症。目前标测的方法有多种,如Carto和EnsiteNAVX系统等。

四、窦房折返性心动过速

窦房折返性心动过速的临床发病率低,多发生于老年人和器质性心脏病患者。实际上大多数学者认为其属于房性心动过速中的一种。研究证实,窦房结折返性心动过速的折返环并非仅限于窦房结内,而是由窦房结和结周心房组织共同参与窦房折返环的形成机制尚不清楚。

一般认为窦房折返性心动过速的诊断标准:①心动过速时体表心电图 P 波电轴和形态,以及心内心房激动顺序与窦性心律时完全相同;②心房程序刺激能诱发和终止心动过速;③心动过速与窦性心律转换时有心率的突然和明显变化;④电生理检查排除 AVRT和 AVNRT,电生理检查和射频消融方法与其他心动过速电生理检查和消融方法相似,亦即通常经静脉将多极电极导管送至 HRA、HBE 和 CS,消融前行电生理检查评价窦房结功能,包括窦房结恢复时间和传导时间。心房程序期前刺激诱发窦房折返性心动过速,明确可靠的诱发条件。将消融导管经右股静脉送至右心房界嵴上方,在上腔静脉与右心房前侧交界处精细标测心动过速时最早的心房激动电位。以记录到较体表心电图 P 波提前 30~50ms 的 A 波部位作为消融靶点,部分患者同时记录到碎裂电位。通常采用温控导管试放电消融 10s,设计温度在 50~55℃,观察消融反应,如放电数秒内心动过速终止,则继续巩固放电30~60s。需要注意的是消融靶点常邻近膈神经行走处,消融前最好先以高电压起搏消融导管头端电极,观察有无膈肌抽动,避免消融过程中阻断膈神经,引起膈肌麻痹。消融后除常规行心房程序刺激证实消融是否成功外,还应复查窦房结功能。

当然还可以选择三维系统(Carto 和 EnsiteNAV 系统)进行标测和消融。大部分该类心动过速可以通过这种方法获得成功。冷盐水灌注导管效果更佳。

由于射频消融治疗窦房折返性心动过速的病例数较少,目前对消融部位和窦房结功能受损的状况尚不明了。尽管有学者认为消融的部位实际上是参与折返环的结周心房组织,而非窦房结本身,但仍存在消融损伤窦房结的危险,故术前应根据患者心动过速时的症状、基础心脏病和药物疗效,权衡射频消融的利弊。

五、并发症

导管射频消融术发生并发症的可能性虽然较少,但由于其治疗的成功率高,远期预后好,因此控制并发症的发生显得尤为重要。

1.严重的心律失常 主要为发生心室颤动和三度房室传导阻滞。心室颤动的原因多为异常的导管刺激,合并有其他器质性心脏病,更多的是射频消融仪的漏电所致。一般处理为电除颤治疗,大多可一次性成功,可继续进行手术。如合并有心脏病,可等到心律失常控制后再进行消融治疗。三度房室传导阻滞的发生则大多数是由于不按常规操作,或异常径路与房室结解剖结构相当接近,或正常房室结构的变异所致。

2.心脏压塞 发生率极低。往往与操作者动作过粗或对解剖结构不熟悉有关。急性发作时,患者常表现为烦躁、胸闷、出汗、意识模糊甚至出现意识丧失,通常伴有心动过缓、血压下降等表现。在 X 线透视下可见有心脏搏动减弱或消失,心影扩大。此时,需要与低血容量状态和血管迷走反射相鉴别。一旦确定为心脏压塞后应终止检查,给予心包穿刺解除压塞症状,必要时做心包引流,极少需做外科手术修补。在恰当处理后一般预后均较好。

3.血气胸 多发生在锁骨下静脉穿刺时,由于针尖方向或进针深度异常或本身局部结构有畸形所致。肺压缩<30%临床可无或有轻微症状,可不处理,临床观察。如压缩严

重,临床上症状较重,则应行胸腔穿刺或行闭式引流。

4.栓塞 多见于年龄较大,有栓塞史或应用抗凝药物剂量不足者。可以发生肺栓塞、脑栓塞、肾栓塞、冠状动脉或脾栓塞等重要脏器的栓塞,引起相应的临床症状。主要为对症处理。

5.猝死 罕见。多与严重心律失常、心脏压塞、各种栓塞等有关。

6.三度房室传导阻滞 是较为严重的并发症之一。多与房室结改良或希氏束旁道的消融有关,当然也偶有左侧旁道消融发生者。如果在操作过程中。小心谨慎可以避免其发生。在及时停止放电后,一般观察数天或加用激素和心肌营养药物后大多数可以恢复正常,如在 7~10 天后仍不恢复,应安装永久心脏起搏器。

7.外周血管并发症 主要表现为局部血肿、动脉夹层、动静脉瘘或动脉瘤等。如果规范操作,术后正确压迫止血。可以避免发生。血肿如不大,可以加压包扎、制动等,如血肿较大可切开引流。其他血管并发症必要时进行手术干预治疗。

8.主动脉瓣反流 多为操作过程中对瓣膜的损伤所致,或是放电过程中造成瓣膜穿孔等。发生后一般采用观察,严重者需要进行瓣膜的修补或换瓣术。

9.急性心肌梗死 罕见。国外有文献报道,多为放电部位不当或操作不正规所致。

第八章 室性心律失常射频消融术

室性心律失常可分为室性期前收缩(室早)、非持续性室性心动过速(室速)、持续性室速、心室扑动、心室颤动(室颤)。为了叙述方便,按持续性室速和室颤两部分讨论。因为室早、非持续性室速和心室扑动的消融方法与持续性室速和室颤中的一些具体消融方法相同,故安插在上述这两部分中一并讨论。

第一节 室性心动过速的射频消融

室性心动过速可分为器质性心脏病室速和非器质性心脏病室速。器质性心脏病室速是指发生于有器质性心脏病证据患者的室速,如冠心病、心肌病、心脏瓣膜病、心肌炎、致心律失常型右心室发育不良、长 Q-T 间期综合征和各种心脏外科手术后等。临床上以冠心病,特别是心肌梗死后室速最为多见。

非器质性心脏病室速又称特发性室速,是指发生于利用目前诊断技术未能查出患者有器质性心脏病证据的室速。临床上其发病并不少见,其发病率占所有室速患者的 16%~20%。其中多数特发性室速起源于右心室流出道。

在处理室速患者时常会遇到抗心律失常药物无效或效果不佳的问题。射频消融技术的出现提供了根治室速的可能性,而无抗心律失常药物引起的不良反应。但射频消融的有效性和安全性取决于室速的类型和起源,从患者的器质性心脏病类型和室速电生理特征可以预测射频消融的可能效果。为了射频消融术的标测和消融的方便,根据各种室速的电生理及典型心电图特征可将室速分为瘢痕相关的室速、束支折返性室速和特发性室速。

一、术前准备

一般择期手术要求门诊做好各种检查准备。重点项目包括血常规、血沉、电解质、肝肾功能、血糖、心肌酶、凝血功能等各项指标需在正常范围内。能纠正的异常指标及时纠正。超声心动图评价心脏整体和局部运动功能,各瓣膜运动情况,有无瓣膜反流、狭窄,卵圆孔是否闭合,排除心腔内血栓。心电图、24 小时动态心电图,结合病史和临床症状分析。如有必要应先行冠状动脉造影,有适应证者应先行冠状动脉介入治疗或旁路移植术。

术前要求空腹 6 小时以上,术前 1 小时可适当给予镇静剂,如地西泮 5~10mg 口服。无休止室速等紧急情况可在准备工作就绪后立即进行。有时需在气管插管,充分镇静麻醉后连接简便人工呼吸机,然后行射频消融术。

抗凝治疗的患者,术前 5~7 天停用口服抗凝剂,改用皮下注射肝素,并于介入术当天停用。术前 INR 应小于 2 或一期凝血酶原时间测定大于 40%。

一般要求术前停用抗心律失常药物 4~6 个半衰期或以上。但是,有一些患者,特别是有器质性心脏病室速患者,即使在用抗心律失常药物情况下,室速仍很频繁,或呈无休止室速。这时就不必停用或改变抗心律失常药物。另外,如果患者一直服用胺碘酮,需在术前至少 4 周前停用。但多数的情况是患者因室速加重,而改用胺碘酮,或口服改为静脉给药,此时胺碘酮可不停用。

装有起搏器的患者,应体外程控为 VVI 起搏方式,频率设为 40~50 次/分。装有自动转复/除颤器(ICD)的患者,应关闭其除颤功能和抗心动过速起搏(ATP)功能,起搏方式的体外程控同上。对器质性心脏病室速伴完全性房室传导阻滞利用三维标测系统(如电解剖标测 CARTO 或 Ensite 系统)行振幅标测和线性消融者,可体外程控为 VVI 起搏方式,频率可设为 70~80 次/分,在起搏下行振幅标测。

二、电生理检查

右侧股静脉穿刺,一般选用 3 根标测电极导管(5~7F),分别放置于右心房高位、希氏束、右心室心尖。特别是第一次电生理检查术,为排除束支折返性心动过速等,3 根标测电极导管是必要的。第二次电生理检查和射频消融术及随访检查,一根右心室起搏导管、一根消融导管即可。

诱发室速的刺激方式在各实验室间有很大差别,多采用 2~3 个基本周期(600ms、500ms、430ms)、2 个刺激部位(右心室心尖和流出道)、3 个期前刺激。刺激脉宽为 2ms,强度为刺激阈值的 2 倍。在对器质性心脏病患者行心室刺激时可诱发室颤,室速随时可转变为室颤,室速时血流动力学也可不稳定,这些情况均需立即体外转复或除颤。因此,术前应在体外放置好除颤电极备用。

三、消融导管的选择和能源设置

一般消融导管为 7F 或 8F 四极温控消融导管。根据电生理检查的结果将消融导管经股静脉置于右心室或经股动脉置于左心室。因为大多数心肌梗死后室速起源于左心室,因此一般需要穿刺股动脉,逆行通过主动脉瓣进入左心室。有时,髂动脉、腹主动脉狭窄或走行弯曲,消融导管不能通过时,可先使用长导引钢丝通过狭窄或弯曲部位,然后更换 40~60cm 的长鞘管。应避免暴力推进,以免造成血管夹层等并发症。必要时穿刺对侧股动脉。对上述方法消融导管仍不能顺利通过或有主动脉瓣狭窄、主动脉瓣修补术后患者,或介入手术需要可行房间隔穿刺。消融导管通过左心房进入左心室,进行标测和消融。

1.温控消融导管　温控消融导管对室速的消融很有帮助,可以降低导管头端炭化,形成凝集炭化块的可能性,降低炭化块脱落后形成栓塞的并发症,特别是在左心室放电时,造成脑栓塞的可能。常规消融导管头端电极为 4mm(另有头端电极为 8mm 的消融导管),放电发生器一般设置在 30~35W,输出功率控制在 50W 以下,温度控制在 65℃以下。

2.灌注消融导管　为了增加射频消融的效果,加深射频消融的损伤,目前冷盐水灌注消融导管已得到越来越广泛的应用。消融导管的温度升高是由热能从组织向导管传导产生的。当用固定输出功率放电时,消融导管温度超过100℃,即可发生凝焦,阻抗升高。温度进一步升高,凝块发生炭化。为防止炭化,只可降低输出功率。这样,产生的损伤就变小,不利于室速的消融。灌注消融导管可解决这一矛盾。实验表明,温控消融导管应用时,允许输出功率的大小取决于血液对消融导管的冷却作用。灌注消融导管就是利用这一原理,在放电的同时,灌注冷却消融导管,不但可增加输出功率,而且不产生电极凝焦。

灌注消融导管有三种,即内循环式、喷淋式和套管式。内循环式由导管内循环相连的两根管道组成,冷却液从一根管道流入,通过消融导管头端(起到冷却作用)后,从另一根管道返回。喷淋式导管内只有单一管道系统,此管道与可控流速的输液管道相连。埋藏有温控元件的消融导管头端电极周围有6~56个微孔。冷却液从单一管道流入,电极周围微孔流出,从而起到冷却作用。套管式冷却方式实际上是将冷却液通过延长的导管鞘管流到消融导管头端电极起到冷却作用。内循环式结构复杂,效果也比另外两种差。套管式虽然结构简单,但使用性、可控性差。喷淋式使用性、可控性均较好,因此,临床上多用的是喷淋式导管(冷盐水灌注消融导管)。

室速消融时,输出功率一般设定为30~50W。冷却液流速一般控制在17~30mL/min,器质性心脏病室速患者的心功能一般较差,流速太大可加重心脏负荷,加重心力衰竭。大部分患者可以承受,很少有因心力衰竭加重而终止消融术的病例。电极的温度一般控制在42~45℃,不超过50℃。对于有52~56个微孔的灌注导管消融时,温度控制不可靠。以Thermocool SF为代表,在开始尝试使用SF导管进行消融时,初始消融功率建议设置为25~30W,根据消融的效果决定是否需要逐渐增加输出功率。电位的下降是反映消融有效的最重要参数。阻抗下降也可作为消融有效的参考指标,通常阻抗下降10Ω提示损伤形成。在消融过程中导管头端记录的温度通常在28~32℃,因此温度不能作为导管是否贴靠和是否已经产生有效消融的指标,如果因为温度过低,过度推送导管,增加导管与心肌组织的贴靠,会增加"steam pop"的发生率。

四、术中抗凝

股静脉、股动脉穿刺成功后可静脉给予肝素5 000IU,然后每小时补给1 000IU。如计划行房间隔穿刺,进而行左心室标测和消融,肝素则于房间隔穿刺成功后给予,用法同上。肝素的用量根据激活全血凝固时间(ACT)调整,使其保持在250s以上。如计划剑突下穿刺行心外膜标测和消融,肝素则于剑突下穿刺成功后给予,用法同上。

五、消融的适应证

1.瘢痕相关性室速消融的适应证 随着对室速形成机制认识的不断提高,对射频消融技术设备的不断改进,经验的不断积累,室速消融的适应证也不断扩展。目前应用的室速消融的指征如下:①无休止室速(incessant VT);②频繁发作的室速,药物治疗效果不佳或不能耐受、耐药和拒绝服药者;③安置ICD后因频繁发作的室速/室颤而需反复电击除颤,或需ICD反复抗心动过速起搏(ATP)终止室速。

有丰富经验的医院或心脏中心正在对其他室性快速性心律失常发作情况进行研究,

比如临床证实的非频发的室速、未经临床证实但程序心室刺激可诱发的持续性室速等。目前还没列入常规消融适应证。

2.特发性室速消融的适应证　①室速引发晕厥或前晕厥的症状;②反复发作的持续性室速,频繁发作的非持续性室速/室早伴有明显的临床症状;③药物治疗效果不佳或不能耐受,耐药和拒绝服药者。

六、室速的心电图特征、标测和消融选择

1.瘢痕相关性室速心室　瘢痕区域与多数持续性室速的形成有关,并组成折返环的一部分。瘢痕相关室速大多为心肌梗死后室速。另外,致心律失常型右心室发育不良性心肌病、锥虫病、心脏类肉瘤病、心脏瓣膜病等非缺血性心肌病和各种心脏外科手术后等情况均可产生瘢痕相关的折返性室速。

瘢痕相关的室速折返环的大小、形态和位置因人而异,变化多端。可为单一环路,亦可为多环路。目前,广泛认同的是 EI-sherif 在对心肌梗死后室速提出的"8"字形折返模型。在此基础上,20 世纪 90 年代初 Stevenson 又通过计算机模型提出了心肌梗死后室速"8"字形折返机制图。室速折返环是由两个循环激动波组成。一个顺时针方向,一个逆时针方向环绕两个功能阻滞区运行(图 8-1)。

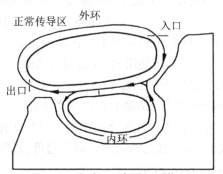

图 8-1　室速"8"字形折返楔形

室速折返环是由两个循环激动波组成。一个顺时针方向——"外环",一个逆时针方向——"内环",环绕两个功能阻滞区运行。

(1)体表心电图定位:总体而言,在器质性心脏病室速患者比在非器质性心脏病室速患者,用 QRS 波形态推断室速起源部位准确性低。心脏病的器质性改变越大,根据 QRS 波形态推断室速起源部位的准确性越差。例如,冠心病患者心肌梗死面积越大,心脏功能越差,根据 QRS 波形态推断室速起源部位就越不准确。

90%以上的器质性心脏病室速起源于左心室。如果 V1 导联 QRS 波群表现为 RBBB 形态,室速的出口在左心室,且非间隔部位。如果 V1 导联 QRS 波群表现为 LBBB 形态,室速的出口在右心室或室间隔,但根据经验,室速的关键部位——慢传导区——在大多数患者仍然在左心室,且大多数患者消融成功的部位也在左心室,只有少数患者在右心室。如果 V1 导联 QRS 波群表现为 LBBB 形态,I 导联、V6 导联表现为 Q 波,室速的出口在左心室心尖间隔部。I 导联、V6 导联表现为 R 波,室速的出口在左心室下基底部,靠

近间隔部。V2~V5 导联 QRS 波群主波为 S 波,室速的出口在左心室心尖部。V2~V5 导联 QRS 波群主波为 R 波,室速的出口在左心室基底部,即房室环附近。QRS 波群在 Ⅱ、Ⅲ 和 aVF 导联主波向下,室速的出口在左心室下壁。QRS 波群在 Ⅱ、Ⅲ 和 aVF 导联主波向上,室速的出口在左心室前壁。

(2)心内电图标测:根据记录方式不同,心内电图可分为单极电图和双极电图。单极电图是消融导管头端电极和远距离的参考电极(如放置于下腔静脉或 Wilson 中心电端的电极)的记录图。没有滤波的单极电图是不可靠的,因为在瘢痕区重要标测部位的局部电图,残存心肌产生的低振幅电位可以被瘢痕区周围组织产生的远场电位干扰,而不易辨认。采用高通滤波可减少远场电位的干扰。双极电图是两个近距离的电极的记录图,一般用消融导管头端电极和相邻近端电极的记录图,亦可减少远场电位的干扰,可增强对瘢痕区残存心肌组织产生的低振幅电位的识别。但双极电图是由两个单极电图组成的,双极电图可产生于双极中的任何一个。由于消融导管头端电极接触不良等原因,双极电图可能只反映近端电极的记录图,而消融产生于消融导管头端电极,因此消融可无效。这种情况下,如果同时记录单极电图可有利于识别这一情况。

1)窦性心律时的心内电图标测:窦性心律时,可在心内某些部位记录到发生在 QRS 波群之后的碎裂电位和体表心电图上记录到的晚电位相对应。碎裂电位通常出现在慢传导区中心、出口和入口周围,以及无关通道的部位。诱发室速后,碎裂电位可以消失,也可以在室速的舒张期出现,称为舒张期电位。舒张期电位是室速标测和消融定位的重要参考指标。

窦性心律时的心内电图标测可以确定心肌异常传导区和瘢痕组织区,特别对血流动力学不稳定的室速,可粗略定位。而后进行起搏标测和室速下的拖带标测,给室速标测和消融定位赢得时间。

2)室速时心内电图标测:非器质性心脏病室速多为灶性起源。激动从病灶发出向外传播,激动整个心室。最早激动点代表室速起源部位,比 QRS 波群一般提前 15ms 以上,对室速的标测和消融很有帮助。瘢痕相关的室速多为折返性室速。

虽然动物实验和人体心电激动的研究观察发现,室速的出口激动和室速 QRS 波群的起始部一致,但是在该处消融成功率并不高,原因可能是室速的出口比较宽;出口周围的心肌或无关通道的激动影响以出口处提前激动判断消融成功的特异性。

室速时记录到的提前出现的电位不是判断消融靶点的可靠指标。室速时的收缩期前电位、舒张期电位可在慢传导区出口、中心和入口记录到,也可在无关通道处记录到。无关通道的激动可出现于室速周期的任何时相。因此,室速的标测和消融定位时,排除无关通道的激动至关重要。

室速时舒张期电位还可表现为连续性高频低幅电位及舒张中期孤立电位。前者是双极记录到的连续性的电活动,其单独存在对判断消融成功的意义并不大;后者是舒张中期出现的低幅单波,或一组高频低幅的波群。此电位是由标测导管局部除极产生的,与心室收缩期电位相分离,可位于舒张早期、中期或晚期,统称舒张中期孤立电位。舒张中期孤立电位是一比较灵敏的定位指标。如果在记录到舒张中期孤立电位的部位证实隐匿性拖带,可提高消融成功率。有学者曾对 14 例冠心病室速射频消融的靶点图进行了分析,在所有定位指标中,隐匿性拖带和不能与室速分离的舒张中期孤立电位的阳性预测价值最高(89%),特异度也最高(95%),而灵敏度仅为 32%。

(3)起搏标测:起搏标测是室速标测定位的重要方法之一。在窦性心律下,用标测电极,以室速相似(或较慢)的频率刺激心室。比较刺激产生的心电图和室速心电图 QRS 波群形态,两者相同或相似,说明起搏点为接近室速的出口所在部位。起搏标测可分为单极起搏标测和双极起搏标测。与单极电图相似,单极起搏标测是消融导管头端电极做起搏阴极,远距离的参考电极(如放置于下腔静脉或 Wilson 中心电端的电极)做起搏阳极的起搏标测方法。双极起搏标测是消融导管两个近距离的电极的起搏标测方法。一般消融导管头端电极做起搏阴极,另一电极做起搏阳极。根据消融导管头端电极和心肌组织的接触情况,起搏 QRS 波形可为两个电极或两者之一的起搏图形,使起搏图形的解释复杂化,单极起搏标测可避免这种情况发生。但是,高大的单极起搏信号可影响对心电图的分析。

起搏标测在器质性心脏病室速中远较在非器质性心脏病室速的可靠性低。原因是非器质性心脏病室速的发生机制多为触发或自律性增高,而器质性心脏病室速的发生机制多为折返。折返产生的基础为慢传导区的存在。在室速的慢传导区、出口周围、内环、共同通道、无关通道起搏均可获得与室速相似的心电图图形。由于传导是双向的,传导路径可随着起搏频率和强度的变化而变化。即使在同一部位,用同一频率在窦性心律下起搏也可得到多种截然不同的心电图图形,且可与在室速时起搏得到的心电图图形完全不同。因此,起搏标测在器质性心脏病室速的应用中有其局限性。起搏标测的应用价值在于确定心肌异常传导区(刺激信号到 QRS 波的间期>40ms)和瘢痕组织区(用刺激强度10mV,脉宽 2ms 起搏无夺获)。在室速频率快,血流动力学不稳定时,不能在室速下进行长时间的标测。窦性心律下起搏标测则有助于粗略定位,确定心肌异常传导区,进而确定室速的出口及可能的慢传导区。然后,可诱发室速,进行拖带标测和激动标测,从而可成功地消融一些快频率的室速。

(4)激动标测:瘢痕相关的室速的发生有其病理基础。根据其病变累及的轻重可分为 3 个区域:瘢痕区、病理区和正常区。病理区是病变介于瘢痕区和正常区之间的区域。3 个区域可相间存在,各心肌层之间亦可交叉重叠。病理区和瘢痕区为室速的发生提供了病理学基础。激动通过病理区和小的瘢痕区时,传导减慢,产生的局部电图振幅减低。由于多个残存肌束的非同步激动,经常可以标测到持续时间较长的高频局部电图。在大的瘢痕区,局部电图可表现为无电位或一些低频电位,间或记录到远场电位。通常在窦性心律下记录到的异常局部心内电图,室速时在同一部位亦可记录到。

(5)拖带标测:隐匿性拖带是 Okumura 最先提出并用于室速研究的。大多数瘢痕相关的室速是有可激动间期的折返性室速,适度提前的起搏刺激可重整折返环。拖带就是一组连续发刺激产生的折返环的持续重整。室速时用比室速快的频率刺激,并夺获心室,QRS 波群和心室内电图的频率加快到刺激频率,终止刺激后,原室速恢复。室速时,心室快速拖带刺激出现持续的 QRS 融合波称为显性拖带。如果刺激信号与 QRS 波群之间没有延迟,提示刺激部位在正常心肌区,可在该室速折返环之外,亦可在该室速折返环上。如果有延迟,提示刺激部位在慢传导区,可为该室速无关的慢传导区,亦可为同一室速的慢传导区的入口处或出口处。

如果拖带刺激心室产生的 QRS 波形和室速的 QRS 波形相同,称为隐匿性拖带。刺激信号与 QRS 波群之间都有不同程度的延迟,提示刺激部位在该室速的慢传导区(中心、出口或入口处),亦可位于与该室速相连的无关通道上。

(6)三维标测和线性消融:无论室速形成的机制如何,室速的起源或室速折返环的部位的确定是室速成功消融的关键。利用 X 线透视很难给手术者一个完整的立体心脏解剖图像,确定室速起源或折返环的解剖部位。利用三维成像系统(接触和非接触新技术等)获得心内电信号,并整合到整个心脏解剖图像上,可弥补 X 线透视这一缺陷,并能进一步了解室速折返环和瘢痕组织的关系。

1)电解剖标测(CARTO)系统:在标测导管头端的电极上装配了位置感受器,使其同时自动获得导管头端的电图和心脏三维电解剖位置坐标。标测系统获得了导管头端的电图和位置,在不用放射线的情况下重建心脏的实时三维电解剖标测图像。CARTO 系统是由带有被动磁场感受器的标测导管,体外超低磁场发生器和计算机处理器组成。体外磁场发生器置于患者床下,发射超低磁场(0.05～0.5gauss)。通过计算机处理器对患者及其周围做磁场分区编码和空间定位。带有被动磁场感受器的标测导管将接收到的磁场时空信号传入计算机处理器,从而确定出标测导管的位置和方向。

激动顺序标测如果室速比较慢,患者的血流动力学稳定,方可在室速下利用 CARTO 系统行激动顺序标测。在心脏的三维标测图上,可显示各种颜色。红色代表最早激动点,随后激动顺序依次为黄色、绿色、蓝色和紫色,紫色代表最晚激动点。激动顺序标测使得容易发现室速的起源或室速的出口及慢传导区,给室速的消融提供了方便。但是,室速下不宜长时间的标测限制了其临床应用。

振幅标测和线性消融:常规室速的标测和消融方法有很多局限性,如室速的折返环路径,包括峡部可以很宽,点性消融不足以打断折返环;临床经验表明多数器质性心脏病室速发作时血流动力学不稳定;室速折返环亦可不稳定;室速可表现为多种不同形态的单形性室速;多形性室速、单形性室速可恶化为室颤;电生理检查和消融时,室速不能诱发;室速的折返环位于比较深的肌层或在心外膜。这些情况均限制了常规消融方法的广泛应用。

为克服这些因素,临床上开始对振幅标测和线性消融进行尝试。迄今为止,还没有建立振幅标测和线性消融的标准方法。它是利用 CARTO 系统在窦性心律(或在血流动力学稳定的室速)下进行振幅标测。一个完整的左心室电解剖重构一般需要在左心室取200 个点以上。一般振幅取值范围为 0.1～1.5mV,低于 0.1mV 为瘢痕区,大于 1.5mV 为正常心肌区,0.1～1.5mV 为边缘区。在心脏的三维振幅标测图上以各种颜色表示,红色代表最低电压区,随后根据电压高低顺序依次为黄色、绿色、蓝色和紫色,紫色代表高电压区或正常组织区。瘢痕区可做特殊标志。大血管、瓣环亦可根据需要勾画出。线性消融时,消融线可以做垂直于或平行于或围绕非正常心肌振幅区,穿过室速峡部,穿过整个瘢痕区做消融线,亦可连接两个瘢痕区,连接瘢痕区和二尖瓣环做消融线。如何做消融线应因人而异,根据具体瘢痕区大小、离二尖瓣环的距离、窦性心律下异常电位的部位、起搏标测和拖带标测的结果而定。如果瘢痕区离二尖瓣环的距离小于2cm,通常建议完成连接瘢痕区和二尖瓣环做消融线。

振幅标测和线性消融初步临床结果令人鼓舞。2000年Marchlinski等首先利用CARTO系统对16例反复发作的血流动力学不稳定的室速患者在窦性心律下进行了振幅标测和线性消融,其中9例为冠心病、7例为非缺血性心肌病。线性消融后7例不能诱发任何室速,6例不能诱发临床室速,3例仍能诱发临床室速。在3~36个月的随访中,只有1例复发。随后,国外学者报道了40例反复发作的冠心病室速患者的振幅标测和线性消融结果。线性消融后,23例不能诱发任何室速,10例不能诱发临床室速,7例还能诱发临床室速。在平均288天的随访中15例复发。此方法使射频治疗室速的指征增宽,成功率增加。但缺点是术程长(平均时间为8小时),需要放射线曝光时间长(平均28~90分钟),消融线多(多达7条)而长(长达11cm)。这些多而长的消融线可能使这些原有心功能障碍的患者心功能进一步减退,还可能产生致心律失常的作用。因此,振幅标测和线性消融时非常需要一种简捷实用、减少手术操作及放射线暴露时间的方法。为达到这一目的,有学者对25例振幅标测和线性消融患者进行了研究,总结了一种顺序消融法,可使手术操作时间缩短到4.5小时,放射线暴露时间缩短到10分钟,平均消融线为2条。以术后不能诱发任何室速为终点,成功率为80%(20/25)。平均随访1年,复发率为24%。

顺序消融法概述如下:窦性心律患者,首先刺激诱发室速,获得室速时的12导联心电图。在窦性心律下利用CARTO振幅标测。然后,在低振幅区起搏标测识别起始消融靶点:QRS波群形态一致,S-QRS波间期>40ms,术中自发、导管操作诱发室速或从另一种室速转变而来的室速QRS波均可作为起搏标测的参考。如果20分钟内不能确定理想起始消融靶点,可刺激诱发室速。室速时用拖带标测方法识别起始消融靶点:隐匿拖带,PPI-VTd≤30ms或(S-QRS)-(EG-QRS)≤20ms。对无休止室速的患者,在室速时,利用CARTO系统行振幅/激动标测。确定起始消融靶点方法同上。起始消融靶点确定后,行第一条消融线:从起始消融靶点一边向瘢痕中心消融,一边向垂直于低振幅区边缘或二尖瓣环(如果其距离<2cm)消融。瘢痕中心定义为用10mA的刺激强度,2ms脉宽不能夺获心室。完成第一条消融线后,室速程序刺激再诱发室速。

如果室速可诱发,再做第二条、第三条消融线等,直到室速不能诱发为止。确定起始消融靶点的方法同上。

瘢痕相关的室速的振幅标测和线性消融是室速射频消融史上迈进的又一大步,为室速的治愈带来曙光。但其长期效果,对病死率、心功能及生活质量的影响还有待于长期观察。

临床试验已经证实器质性心脏病室速患者植入ICD可降低病死率。室速的振幅标测和线性消融的价值,成功地线性消融后是否还需要植入ICD还是需要研究的问题。

2)非接触性三维标测:1987年,Taccardi等首次描述了应用橄榄形和圆柱体单极电极方阵,放置于犬的心腔中,记录非接触性心电图。并于 1995 年 10 月首次开展了其临床应用的研究。此系统是由橄榄形、非接触性多极球囊电极和计算机系统组成。球囊电极由 64 个单极电极组成。一般用 8mL 造影剂充盈,不和心内膜直接接触。操作心腔内标测导管时,导管电极将信号传入计算机。经过特殊程序处理后,心腔得到迅速三维重建。电位数字模拟的三维标测图可重新组合出 3300 个以上导联的心内电图。第一代临床应用的非接触性三维标测系统又称为 Ensite 3000。通过特殊程序处理后,计算机系统可以实时重组每一次心脏激动的传导途径,并可以显示慢传导区、室速的出口和入口的部位。与接触性标测相比,非接触性标测有以下 3 个优点:①不需与心脏壁层接触,不依赖于心脏的立体形状,不会因心脏的形态变化而记录不到电位的变化;②通过三维重建显示心脏的立体形状和心动过速的折返途径;③起源相同的心动过速或血流动力学不稳定的心动过速不需反复诱发,即可通过三维重建的激动图引导消融导管的标测。

非接触性标测目前还有以下几个问题影响其临床应用:①在分析心动过速的折返环时,慢传导区的传导路径有时不可能均进行追踪显示,因为代表慢传导区传导的激动颜色和背景颜色往往不能区分;②心腔内的球囊电极有时影响标测导管的操作等。

国外学者对 24 例室速患者进行了左心室非接触性标测,其中 21 例为冠心病。81 种不同形态的左心室室速中,室速的出口在 80 种(99%)得到了证实。在 17 种室速(21%)可识别出整个折返途径。在 37 种室速(44%)可识别出 36% 的舒张期,其余 26 种室速(34%)只可识别室速的出口。这 81 种不同形态的左心室室速中,37 种室速得到成功的消融,无有关的并发症。

用非接触性标测系统对室速患者室速时和基础心律时的动态等电位激动标测进行比较。在 5 种室速的标测时,在 5 个部位证实了隐匿性拖带。在其中 4 个部位,室速时和基础心律时均记录到舒张期孤立电位(QRS 波群后 123±6ms)。非接触性标测系统显示:室速时,激动是从标测导管所在的部位向室速折返环的出口运行。而在基础心律时恰与室速时的激动顺序相反,激动是从室速折返环的出口向标测导管所在的部位运行。

非接触性标测系统不但使大多数常规方法不能进行的、血流动力学不稳定的室速的标测和消融成为可能,而且对心律失常机制得以准确的认识,提高了消融成功率、减少了手术操作及放射线暴露时间。

3)磁导系统标测:新近,Siemens Medical Solutions 和 Stereotaxis. Inc.研制成功了第一台磁导系统用于介入医学的数码成像。第一台导管磁导系统为 Artis dFC Magnetic Navigation System™,目前用于心律失常的标测、消融和双室起搏指引导管的安置的是 NIOBE Magnetic Navigation System(Stereotaxis)。磁导系统由装有 3 个正交的电磁体、双臂数码 X 线成像板和常规放射平台组成。

定向导管操作是通过在数字化平板的正交放射图上设计出所希望的磁场向量图。然后,通过计算机推算出每一个超导电磁体的所需电流。产生的合磁场和磁性消融导管头端的固定磁体相互作用,使导管转向,调整为与磁场平行的方向。进行一次精确定位需要 2~3 次上述调整磁场的操作,每次需要小于 20s 的时间。磁性导管在心脏中的位置也可通过血管鞘推进和回撤手工操作完成。体外的磁体控制磁性头端导管,可使其旋转

360°,比用手工操作定位更准确、稳定,移动灵活、导管和组织接触密切。磁导系统还能与其他三维成像系统(CARTO、Ensite 3000、MRI 等)结合,更有利于室速的标测和消融,目前正在积极研制中。磁导系统的出现是介入导管史上的又一次革命,可能对心脏介入术心律失常的标测和消融产生深远的影响。

一些中心已对该系统在室速的线性消融中的价值进行了评价。作为传统的完全依靠人工操作导管的替代方法,磁导航系统可以远距离通过电脑操作来移动导管,有希望更少依赖个人技巧,减少 X 线辐射及手术时间。柔软的磁导航导管也可能减少心脏损伤,减少导管移动时诱发室性期前收缩,贴靠心肌组织更容易。已有研究证明用磁导航系统行 VT 消融是可行的。还需要行相关研究对比其与传统方法消融的效果及安全性情况。最新有研究正在评价 Hansen 磁导航系统的远距离 VT 消融效果。

(7)心外膜标测:大多数室速可以行心内标测,并能成功地消融。但是有些室速,包括瘢痕相关的室速和特发性室速,起源于心外膜,心内膜消融不能获得成功,需要行心外膜标测和消融。一种心外膜标测的方法为冠状静脉窦标测。然而,这种方法受到冠状静脉解剖分布和消融放电时剧烈胸痛及穿孔等并发症发生率高的限制。另一种是经皮剑突下穿刺后行心外膜标测和消融的方法。这种方法是 Sosa 等创立的。用硬膜外麻醉,在剑突下穿刺。穿刺成功后,送入软头导引钢丝至心包腔内。确定导引钢丝在心包后,更换鞘管。经鞘管置入消融导管行心外膜标测和消融。这种方法已证实是治疗锥虫病室速及其他一些瘢痕相关的室速、特发性室速消融的有效方法。

对临床上有些多种室速病例,其中一些室速的起源部位或慢传导部位在心内膜,另一些室速的起源部位或慢传导部位在心外膜,需要心内、外膜同时标测和消融。双侧可以用常规标测方法,也可以用 CARTO 标测方法(称为 Sandwich 标测法)。该方法已经在临床上开始应用,效果良好。

目前,已有两项多中心心外膜标测和消融的报道。研究报道913 例 VT 消融中有 157 例患者进行了心外膜的标测和(或)消融。其中 134 例患者既往心内膜消融失败。该组患者中 51 例为缺血性心肌病,39 例为非缺血性心肌病,14 例为右心室发育不良性心肌病,另外30 例为其他类型心肌病。121/156 例 VT 患者进行了心外膜消融。随访 23±21个月,95/134 例患者无 VT 复发。但是并发症不容忽视,急性期并发症发生率5%,晚期并发症发生率2%。

(8)消融效果

1)冠心病心肌梗死后室速:心肌梗死后室速患者多有反复发作的室速病史。程序心室刺激可以诱发多种形态的室速,平均 3~4 种。成功的消融部位多在左心室,少见于右心室。用常规消融方法,临床室速的消融成功率为 71%~76%。消融成功的患者随访 1年,室速的复发率为 30%左右。用常规消融方法,一般以可标测的室速作为消融对象。以室速不能诱发作为消融终点。三维立体标测系统引导的振幅标测和线性消融是心肌梗死后室速消融的一大突破。消融成功率为 80%左右。尽管复发率有所降低,仍有19%~50%的患者会复发。多形态性室速和不稳定性室速有较高的复发率。壁内的或心外膜上的兴奋折返环会导致心内膜消融术失败。10%~30%的患者存在心外膜折返环,大多存在于下壁。

5%~10%的患者发生并发症,包括心脏压塞、休克、脑卒中、主动脉瓣损伤和血管损伤。虽然在SMASH-VT、VTACH和一个多中心前瞻性的Euro-VT研究中均未报道围术期的病死率,但也有学者报道围术期手术相关的病死率分别为2.7%和3.0%,主要与无法有效控制室速有关,而非并发症。

总之,冠心病心肌梗死后室速导管消融可减少室性心律失常发生率;延长了从ICD植入到VT复发的时间;减少ICD放电;有效改善患者临床症状、提高生活质量,但不降低病死率,LVEF无明显降低,不加重心力衰竭。

2)非缺血性心肌病室速:除束支折返性室速外,非缺血性心肌病室速多为瘢痕相关的室速。对该类室速的消融国外较早报道了8例特发性扩张型心肌病室速的消融结果。此后又有小数量病例报道。射频消融的成功率较低,为55%左右,且复发率高。

三维成像系统引导的心内膜线性消融也不像在心肌梗死后室速中那样有效,且复发率高。目前,正在探讨心外膜标测,或心内、外膜同时标测(Sandwich标测法),可能会对非缺血性心肌病室速的消融有帮助。但是心肌病是进展性疾病,多累及心外膜,病变广泛不利于消融,复发率高。

总之,非缺血性心肌病室速导管消融可减少室性心律失常发生率;改善患者临床症状;减少电风暴发生率;对是否减少ICD放电,是否降低病死率尚不清楚。LVEF有所降低,并与室速导管消融的结果及预后有关。

3)致心律失常型右心室发育不良性心肌病室速(arrhythmogenic right ventricular dysplasia,ARVD):有两个基本特征,室性心律失常和右心室特异性病理改变。ARVD室速的折返环常位于右心室流出道或围绕三尖瓣环。射频消融可以使室速发作次数减少,使室速更容易控制。射频消融的成功率为60%~73%。由于ARVD是进展性疾病,室速为多部位起源,室速的复发率较高。随访18~52个月,室速的复发率为20%~60%。随着心外膜标测技术的应用,近来单中心和多中心研究均发现,与单纯心内膜消融治疗ARVD相比,心内、外膜同时消融可明显增加该类患者导管消融的成功率,消融术后室性期前收缩≥10次/分是室速复发的重要预测指标。

4)外科手术后室速:外科手术后,在手术瘢痕周围常形成缓慢传导区,为室速形成的病理基础。以法洛四联症手术为代表,室速的标测和消融方法与心肌梗死后室速相似。折返环常围绕右心室流出道瘢痕组织,折返径路可相对较宽,需要放电次数常较多。常规方法消融成功率为80%,三维成像系统引导的心内膜线性消融可能提高消融成功率。但需要经验和对术后心脏解剖深刻的认识。因此,导管消融前应对心脏外科手术术式、手术后各腔室及血管的连接方式、心脏手术切口的大体部位了解清楚。心脏超声、CT、磁共振及大血管造影是必要的检查手段。

5)锥虫病室速:与心肌梗死后室速相似,锥虫病室速亦为大折返室速,心室刺激呈现拖带现象,从心内膜到心外膜各室壁段均可在折返环内,折返环的关键部位可在心内膜、心肌层或心外膜。但锥虫病室速患者年轻,左心室射血分数高,其预后可能更取决于对室速的治疗,而非疾病本身对心肌的损害。

锥虫病是拉丁美洲的一个主要健康问题。美国亦有50万患者。电生理检查和标测证实92%室速起源于左心室,8%室速起源于右心室,76%室速起源于左心室下侧壁,27%室速起源于前心尖部。

从1991年到1996年,Sosa等曾对锥虫病室速患者进行了心内膜标测和消融,但成功率只有17%。随后,Sosa等报道了10例慢性锥虫病室速患者心内膜和心外膜消融结果。14/18种诱发室速的折返环在心外膜,其中4种在心内膜消融终止的室速均可再诱发;而10种在心外膜消融终止的室速,不能再诱发。虽然心内、外膜消融方法安全、有效,但由于形成室速的心肌解剖基础复杂,室速发作时患者多不能耐受。事实上,心内膜和心外膜联合标测和消融的结果仍不理想。Sosa等的综合报道显示,95/231例诱发的室速不能进行标测,56/136例可标测的室速消融失败,只有36/136例可标测的室速消融成功。三维心脏标测系统引导下的锥虫病室速的线性消融还没有报道。目前正研究用于锥虫病室速消融的新能源,希望有新的突破。

总之,瘢痕相关室速导管消融在近20年得到很多实质性提高。目前,ICD仍是防止室速致SCD的主要方法,但其也带来了影响生活质量等一系列问题。抗心律失常药物对反复室速患者疗效仍不满意。因此在有经验的医疗中心,对于反复发生的、单形性症状性室速应考虑早期导管消融。在经验丰富的中心,对反复发生的血流动力学不稳定室速,在三维标测系统的指导下可以开展基质标测和线性消融。选择导管治疗室速时必须充分考虑风险与收益,并主要取决于心脏病的严重程度。

2.特发性室速

(1)按室速的起源部位、对药物的反应、形成机制、发生频率、QRS波群形态等可分为不同的类型。按对室速药物的反应、室速形成机制分型有利于选择实用性的标测方法;按心电图形态分型有利于预测室速起源部位;与按室速的起源部位分类结合可指导消融导管定位。各种特发性室速及分类方法间有着复杂的联系。

(2)基本特征

1)右心室特发性室速:右心室特发性室速占特发性室速的70%,多数右心室特发性室速对腺苷敏感。它在腺苷敏感性室速中也占多数,有非持续性、反复发作的特征。可在运动或情绪激动时自发,亦可在电生理检查时被心房、心室程序电刺激和快速刺激诱发。不用药物室速诱发率只有25%,静脉点滴异丙肾上腺素室速诱发率可提高到50%。自发或静脉点滴异丙肾上腺素诱发的室性心律失常多为非持续性室速,频发的室性期前收缩。即使在静脉点滴异丙肾上腺素后持续性室速诱发率也只有30%左右。

2)左心室特发性室速:左心室特发性室速可分为腺苷敏感型和维拉帕米敏感型。左心室流出道室速、冠状动脉窦起源的室速、心外膜起源的左心室流出道室速和起源于左心室其他不典型部位室速均具有与右心室流出道室速相似的临床特点,相似的心律失常电生理基础和发病机制,即AMP介导的触发激动,这些室速总称为腺苷敏感型左心室特发性室速。发生率占特发性室速的9%~18%,其中,左心室流出道室速占5%~10%,冠状动脉窦起源的室速占4%~7%,心外膜起源的左心室流出道室速的发生率占1%。其临床特征和右心室特发性室速相似,亦有非持续性、反复发作的特征。运动和异丙肾上腺素有利于室速诱发。

另一类特发性室速对维拉帕米敏感,称为维拉帕米敏感型左心室特发性室速,发生率占特发性室速的 10%～28%。室速多为持续性,产生机制为折返。异丙肾上腺素有利于此种室速的诱发。

(3)标测和消融:1987 年 Fontaine 等首先报道了应用高能直流电电击治愈 5 例特发性室速患者。1990 年,国外报道了应用高能直流电消融 10 例右心室室速的结果。1992 年,Klein 等首次应用射频能源对 12 例右心室流出道室速进行了成功的消融。此后,射频消融在右心室流出道室速和其他特发性室速上得以广泛应用。

1)体表心电图定位:右心室特发性室速最常见的起源部位在右心室流出道,又称为右心室流出道室速。其 QRS 波群多表现为左束支传导阻滞型,电轴向下偏。少数在右心室流入道(希氏束周围或三尖瓣环),又称为右心室流入道室速。QRS 波群表现为左束支传导阻滞型,电轴向左偏。

腺苷敏感型左心室室速的起源部位多数在左心室流出道,少数在左后分支附近。QRS 波群图形表现为右束支传导阻滞型或左束支传导阻滞型,胸前导联主波提前转变(V2～V3)。冠状动脉窦起源的室速也占一定比例,可起源于左、右和无冠状动脉窦,以左冠状动脉窦多见。QRS 波群图形表现为左束支传导阻滞型,胸前导联主波提前转变(V2～V3);V5、V6 无 S 波;或右束支传导阻滞型。另外,还有心外膜起源的室速。胸前导联 QRS 波群图形可均为 R 波;Ⅰ、aVL 导呈负相波;QRS 波群起始缓慢,呈类似 δ 波。

维拉帕米敏感型左心室特发性室速起源部位最常见于左后分支(90%～95%),亦见于左前分支、下壁心尖。QRS 波群图形特点为 R-S 间期在 60～80ms,QRS 间期<140ms,左后分支起源的室速 QRS 波群图形表现为右束支传导阻滞型,电轴左上偏。左前分支起源的室速 QRS 波群图形表现为右束支传导阻滞型,电轴右下偏。下壁心尖起源的室速 QRS 波群图形表现为右束支传导阻滞型、电轴右上偏。

2)流出道特发性室速的标测和消融:大多数右心室流出道室速及左心室流出道室速的发病机制为 AMP 介导的触发激动。其基础和临床试验依据:程序刺激可以诱发和终止室速;快速起搏诱发室速有效;室速的诱发有刺激周长依赖性;室速时不能证实隐匿或显性拖带;腺苷、维拉帕米、普萘洛尔和迷走神经刺激的方法终止室速均有效。发作多为非持续性。拖带标测在这些室速消融中价值不大。起搏标测心内激动标测等是特发性室速标测的主要方法(参见上文瘢痕相关的室速)。

起搏周期多选用自发或诱发的室速周期或室性期前收缩的配对间期。特发性室速理想的起搏标测为窦性心律下起搏时产生的 12 导联 QRS 波群和室速/室性期前收缩的 12 导联 QRS 波群相同(至少 11/12 导联 QRS 波群相同)。起搏标测观察和测量 12 导联 QRS 波群形态(包括小挫折)、主波方向、波幅和 R/S 比值。消融效果和起搏标测所获得的 QRS 波群的理想程度成正比。

心内激动标测方法有双极标测和单极标测。有效部位双极标测电图为提前的、连续的,亦可为不连续的心内电图,但无碎裂的或舒张中期电位。较室速或室性期前收缩的 QRS 波群提前。有效部位单极电图为提前的,起始部位负向波。

3)右心室流出道室速的标测和消融:右心室特发性室速。特别是右心室流出道室速,病灶局限、孤立;导管经静脉易于操作;体表心电图可以初步定位等因素有利于右心室特发性室速的标测和消融。消融导管先放置于肺动脉内,然后在起搏下(亦可不起搏)缓慢回撤,当局部心内电图幅度增大或起搏夺获心室时,导管即在右心室流出道内。顺钟向或逆钟向旋转导管标测整个右心室流出道,根据起搏图形的不同再具体定位。最近研究发现,右心室流出道室速亦可起源于肺动脉瓣之上。

在消融成功的部位,双极心内激动标测电图较室速或室性期前收缩的 QRS 波群提前 10~45ms。但有效的和无效的消融部位心内电图提前程度无明显差别,因此以心内电图提前程度确定消融靶点可靠性差,应用价值有限。

4)左心室流出道室速的标测和消融:消融导管的定位方法为导管经股动脉逆行至左心室中部或心尖,然后弯曲消融导管头端成小弯,缓慢回撤,使消融导管头端置于左心室流出道内,顺钟向或逆钟向旋转导管标测左心室流出道。另外,消融导管头端越过主动脉瓣后稍弯曲,直接标测左心室流出道(小弯)亦可。操作幅度不宜太大,以免导管跳出心脏。成功部位多在室间隔左侧的上基底部、主动脉瓣下。起搏标测和心内激动标测的方法、观察和测量的标准与右心室流出道室速标测相似。

5)冠状动脉窦起源室速的标测和消融:起源于冠状动脉窦的室速和起源于右心室流出道的室速的体表心电图表现相似。因为冠状动脉窦消融的经验有限,消融位置靠近冠状动脉主干时,有一定的危险性,所以先行右心室流出道、左心室流出道初步标测。在较理想的部位亦可行消融放电。如无理想的起搏标测和心内激动标测,再行冠状动脉窦内标测。冠状动脉窦内消融时穿刺双侧动脉(股动脉)。一侧置入消融导管,另一侧置入冠状动脉造影导管或猪尾导管。为识别消融靶点和冠状动脉主干及其分支的关系,在理想的消融靶点确定后,行冠状动脉系统造影,亦可帮助消融导管定位。室速或室性期前收缩的起源部位在左冠状动脉窦时,冠状动脉造影导管应置于左主干内,消融放电时可随时确定消融导管的位置,并可以避免消融导管跳入冠脉主干内。消融后重复冠状动脉造影和主动脉造影以确定消融是否产生了对冠状动脉和瓣膜的损伤。虽然目前冠状动脉窦起源的室速消融的经验不多,但所报道的导管消融的成功率高。并发症少。具体操作时仍应特别谨慎小心,为避免并发症出现,开始放电能量可用 15W,以后逐渐增加;并对温度、阻抗进行密切监控;持续或频繁间断行 X 线投影证实消融导管无移位。

起搏标测在多数有效部位可以获得非常理想的 QRS 波形,即起搏和室速的 QSR 波群在 12/12 导联相同。双极激动标测在室速/室性期前收缩时的有效部位可记录到收缩前期或舒张期电位,心内激动比室性期前收缩的 QRS 波群提前 30~65ms。在多数患者的窦性心律下亦可记录到舒张期电位。有效部位的单极激动标测为提前的,起始部位负向波但不深,提前程度不比双极记录电图高。多在收缩前期电位之后,与随后的心室激动时相一致。因此单极激动标测在冠状动脉窦起源的室速消融中的价值不大。消融成功部位多在冠状动脉窦底,或在冠状动脉窦和左心室流出道交界的部位。起源于左冠状动脉窦的室速,消融成功部位距冠状动脉主干口 0.7~2.0cm。

用上述方法治疗 25 例此类患者,成功率为 100%,无并发症出现。冠状动脉窦起源的室速的发病机制一直不清楚,Li YG 于 2002 年在国际上首次证实折返是冠状动脉窦起源的室速的发病机制之一。同年又报道了冠状动脉窦起源的室速有两种发病机制:折返和触发激动。

以触发激动为机制的冠状动脉窦起源的室速,对腺苷敏感。和左、右心室流出道室速消融相似,拖带标测的应用价值也不大。而以折返为机制的冠状动脉窦起源的室速,拖带标测就有较大的应用价值。该组患者对腺苷不敏感。因此,冠状动脉窦起源的折返性室速不能归入腺苷敏感型特发性室速。这组患者特点为心室程序刺激可以诱发和终止室速;快速起搏诱发室速有效;诱发室速的刺激间期和刺激到停止刺激后室速第一跳的间期成反比;成功的部位室速时均可记录到舒张期电位或收缩前期电位,同一部位窦性心律时均可记录到舒张期电位;室速时,在有效部位起搏均可呈现隐匿性拖带,且起搏后间期和室速周期之差≤30ms。拖带标测有利于这类以折返为形成机制的室速的消融。

6)心外膜起源左心室流出道室速的标测和消融:多极导管置于冠状静脉窦内之后,先用左侧 Amplatz 造影导管做逆行冠状静脉造影显示静脉系统分支,再行起搏标测和心内激动标测。一般应用冷盐水灌注导管进行标测和消融。设置在 43℃,输出从 10W 开始,可渐渐增加到 25W,理想的消融靶点确定后,在放电前,行冠状动脉和静脉系统造影,识别消融靶点和冠状动脉静脉主干及其分支的关系。消融后重复冠状动脉和静脉造影排除消融造成的血管狭窄。射频消融一般疼痛症状明显,有发生心包穿孔的危险。冠状静脉窦及分支内冷凝消融相对安全,有研究和应用价值。

7)维拉帕米敏感性左心室特发性室速的标测和消融:维拉帕米敏感性左心室特发性室速发生机制为分支内折返。其依据为心房、心室程序刺激可以诱发和终止室速;快速起搏诱发室速有效;异丙基肾上腺素有利于室速诱发;诱发室速的刺激间期和刺激到停止刺激后室速第一跳的间期成反比;在室速时可记录到舒张中期电位和收缩前期电位;窦性心律下亦可记录到舒张中期电位;室速时能证实隐匿或显性拖带。新近研究表明此种室速为包括正常和异常浦肯野纤维的大折返环室速。折返环的入口可能为左束支远端或左后分支;慢传导区为左心室中间隔到下壁心尖的间隔部;折返环的出口可能为近心尖部浦肯野纤维;慢传导区和左后分支可能由假腱索或交织的浦肯野纤维连接。

起搏时和室速时 12/12 导联 QRS 波群相同(至少 11/12 导联 QRS 波群相同)。因为非成功部位亦可呈现理想的起搏标测,所以无关旁道在该种特发性室速是也是可能存在的。如果起搏标测理想,但消融不成功,该部位可能就不在折返环内,而在折返环的无关旁道上。由于此部位和室速折返环内的浦肯野纤维有同一出口,所以起搏图形和室速的图形一致。

维拉帕米敏感型左心室特发性室速有效的消融部位局部:心室激动比室速的 QRS 波群提前 30ms。对射频消融更有意义的是在左心室间隔后侧(左后分支区)2~3cm² 的范围可记录到特征电位:①室速时为心室激动前可记录到的持时短的高频电图;②舒张期电位、收缩前期电位或碎裂电位;③可同时记录舒张期电位和浦肯野电位或只记录到收缩前期电位;④在窦性心律下可记录到的舒张期电位。室速时起搏刺激到 QRS 的间期和此电位到 QRS 的间期相同。导管触及此部位可使室速频率减缓,进而终止。舒张中期电位可能代表折返环的中心区和出口之间的电激动;收缩前期电位可能代表左后或左前分支电位。

室速时用比室速周期短 20ms 的周期起搏,在有效消融部位可呈现隐匿性拖带,起搏后间期和室速周期之差≤30ms。但成功的部位亦可呈现显性拖带,即呈现和室速不相同的 QRS 波群,但是起搏后间期和室速周期之差≤30ms。

目前研究表明预测维拉帕米敏感性室速射频消融成功的应用价值较大的指标:记录到双电位(即同时记录到舒张期电位和浦肯野电位),或只记录到收缩前期电位。证实隐匿性拖带,起搏后间期和室速周期差值≤30ms,刺激到 QRS 波群的间期和收缩前期电位到 QRS 波群的间期相同。起搏标测(QRS 波群比较)也有一定的应用价值。

8)其他标测和消融方法:①正交方阵已被证实是识别右心室流出道室速起源的有效方法。原理是激动起源部位双极电图转变极性。心室电图转变极性的位置是纵轴上首先识别的位置,然后在横轴上重复此标测方法;②篮状电极导管标测可试用于一般方法难于定位的患者及对右心室特发性室速起源的准确定位;③三维标测(CARTO 和 Ensite 3000)在左、右心室特发性室速均可应用。可准确判断室速、室早起源部位,较少手术时间及放射线曝光时间。磁导系统亦开始应用,其价值尚需探讨。

3.束支折返性室速 束支折返性室速是唯一折返环明确的大折返性室性心动过速。希氏束(包括远端、中部乃至近端)-束支-浦肯野纤维系统和心室肌是折返环的组成部分。多发生于扩张型心肌病患者,亦可发生于冠心病患者、心肌梗死后患者、瓣膜病患者,还可发生于无器质性心脏病患者。

(1)分类:希氏束-浦肯野纤维系统的折返激动可分成 3 种类型(Mehdirad 分类法)。

A 型:最常见的束支折返激动。心室激动从左束支逆传,然后经右束支前传,激动心室。激动顺序为希氏束—右束支—室间隔心肌—左束支—希氏束。此型束支折返性室速的 QRS 形态呈左束支传导阻滞型。

B 型:为分支折返激动。激动从左束支-分支逆传,然后经左束支-分支前传引起心室激动。激动顺序为左前(后)分支—左束支—左后(前)分支—心室肌—左前(后)分支。此型分支折返性室速的 QRS 形态呈右束支阻滞型。

C 型:为少见的束支折返激动,激动顺序与 A 型相反,希氏束—左束支—室间隔心肌—右束支—希氏束。此型束支折返性室速的 QRS 形态呈右束支阻滞型。

(2)束支折返性室速的诊断标准:随着对束支折返性室速研究和认识的深入,束支折返性室速的诊断标准也在不断更新。传统的诊断标准:①心动过速的 QRS 波群的形态为典型的束支阻滞形态,和心室经过某一束支除极的形态一致;②心动过速时房室分离;③排除伴有束支阻滞 QRS 波群形态的室上性心动过速;④窦性心律下 H-V 间期延长;⑤心动过速时 H-V 间期大于或等于窦性心律下 H-V 间期;⑥心动过速时 H-V 间期变化在心室激动(V-V 间期)变化之前;⑦消融右束支后,心动过速不能诱发。

(3)研究进展:上述诊断标准对多数束支折返性室速是符合的。从目前研究看,不符合上述几项条件也不能排除诊断。

1)发生在器质性心脏病(特别是大面积心肌梗死后)的束支折返性室速的 QRS 波群

的形态可与典型的束支阻滞形态不一致。

2)房室分离是在束支折返性室速时常见的现象,但理论上讲房室分离可不与束支折返性室速并存。

3)心动过速时 H-V 间期可小于窦性心律下 H-V 间期。

4)心动过速时 H-V 间期变化可发生在心室激动(V-V 间期)变化之后。

5)窦性心律时 H-V 间期可正常。

传统概念认为,窦性心律时 H-V 间期延长(一般地说大于 55ms)是形成束支折返性室速的先决条件,Li YG 在国际上第一次证实束支折返性室速可发生于窦性心律时 H-V 间期正常(≤55ms)的患者,并证实了希氏束-浦肯野纤维系统内功能性传导阻滞是其发生的机制。

希氏束浦肯野纤维系统内功能性传导阻滞表现:①心房程序刺激或短阵刺激时出现希氏束电位分裂;②H-V 间期的跳跃(心房程序递减刺激,S_1S_2 或 S_2S_3 递减 10ms,H-V 间期延长 ≥40ms);③快心率依赖性的束支传导阻滞,即 3 相阻滞(phase 3 conduction block)。

本类患者有如下几个特点,并形成一组综合征:①反复发作的心动过速;②反复发作的晕厥史;③基础心脏病病谱广(冠心病扩张型心肌病、右心室发育不良、瓣膜病甚至无器质性心脏病患者);④窦性心律时 H-V 间期正常(≤55ms);⑤心动过速时 H-V 间期大于窦性心律下 H-V 间期;⑥电生理检查证实功能性希氏束-浦肯野纤维系统内传导阻滞。

以往认为束支折返性室速占所有诱发室速的 4%~6%。窦性心律下 H-V 间期占所有诱发束支折返性室速的 46%。束支折返性室速占所有诱发室速的比例要比以往所认为的高,为 7%~9%。

(4)束支折返性室速的诱发方式:①右心室程序电刺激;②左心室程序电刺激;③右心室短-长-短刺激;④左心室短-长-短刺激。由于束支折返性室速往往发生在有器质性心脏病、心功能较差的患者,所以心室电刺激有诱发室颤等较多风险,还可能失去判断束支折返性室速的机会。心房刺激的价值因而值得研究;⑤心房程序电刺激;⑥心房"Burst"刺激。H-V 间期正常的束支折返性室速中,1 例为心房程序电刺激所诱发,1 例为心房"Burst"刺激所诱发。研究表明,在 14 例诱发的束支折返性室速中,8 例表现为 LBBB 型,6 例表现为 RBBB 型。8 例 LBB 型束支折返性室速中 1 例为心房电刺激所诱发,6 例 RBBB 型束支折返性室速中 4 例为心房电刺激所诱发。其他学者也证实在表现为 RBBB 型的束支折返性室速 6 例患者中,4 例由心房递增刺激诱发。

由此可见,诱发 RBBB 图形的束支折返性室速并不罕见。心房程序电刺激/心房"Burst"刺激是除心室刺激外诱发 RBBB 图形的 BBR-VT 另一重要选择。可减少室颤诱发的风险、安全、易操作。

(5)消融选择:束支折返性室速的首选治疗为右束支的射频消融。消融靶点选择在高尖右束支电位(RB),RB 距 QRS 波起始部小于 20ms。消融放电时,出现右束支传导阻滞的图形,可持续放电 60~120s。如放电时出现交界区或室性心律,可间断放电,以防发生房室传导阻滞。

有学者研究了 13 例束支折返性室速患者,对其中 4 例进行了电解剖标测和左束支消融,窦性心律下对束支、分支和左心室进行了标测,结果表明左束支的左前分支无激动传导;前向激动多通过左束支的左后分支传导和(或)穿间隔传导激动左心室。后者占 2/4 例,原因为远段浦肯野纤维与心室间的传导阻滞。初步结果显示大多数这类 LBBB 患者的电解剖标测和消融证实左束支和浦肯野纤维系统存在缓慢传导;左束支消融是安全有效的。

应该提醒的是,对常规临床治疗仍建议行右束支消融。另外,该类患者多有器质性心脏病,同时合并其他类型的室性心动过速,因此,ICD 植入仍是必要的。

七、消融的并发症

十几年的临床实践和研究证实瘢痕相关的室速射频消融的并发症发生率比室上速射频消融高,主要包括心肌梗死、一过性脑缺血、心肌穿孔、股动脉闭塞和假性动脉瘤、股静脉血栓形成、动静脉瘘、败血症、血肿、房室传导阻滞、束支阻滞等。这与术前准备、手术者操作经验、术后处理等密切相关。射频消融治疗左、右心室特发性室速并发症发生率少(<2%),主要并发症为与导管消融治疗有关的右束支传导阻滞(1.5%)、左心室流出道室速消融致冠状动脉左主干急性闭塞、右心室流出道穿孔、二尖瓣反流和主动脉瓣反流等。

第二节　心室颤动的射频消融

心室颤动是心源性猝死的主要原因。美国每年有 30 万心源性猝死患者。室颤可发生在器质性心脏病患者,亦可发生在非器质性心脏病患者。最近研究发现室颤是由特殊部位起源的期前收缩触发的,而靠激动的折返和螺旋波得以维持。在严密监护下发现,室颤的发作可呈短阵性发作。发作时间长则需电除颤。如果在 24 小时内反复发作≥2 次血流动力学不稳定的室速恶化为室颤,通常需要电转复或除颤,称为"电风暴"。这种现象在心脏复苏前并不罕见。问题在于目前还不能前瞻性地监护这些患者。室颤射频消融的术前准备、导管放置、电生理检查方法、射频消融导管及能量选择、术中抗凝、术后处理等和室速的射频消融相同。但是手术危险性更大,需严密监视,随时做好除颤准备。

室颤可分为 3 类:①特发性室颤,即发生在无器质性心脏病,也没有发现心电异常患者的室颤;②心电异常性室颤,即发生在无器质性心脏病,但有心电异常患者的室颤。如长 Q-T 间期综合征和 Brugada 综合征等心室复极异常和儿茶酚胺源性多形性室速等心电异常;③器质性心脏病室颤,即发生在器质性心脏病患者的室颤。如缺血性心脏病、致心律失常性右心室发育不良性心肌病、瓣膜病等。

一、特发性室颤

2002 年,Haissaguerre 等在国际上首次报道了 27 例特发性室颤的射频消融结果。这些患者均有反复发作的室颤和心脏复苏史,23 例患者已安置了除颤器。第一个诱发室颤的室性期前收缩和心脏复苏前室性期前收缩的形态、配对间期一致。

诱发室颤的室性期前收缩的起源有浦肯野纤维和心室肌。在室性期前收缩和窦性心律时,如果在心室电图前均可记录到一高尖的电位,就称为浦肯野纤维起源的室性期前收缩;如果在心室电图前无浦肯野纤维激动图,就称为心室肌起源的室性期前收缩。标测方法为确定室性期前收缩的最早的激动点,然后消融放电。该研究证实,浦肯野纤维起源的室性期前收缩为 23 例:左心室间隔 10 例,右心室前部 9 例,双侧心室 4 例。在有效部位浦肯野纤维电位到室性期前收缩间期为 10~150ms,而且左心室起源比右心室起源的室性期前收缩此间期长。心室肌起源的室性期前收缩为 4 例。随访24±28 个月,在不用药的情况下,24 例患者无室颤复发。最近发表的一项多中心研究用上述方法对 38 名特发性室颤患者进行消融并进行了长期随访,在该研究中,触发室颤的室性期前收缩分别起源于右心室(16 例)、左心室(14 例)或双室(3 例)浦肯野系统和心室肌(5 例)。在 63 个月的随访中,7 例(18%)室颤平均 4 个月复发。消融后室颤或流产的猝死发作次数从 4 降低到 0(P=0.01)。结果证明该方法能够有效控制室颤的复发。

二、心电异常性室颤

2003 年,Haissaguerre 等又报道了对 7 例心室除极异常引发的室颤患者的射频消融结果。其中,4 例为长 Q-T 间期综合征,3 例为 Brugada 综合征。均有反复发作的室颤或多形性室速,并有频繁发作的室性期前收缩。消融方法为标测触发室颤的室性期前收缩的最早心内的激动点。1 例 Brugada 综合征和 4 例长 Q-T 间期综合征患者室性期前收缩起源于浦肯野纤维。其余 3 例患者的室性期前收缩起源于右心室流出道。随访(17±17)个月,无室性快速性心律失常复发。近来有学者对 Brugada 综合征合并室颤患者的心内电图特征和心内膜和(或)心外膜标测与消融结果进行了研究。发现 Brugada 综合征合并室颤患者右心室流出道心内膜有较晚激动区域,心外膜可发现低电压区有碎裂电位的区域。这些心内膜和(或)心外膜部位的消融可减少室颤的发生。

关于心电异常性室颤时有病例数较少的消融报道,需要较大系列、较长随访时间的研究探讨其长期的有效性、安全性。

三、器质性心脏病室颤

器质性心脏病室颤的消融也是目前积极研究的课题。最新研究发现,心肌梗死后、外科心脏手术后起源于浦肯野纤维的室性期前收缩是室颤发作的重要原因。在器质性心脏病患者,诱发室颤的室早还可起源于浦肯野纤维,亦可起源于心室肌。这种室早成功消融能有效预防室颤发作。

已在心肌梗死后患者、急性冠脉综合征患者、心肌病等患者中得到证实。方法也是标测室早的最早心内的激动点。

另外,三维标测系统引导下线性消融是治疗器质性心脏病室速,特别是心肌梗死后室速的较为有效的方法。在这种患者,室速诱发的室颤,自发性室颤是常见的。线性消融的意义还不明了,但初步资料显示线性消融在治疗这些室颤时也有一定的效果。对 18 例心肌梗死后室颤患者(包括临床证实的室颤、室速诱发的室颤或心室程序刺激诱发的室颤)进行 CARTO 系统引导下线性消融,这些患者均同时有频繁室速发作。线性消融后,常规心室程序刺激在 16 例患者不能诱发室速或室颤,2 例患者仍能诱发室速。在平均 12 个月的随访中,无室颤发作,只有 2 例室速复发(抗心律失常刺激终止,无室颤诱发)。因为随访时间短、病例数少、病种单纯、常规心室程序刺激不能诱发的室颤的临床意义还不明确(常规心室程序刺激不能诱发的室颤不等于其他诱发方式不能诱发出室颤),所以线性消融对室颤的消融效果还有待于进一步证实。

无论是消融治疗起源于浦肯野纤维及心室肌的室早,还是线性消融治疗室颤,这些方法都在初步研究阶段。即使成功的消融后,为安全起见仍需安装 ICD。但这些方法已让人们看到根治室颤的曙光。射频消融技术需要完善,许多问题需要基础和临床试验回答。

第九章　高血压

第一节　原发性高血压

原发性高血压是以血压升高为主要临床表现,伴或不伴多种心血管危险因素的综合征,通常简称为高血压。高血压是多种心、脑血管疾病的重要病因和危险因素,影响重要脏器,如心、脑、肾的结构与功能,最终导致这些器官的功能衰竭,迄今仍是心血管疾病死亡的主要原因之一。

一、血压等级和与危险分层

人群中血压水平呈连续性正态分布,正常血压和血压升高的划分并无明确界线。高血压的标准是根据临床及流行病学资料人为界定的。高血压定义为收缩压≥140mmHg和(或)舒张压≥90mmHg,根据血压升高水平,又进一步将高血压分为1~3级(表9-1)。

表 9-1　血压等级

类别	收缩压(mmHg)	舒张压(mmHg)
正常血压	<120	<80
正常高值	120~139	80~89
高血压	≥140	≥90
1级高血压(轻度)	140~159	90~99
2级高血压(中度)	160~179	100~109
3级高血压(重度)	≥180	≥110
单纯收缩期高血压	≥140	<90

注:若患者的收缩压与舒张压分属不同级别时,以较高的分级为准。

根据心血管疾病的危险因素、靶器官损害和并存的临床情况,将高血压进行危险程度的分层,可分为低危、中危、高危、极高危。低危、中危、高危、极高危指典型情况下,10年随访中患者发生主要心血管事件的危险性分别为≤15%、15%~20%、20%~30%和≥30%(表9-2、表9-3)。

表 9-2　高血压危险分层

其他危险因素和病史	高血压		
	1 级	2 级	3 级
无	低危	中危	高危
1~2 个其他危险因素	中危	中危	极高危
≥3 个其他危险因素或靶器官损害	高危	高危	极高危
临床并发症或合并糖尿病	极高危	极高危	极高危

表 9-3　影响高血压患者心血管预后的危险因素

心血管危险因素	靶器官损害	伴临床疾病
· 高血压(1~3 级)	· 左心室肥厚	· 脑血管病
· 年龄:男性>55 岁,女性>65 岁	心电图:Sokolow - Lyons >38mV 或 Cornell>2 400mm · mms	脑出血
· 吸烟	超声心动图 LVMI:男 ≥125g/m^2,女≥120g/m^2	缺血性脑卒中 短暂性脑缺血发作
· 糖耐量受损:2 小时血糖7.8~11.0mmol/L,和(或)空腹血糖异常(6.1~6.9mmol/L)	· 颈动脉超声 IMT>0.9mm 或动脉粥样斑块	· 心脏疾病 心肌梗死史
· 血脂异常:TC≥5.7mmol/L 或 LDL-C>3.3mmol/L 或 HDL-C<1.0mmol/L	· 颈 - 股动脉脉搏波速度>12m/s*	心绞痛 冠状动脉血运重建史 充血性心力衰竭
· 早发心血管疾病家族史(一级亲属发病年龄<50 岁)	· 踝/臂血压指数<0.9 * · 估算的肾小球滤过率降低eGFR<60mL/(min · 1.73m^2)	· 肾病 糖尿病肾病 肾功能受损
· 腹型肥胖(腰围:男性 ≥90cm,女性 ≥85cm)或肥胖(BMI≥28kg/m^2)	或血清肌酐轻度升高:男性115 ~ 133μmol/L,女性 107 ~124μmol/L	血肌酐:男性>133μmol/L,女性>124μmol/L
· 血同型半胱氨酸升高(≥10μmol/L)	· 微量清蛋白尿(30 ~ 300mg/24h)或清蛋白/肌酐≥30mg/g	· 外周血管疾病 · 视网膜病变 出血或渗出 视盘水肿 · 糖尿病 空腹血糖≥7.0mmol/L 餐后血糖≥11.1mmol/L 糖化血红蛋白(HbA1c)≥6.5%

注:TC:总胆固醇;LDL-C:低密度脂蛋白胆固醇;HDL-C:高密度脂蛋白胆固醇;LVMI:左心室质量指数;IMT:颈动脉内膜中层厚度;BMI:体质量指数;＊选择使用。

216

二、流行病学

2002年,我国卫生部组织的全国居民27万人营养与健康状况调查资料显示,我国18岁及上居民高血压患病率为18.8%,估计全国患者人数达1.6亿;与1991年比较,患病率上升31%。我国人群高血压知晓率为30.2%,治疗率为24.7%,控制率为6.1%,与1991年相比有所提高,但仍处于较差水平。我国的高血压防治存在"三高"(患病率高、致残率高及病死率高)和"三低"(知晓率低、治疗率低及控制率低)的现象。

三、病因

目前认为,高血压是遗传因素和环境因素多因素相互作用的结果。高血压的发病存在明显的家族聚集现象,其遗传方式可能存在主要基因显性遗传和多基因关联遗传两种方式。此外,环境及心理-社会因素也和高血压的发病密切相关。大量研究资料表明,肥胖、缺乏运动、高钠低钾低钙饮食、摄入过多脂肪尤其是饱和脂肪酸、饮酒及精神应激状态都是高血压的发病危险因素。

四、发病机制

高血压的发病机制,即遗传与环境因素通过什么途径和环节升高血压,至今还没有一个完整统一的认识。其原因如下:①高血压不是一种均匀同质性疾病,不同个体之间病因和发病机制不尽相同;②高血压的病程较长,进展一般较缓慢,不同阶段起始、维持和加速等不同机制参与;③参与血压正常生理调节的机制不等于高血压发病机制,某一种机制的异常或缺陷常被其他各种机制代偿;④高血压的发病机制与高血压引起的病理生理变化很难截然分开,血压的波动性和高血压定义的人为性,以及发病时间的模糊性也使始动机制很难确定。

从血流动力学角度,血压主要决定于心排血量和体循环周围血管阻力,平均动脉压(MBP)=心排血量(CO)×总外周血管阻力(PR)。高血压的血流动力学特征主要是总外周血管阻力相对或绝对增高。从总外周血管阻力增高出发,目前高血压的发病机制较集中在以下几个环节。

1.交感神经系统活性亢进　各种因素使大脑皮质下神经中枢功能发生变化,各种神经递质浓度与活性异常,包括去甲肾上腺素、肾上腺素、多巴胺、神经肽Y、5-羟色胺、血管升压素、脑啡肽、脑钠肽和中枢肾素-血管紧张素系统,导致交感神经系统活性亢进,血浆儿茶酚胺浓度升高,阻力小动脉收缩增强。

2.肾性水钠潴留　各种原因引起肾性水钠潴留,通过全身血流自身调节使外周血管阻力和血压升高,压力利尿钠机制再将潴留的水钠排泄出去。也可能通过排钠激素分泌释放增加,如内源性类洋地黄物质,在排泄水钠同时使外周血管阻力增高。这个学说的理论意义在于,将血压升高作为维持体内水钠平衡的一种代偿方式。

有较多因素可引起肾性水钠潴留。例如,亢进的交感活性使肾血管阻力增加;肾小球有微小结构病变;肾排钠激素(前列腺素、激肽酶、肾髓质素)分泌减少,或者肾外排钠激素(内源性类洋地黄物质、心房肽)分泌异常,或者潴钠激素(18-羟去氧皮质酮、醛固酮)释放增多。

3.肾素-血管紧张素-醛固酮系统(RAAS)激活 经典的 RAAS 包括肾小球入球动脉的球旁细胞分泌肾素,激活从肝产生的血管紧张素原(AGT),生成血管紧张素 I(Ang I),然后经肺循环的血管紧张素转换酶(ACE)生成血管紧张素 II(Ang II)。Ang II是 RAAS 的主要效应物质,作用于血管紧张素 II 受体(AT1),使小动脉平滑肌收缩,刺激肾上腺皮质球状带分泌醛固酮,通过交感神经末梢突触前膜的正反馈使去甲肾上腺素分泌增加。这些作用均可使血压升高,参与高血压发病并维持。近年来发现很多组织,如血管壁、心脏、中枢神经、肾及肾上腺,也有 RAAS 各种组成成分。组织 RAAS 对心脏、血管的功能和结构的作用,可能在高血压发生和维持中有更大影响。

4.细胞膜离子转运异常 血管平滑肌细胞有许多特异性的离子通道、载体和酶,组成细胞膜离子转运系统,维持细胞内外钠、钾、钙离子浓度的动态平衡。遗传性或获得性细胞膜离子转运异常,包括钠泵活性降低,钠-钾离子协同转运缺陷,细胞膜通透性增强,钙泵活性降低,可导致细胞内钠、钙离子浓度升高,膜电位降低,激活平滑肌细胞兴奋-收缩耦联,使血管收缩反应性增强和平滑肌细胞增生与肥大,血管阻力增高。

5.胰岛素抵抗(insulin resistance,IR) 是指必须以高于正常的血胰岛素释放水平来维持正常的糖耐量,表示机体组织对胰岛素处理葡萄糖的能力减退。约 50%原发性高血压患者存在不同程度的 IR,在肥胖、血三酰甘油升高、高血压与糖耐量减退同时并存的四联征患者中最为明显。近年来认为胰岛素抵抗是 2 型糖尿病和高血压发生的共同病理生理基础,但是胰岛素抵抗是如何导致血压升高,尚未获得肯定解释。多数人认为是胰岛素抵抗造成继发性高胰岛素血症引起的,因为胰岛素抵抗主要影响胰岛素对葡萄糖的利用效应,胰岛素的其他生物学效应仍然保留,继发性高胰岛素血症使肾水钠重吸收增强,交感神经系统活性亢进,动脉弹性减退,从而血压升高。在一定意义上,胰岛素抵抗所致交感活性亢进使机体产热增加,是对肥胖的一种负反馈调节,这种调节以血压升高和血脂代谢障碍为代价。

然而,上述从总外周血管阻力增高出发的机制尚不能解释单纯收缩期性高血压和脉压明显增大。通常情况下,大动脉弹性和外周血管的压力反射波是收缩压与脉压的主要决定因素,所以近年来重视动脉弹性功能在高血压发病中的作用。现在已知,覆盖血管内膜面的内皮细胞能生成、激活和释放各种血管活性物质,如氧化亚氮、前列环素、内皮素、内皮依赖性血管收缩因子等,调节心血管功能。随着年龄增长和各种心血管危险因素变化,如血脂异常、血糖升高、吸烟、高同型半胱氨酸血症等,氧自由基产生增加,氧化亚氮灭活增强,氧化应激反应等均影响动脉弹性功能和结构。由于大动脉弹性减退,脉搏波传导速度增快,反射波抵达中心大动脉的时相从舒张期提前到收缩期,出现收缩期延迟压力波峰,可以导致收缩压升高、舒张压降低、脉压增大。阻力小动脉结构(血管数目稀少或壁/腔比值增加)和功能(弹性减退和阻力增大)改变,影响外周压力反射点的位置或反射波强度,也对脉压增大起重要作用。

五、病理生理

高血压早期无明显病理改变。心脏和血管是高血压病理生理作用的主要靶器官。

长期高血压引起的心脏改变主要是左心室肥厚和扩大。长期高血压引起的全身小动脉病变,主要是壁/腔比值增加和管腔内径缩小,导致重要靶器官如心、脑、肾组织缺血。长期高血压及伴随的危险因素可促进动脉粥样硬化的形成及发展,该病变主要累及体循环大、中动脉。高血压时还可出现微循环毛细血管稀疏、扭曲变形,静脉顺应性减退。现在认为血管内皮功能障碍是高血压最早期和最重要的血管损害。

1.心脏　长期压力负荷增高,儿茶酚胺与血管紧张素Ⅱ等生长因子都可刺激心肌细胞肥大和间质纤维化。高血压主要是左心室肥厚和扩大,根据左心室肥厚和扩张的程度,可以分为对称性肥厚、不对称性室间隔肥厚和扩张性肥厚。长期高血压发生心脏肥厚或扩大时,称为高血压心脏病。高血压心脏病常合并冠状动脉粥样硬化和微血管病变,最终可导致心力衰竭或严重心律失常,甚至猝死。

2.脑　长期高血压对脑组织的影响,无论是脑卒中或慢性脑缺血,都是脑血管病变的后果。长期高血压使脑血管发生缺血与变性,形成微动脉瘤,从而发生脑出血。高血压促使脑动脉粥样硬化,粥样斑块破裂可并发脑血栓形成。脑小动脉闭塞性病变,引起针尖样小范围梗死病灶,称为腔隙性脑梗死。高血压的脑血管病变部位,特别容易发生在大脑中动脉的豆纹动脉、基底动脉的旁正中动脉和小脑齿状核动脉。这些血管直接来自压力较高的大动脉,血管细长而且垂直穿透,容易形成微动脉瘤或闭塞性病变。因此,脑卒中通常累及壳核、丘脑、尾状核、内囊等部位。

3.肾　肾单位数目随年龄增长而减少。长期持续高血压使肾小球内囊压力升高,肾小球纤维化、萎缩,以及肾动脉硬化,进一步导致肾实质缺血和肾单位不断减少。慢性肾衰竭是长期高血压的严重后果之一,尤其在合并糖尿病时。恶性高血压时,入球小动脉及小叶间动脉发生增生性内膜炎及纤维素样坏死,可在短期内出现肾衰竭。

4.视网膜　视网膜小动脉早期发生痉挛,随着病程进展出现硬化改变。血压急骤升高可引起视网膜渗透和出血。

六、临床表现

1.症状　大多数起病缓慢、渐进,一般缺乏特殊的临床表现。约1/5患者无症状,仅在测量血压时或发生心、脑、肾等并发症时才被发现。常见症状有头晕、头痛、颈项板紧、疲劳、心悸等,呈轻度持续性,多数症状可自行缓解,在紧张或劳累后加重。也可出现视物模糊、鼻出血等较重症状。症状与血压水平有一定的关联,因高血压性血管痉挛或扩张所致。典型的高血压头痛在血压下降后即可消失。高血压患者可以同时合并其他原因的头痛,往往与血压高度无关,如精神焦虑性头痛、偏头痛、青光眼等。如果突然发生严重头晕与眩晕,要注意可能是短暂性脑缺血发作或者过度降压、直立性低血压,这在高血压合并动脉粥样硬化、心功能减退者容易发生。高血压患者还可以出现受累器官的症状,如胸闷、气短、心绞痛、多尿等。另外,有些症状可能是降压药的不良反应所致。

2.体征　血压随季节、昼夜、情绪等因素有较大波动。冬季血压较高,夏季较低;血压有明显昼夜波动,一般夜间血压较低,清晨起床活动后血压迅速升高,形成清晨血压高峰。患者在家中的自测血压值往往低于诊所所测血压值。

高血压时体征一般较少。周围血管搏动、血管杂音、心脏杂音等是重点检查的项目。常见的并应重视的部位是颈部、背部两侧肋脊角、上腹部脐两侧、腰部肋脊处的血管杂音。血管杂音可出现在血管狭窄、不完全性阻塞或者代偿性血流量增多、加快,如肾血管性高血压、大动脉炎、主动脉狭窄、粥样斑块阻塞等。肾动脉狭窄的血管杂音,常向腹两侧传导,大多具有舒张期成分。心脏听诊可有主动脉瓣区第二心音亢进、收缩期杂音或收缩早期喀喇音。有些体征常提示继发性高血压可能,如腰部肿块提示多囊肾或嗜铬细胞瘤;股动脉搏动延迟出现或缺如,并且下肢血压明显低于上肢,提示主动脉缩窄;向心性肥胖、紫纹与多毛,提示 Cushing 综合征可能。

3.恶性或急进型高血压　少数患者病情急骤发展,舒张压持续≥130mmHg,并有头痛、视物模糊、眼底出血、渗出和视盘水肿,肾损害突出,持续蛋白尿、血尿与管型尿。病情进展迅速,如不及时有效降压治疗,预后很差,常死于肾衰竭、脑卒中或心力衰竭。病理上以肾小动脉纤维样坏死为特征。发病机制尚不清楚,部分患者继发于严重肾动脉狭窄。

七、辅助检查

1.常规项目　常规检查的项目是尿常规,血糖,血胆固醇,血三酰甘油,肾功能,血尿酸和心电图。这些检查有助于发现相关的危险因素和靶器官损害。部分患者根据需要和条件可以进一步检查眼底、超声心动图、血电解质、低密度脂蛋白胆固醇与高密度脂蛋白胆固醇。

2.特殊检查　如果为了更进一步了解高血压患者病理生理状况和靶器官结构与功能变化,可以有目的地选择一些特殊检查,如 24 小时动态血压监测(AMP)、踝/臂血压比值、心率变异、颈动脉内膜中层厚度(IMT)、动脉弹性功能测定、血浆肾素活性(PRA)等。24 小时动态血压监测有助于判断血压升高严重程度,了解血压昼夜节律,指导降压治疗和评价降压药物疗效。

八、诊断与鉴别诊断

高血压诊断主要根据诊所测量的血压值,采用经核准的水银柱或电子血压计,测量安静休息坐位时上臂肱动脉部位血压。一般来说,左、右上臂的血压相差(10~20)/10mmHg,右侧>左侧。如果左、右上臂血压相差较大,要考虑一侧锁骨下动脉及远端有阻塞性病变,如大动脉炎、粥样斑块。必要时,如疑似直立性低血压的患者还应测量平卧位和站立位(1s 和 5s 后)血压。是否血压升高,不能仅凭 1 次或 2 次诊所血压测量值来确定,需要一段时间的随访,观察血压变化和总体水平。

一旦诊断高血压,必须鉴别是原发性还是继发性。原发性高血压患者需做有关实验室检查,评估靶器官损害和相关危险因素。

九、治疗

1.治疗原则　降低血压,目的是最大限度地降低患者心血管疾病的发病率和病死率,防止脑卒中、冠心病、心力衰竭和肾病的发生发展。血压控制目标<140/90mmHg,老年患者收缩压<150mmHg,糖尿病或肾病的高血压患者降压目标是 130/80mmHg 以下。

（1）监测血压及其他危险因素。

（2）改良生活方式，干预患者所有可逆性危险因素，如糖尿病、血脂异常、吸烟、饮酒等。

（3）药物治疗，降压同时处理并存的临床情况。

（4）除非某些高血压急症，否则应使血压在数天内逐渐下降，避免血压下降过猛过速所导致的心脑缺血症状的发生。

2.非药物治疗　主要指改善生活行为，适用于所有高血压患者。

（1）减轻体重：尽量将体重指数（BMI）控制在<25kg/m²。体重降低对改善胰岛素抵抗、糖尿病、高脂血症和左室肥厚均有益。

（2）限盐：每人每天摄盐量应在 5g 以内。

（3）补充钙和钾盐，每天吃新鲜蔬菜 400~500g。喝牛奶 500mL，可以补充钾 1 000mg 和钙 400mg。

（4）合理膳食：适当增加含蛋白质较高而脂肪较少的禽类和鱼类。蛋白质占总热量的 15%左右，动物蛋白占总蛋白的 20%。

（5）限制饮酒，饮酒量应限制在 25g/d，必要时完全戒酒。

（6）戒烟。

（7）增加运动，较好的运动方式是低或中等强度的运动，可根据年龄及身体状况选择慢跑或步行，一般每周 3~5 次，每次 30~60 分钟。

（8）心理因素和环境压力，保持良好心态，正确对待环境压力。

3.药物治疗　常用的降压药物可归纳为 5 大类，即利尿剂、β 受体阻滞药、钙通道阻滞剂（CCB）、血管紧张素转换酶抑制剂（ACEI）、血管紧张素受体阻滞剂（ARB）。降压药物作用特点具体如下。

（1）利尿剂：有噻嗪类、袢利尿剂和保钾利尿剂三类。各种利尿剂的降压疗效相仿，噻嗪类使用最多，常用的有氢氯噻嗪和氯噻酮。降压作用主要通过排钠，减少细胞外容量，降低外周血管阻力。降压起效较平稳、缓慢，持续时间相对较长，作用持久，服药 2~3 周后作用达高峰。适用于轻、中度高血压，在盐敏感性高血压、合并肥胖或糖尿病、更年期女性和老年人高血压有较强降压效应。利尿剂能增强其他降压药的疗效。利尿剂的主要不利作用是低血钾症和影响血脂、血糖、血尿酸代谢，往往发生在大剂量时，因此现在推荐使用小剂量，以氢氯噻嗪为例，每天剂量不超过 25mg。不良反应主要是乏力、尿量增多。痛风患者禁用。保钾利尿剂可引起高血钾，不宜与 ACEI、ARB 合用，肾功能不全者禁用。袢利尿剂主要用于肾功能不全时。

（2）β 受体阻滞药：有选择性（β₁）、非选择性（β₁ 与 β₂）和兼有 α 受体阻滞三类。常用的有美托洛尔、阿替洛尔、比索洛尔、卡维地洛、拉贝洛尔。降压作用可能通过抑制中枢和周围的 RAAS，以及血流动力学自动调节机制。降压起效较迅速、强力，各种 β 受体阻滞药持续时间有差异。适用于各种不同严重程度高血压，尤其是心率较快的中、青年患者或合并心绞痛患者，对老年人高血压疗效相对较差。各种 β 受体阻滞药的药理学和药代动力学情况相差较大，临床上治疗高血压宜使用选择性 β₁ 受体阻滞药或者兼有 α 受体阻滞作用的 β 受体阻滞药，使用能有效减慢心率的相对较高剂量。β 受体阻滞药不仅降低静息血压,而且能抑制体力应激和运动状态下血压急剧升高。β 受体阻滞药治疗的主要障碍是心动过缓和一些影响生活质量的不良反应,较高剂量 β 受体阻滞药治疗时突然停药可导致撤药综合征。虽然糖尿病不是使用 β 受体阻滞药的禁忌证,但它增加胰岛素抵抗,还可能掩盖和延长降糖治疗过程中的低血糖症,使用时应加以注意,如果必须使用,应使用高度选择性 $β_1$ 受体阻滞药。不良反应主要有心动过缓、乏力、四肢发冷。β 受体阻滞药对心肌收缩力、房室传导及窦性心律均有抑制,并可增加气道阻力。急性心力衰竭、支气管哮喘、病态窦房结综合征、房室传导阻滞和外周血管病患者禁用。

(3)钙通道阻滞药:又称钙通道阻滞剂,根据药物核心分子结构和作用于 L 形钙离子通道不同的亚单位,钙通道阻滞剂分为二氢吡啶类和非二氢吡啶类,前者以硝苯地平为代表,后者有维拉帕米和地尔硫䓬。根据药物作用持续时间,钙通道阻滞剂又可分为短效和长效。长效钙通道阻滞剂包括长半衰期药物,如氨氯地平;脂溶性膜控型药物,如拉西地平和乐卡地平;缓释或控释制剂,如非洛地平缓释片、硝苯地平控释片。降压作用主要通过阻滞细胞外钙离子经电压依赖 L 形钙离子通道进入血管平滑肌细胞内,减弱兴奋-收缩耦联,降低阻力血管的收缩反应性。钙离子通道阻滞剂还能减轻血管紧张素 II(Ang II)和 $α_1$ 肾上腺素能受体的缩血管效应,减少肾小管钠重吸收。钙通道阻滞剂降压起效迅速,降压疗效和降压幅度相对较强,短期治疗一般能降低血压 10% ~ 15%,剂量与疗效呈正相关关系,疗效的个体差异性较小,与其他类型降压药物联合治疗能明显增强降压作用。除心力衰竭外,钙通道阻滞剂较少有治疗禁忌证,对血脂、血糖等代谢无明显影响,长期控制血压的能力和服药依从性较好。相对于其他种类降压药物,钙通道阻滞剂还具有以下优势:在老年患者有较好的降压疗效;高钠摄入不影响降压疗效;非甾体类抗炎药物不干扰降压作用;在嗜酒的患者也有显著降压作用;可用于合并糖尿病、冠心病或外周血管病患者;长期治疗时还具有抗动脉粥样硬化作用。主要缺点是开始治疗阶段有反射性交感活性增强,引起心率增快、面部潮红、头痛、下肢水肿等,尤其使用短效制剂时。非二氢吡啶类抑制心肌收缩及自律性和传导性,不宜在心力衰竭、窦房结功能低下或心脏传导阻滞患者中应用。

(4)血管紧张素转换酶抑制剂(ACEI):根据化学结构分为巯基、羧基和磷酰基三类。常用的有卡托普利、依那普利、贝那普利、赖诺普利、西拉普利、培哚普利、雷米普利和福辛普利。降压作用主要通过抑制周围和组织的 ACE,使血管紧张素 II 生成减少,同时抑制激肽酶使缓激肽降解减少。降压起效缓慢,逐渐增强,在 3~4 周时达最大作用,限制钠盐摄入或联合使用利尿剂可使起效迅速和作用增强。ACEI 具有改善胰岛素抵抗和减少尿蛋白作用,对肥胖、糖尿病和心、肾靶器官受损的高血压患者具有相对较好的疗效,特别适用于伴有心力衰竭、心肌梗死后、糖耐量减退或糖尿病肾病的高血压患者。不良反应主要是刺激性干咳和血管性水肿。干咳发生率为 10% ~ 20%,可能与体内缓激肽增多有关,停用后可消失。高血钾症、妊娠期妇女和双侧肾动脉狭窄患者禁用。血肌酐超过 3mg/L 患者使用时需谨慎。

(5)血管紧张素 II 受体阻滞药(ARB):常用的有氯沙坦、缬沙坦、伊贝沙坦、替米沙坦、坎地沙坦和奥美沙坦。降压作用主要通过阻滞组织的血管紧张素 II 受体亚型 AT1,

更充分有效地阻断血管紧张素Ⅱ的水钠潴留、血管收缩与重构作用。近年来,注意到阻滞 AT1 负反馈引起的血管紧张素Ⅱ增加,可激活另一受体亚型 AT2,能进一步拮抗 AT1 的生物学效应。降压作用起效缓慢,但持久而平稳,一般在 6~8 周时才达最大作用,作用持续时间能达到 24 小时以上。不同血管紧张素Ⅱ受体阻滞药之间在降压强度上存在差异。低盐饮食或与利尿剂联合使用能明显增强疗效。多数 ARB 随剂量增大降压作用增强,治疗剂量窗较宽。最大的特点是直接与药物有关的不良反应很少,不引起刺激性干咳,持续治疗的依从性高。虽然在治疗对象和禁忌证方面与 ACEI 相同,但 ARB 具有自身疗效特点,在高血压治疗领域内,与 ACEI 并列作为目前推荐的常用的五大类降压药中的一类。

除了上述五大类主要的降压药物外,在降压药发展历史中还有一些药物,包括交感神经抑制剂,如利血平、可乐定;直接血管扩张剂,如肼屈嗪;α_1 受体阻滞药,如哌唑嗪、特拉唑嗪、多沙唑嗪,曾多年用于临床并有一定的降压疗效,但因不良反应较多,目前不主张单独使用,但是在复方制剂或联合治疗时仍在使用。

十、并发症

1.高血压危象 因紧张、疲劳、寒冷、嗜铬细胞瘤发作、突然停服降压药等诱因,小动脉发生强烈痉挛,血压急剧上升,影响重要脏器血液供应而产生危急症状。在高血压早期与晚期均可发生。危象发生时,出现头痛、烦躁、眩晕、恶心、呕吐、心悸、气急及视物模糊等严重症状,以及伴有痉挛动脉(椎-基底动脉、颈内动脉、视网膜动脉、冠状动脉等)累及相应的靶器官缺血症状。

2.高血压脑病 发生在重症高血压患者,由于过高的血压突破了脑血流自动调节范围,脑组织血流灌注过多引起脑水肿。临床表现以脑病的症状与体征为特点,表现为弥漫性严重头痛、呕吐、意识障碍、精神错乱,甚至昏迷、局灶性或全身抽搐。

3.脑血管病 包括脑出血、脑血栓形成、腔隙性脑梗死、短暂性脑缺血发作。

4.心力衰竭。

5.慢性肾衰竭。

6.主动脉夹层。

十一、预后

2010 年中国高血压防治指南就影响预后的因素做了如下调整。

1.危险因素增加了腹型肥胖(腰围:男性≥90cm,女性≥85cm),突出强调了它是代谢综合征的重要体征之一。

2.危险因素增加了"血同型半胱氨酸升高(≥10μmol/L)"。

3.危险因素中新增"糖耐量受损(2 小时血糖 7.8~11.0mmol/L)和(或)空腹血糖异常(6.1~6.9mmol/L)"。

4.去掉了"C-反应蛋白"。

5.靶器官损害中新增加了颈-股动脉脉搏波速度>12m/s,踝/臂血压指数<0.9,估算的肾小球滤过率降低[eGFR<60mL/(min·1.73m^2)]。

6.并发症新增加了糖尿病。

第二节 继发性高血压

继发性高血压(SH)是指病因明确或系统疾病引起的高血压,并可通过去除病因而使血压得到控制或明显下降。此类患者心血管疾病的患病率明显高于原发性高血压,因此两者的治疗和预后有明显的差别。现已发现有六十余种疾病可出现高血压。SH 如不能及时发现并治疗,则致残率及致死率较原发性高血压更高,因此临床医师在高血压人群中鉴别诊断 SH 并给予合理治疗更显意义重要。

一、流行病学

国外资料报道,继发性高血压在一般高血压人群中的患病率为 5%～10%,尽管所占比例不高,但绝对人数仍相当多。在欧洲,中、重度高血压人群中为 31%;法国巴黎一项1997—2001 年的调查显示,内分泌性高血压占 14.6%;我国有一项研究报道在所有住院的高血压患者中,继发性高血压占 14%。近年来,随着诊断技术的不断提高,对继发性高血压的检出率有逐年增高的趋势。

二、病因

1.肾性

(1)肾实质性疾病:①急性、慢性肾小球肾炎,肾盂肾炎,遗传性、放射性、红斑狼疮性肾炎;②多囊肾;③肾盂积水;④分泌肾素性肿瘤;⑤糖尿病肾病;⑥结缔组织病。

(2)肾血管性疾病:①纤维肌性结构不良致肾动脉狭窄;②动脉粥样硬化致肾动脉狭窄;③肾梗死;④多发性大动脉炎;⑤肾动脉血栓形成。

2.内分泌疾病

(1)甲状腺:①甲状腺功能减退;②甲状腺功能亢进。

(2)甲状旁腺:甲状旁腺功能亢进。

(3)肾上腺:①库欣综合征;②原发性醛固酮增多症;③嗜铬细胞瘤;④糖皮质激素反应性肾上腺皮质功能亢进。

(4)垂体:肢端肥大症。

3.神经源性 脑部肿瘤、脑炎、家庭性自主神经功能异常。

4.机械性血流障碍 动静脉瘘、主动脉瓣关闭不全、主动脉缩窄。

5.药物 交感神经胺类、避孕药、激素、甘草过量。

6.其他 真性红细胞增多症、烧伤、类癌综合征、中毒、妊娠高血压综合征。

三、诊断思路及程序

对高血压患者进行每一种继发性高血压的每项鉴别诊断措施几乎是不可能的,事实上也是不必要的。因此,对高血压患者进行鉴别诊断时,应该有一定的思路,即对具有不同临床特点的高血压患者,想到引起高血压的不同病因,再采取某些特殊的检查方法加以排除或证实,从而使病因诊断得以明确。临床上凡遇到下列情况时,要进行全面详尽的筛选检查:中、重度血压升高的年轻患者;症状、体征或实验室检查有怀疑线索,如肢体脉搏波动不对称性减弱或消失;药物联合治疗效果差,或者治疗过程中血压曾经控制良好但近期内又明显升高;对于应该敏感的降压药物不敏感或对某种降压药物极其敏感。目前诊断技术发展迅速,为提高鉴别诊断水平提供了科学依据,但永远不能忽视基本的病史询问、体格检查及常规实验室检查,因为这是诊断的基础。

1.病史采集　①高血压家族史;②高血压患病时间,最高、最低及平时血压水平;③高血压类型,是持续型或阵发型;④夜尿增多及周期性瘫痪史;⑤多汗、心悸及面色苍白史;⑥尿痛、尿急、血尿、贫血及水肿史;⑦女性一定要弄清楚妊娠期间的血压情况,避孕药服用史及第二性征发育史;⑧男性要了解吸烟、饮酒史和精神、工作、睡眠等特点;⑨高血压患者对不同类型降压药的反应。

2.体格检查　首次接受诊治时或病情变化时应详细接受系统的内科查体并注意以下几个问题:①平卧位测四肢血压;②详细检查周围血管搏动情况;③观测体型、面色及四肢末梢温度;④皮肤多汗及四肢血管情况;⑤面部及双下肢水肿情况;⑥第二性征的发育情况;⑦心率、心律及心脏杂音;⑧血管杂音;⑨眼底检查。

3.注意以下常规实验室检查　①血常规和尿常规;②生化;③餐后 2 小时血糖浓度。

另外,还应进行心电图、超声心动图、肝胆胰脾肾及肾上腺 B 超检查及胸部 X 线片等。24 小时血压监测在继发性高血压筛选检查中也有重要意义。各种继发性高血压患者,24 小时血压波动有其特殊性。例如,肾动脉狭窄所引起的高血压,其特点是持续血压升高,不出现夜间睡眠中血压下降,且对药物治疗也无明显反应;睡眠呼吸暂停综合征可使血压昼夜节律消失。

通过对临床资料的综合分析,应按继发性高血压有关原发性疾病进行临床特点组合,想到引起相关的继发性高血压的疾病。再联系各种继发性高血压疾病的临床特点,初步确定某种继发性高血压的可疑对象,再通过进一步的生化试验和特殊检查对某种继发性高血压疾病进行排除和确诊。

四、肾病所致高血压

肾病是最常见的导致继发性高血压的原因,同时又是最难以根治,且不好控制的一类。

1.肾实质性高血压　多见于急、慢性肾小球肾炎,间质性肾炎,狼疮性肾炎,各种血管炎,多囊肾,糖尿病肾病及反流性肾病。

(1)发病机制:肾实质性高血压的血流动力学变化和原发性高血压相似,早期有心排血量增加,继而有外周阻力上升。①容量机制;②肾素机制;③前列腺素及其他扩血管物质的减少;④交感神经系统的兴奋性增强;⑤利钠因子的机制;⑥其他内分泌激素的影响。在各种肾实质疾患和肾功能不全的不同时期,这些机制不同限度地参与了高血压状态的维持。不论机制如何发生,90%的晚期慢性肾衰竭(CRF)患者有高血压病,在各种引起高血压的肾病之间,其机制没有太大的差别。因此在治疗原则上基本一致。

(2)临床特点:①有急慢性肾炎病史;②水肿,面色晦暗;③高血压,对一般降压药物反应差;④贫血;⑤尿常规可见血尿、蛋白尿或颗粒管型;⑥血清尿素氮和肌酐含量增高。

（3）有助于确定诊断的特殊检查:①腹部超声;②静脉肾盂造影;③腹部 CT 及 MRI;④放射性核素肾功能显像;⑤肾穿刺及活检。

（4）治疗:目标是控制血压以防止肾功能的减退或延缓肾功能进行性恶化,同时防止各种并发症,从而改善预后。

1)控制水盐摄入:限盐饮食(小于 3g),控制体重(BMI<25kg/m²),常可减少水潴留。当肾功能重度减退时,盐的摄入要更加严格控制。

2)利尿药:当肌酐清除率仍保持在 10mL/min 以上时,利尿药是降压治疗的重要组成部分。噻嗪类利尿药是常用的药物,作用于远端肾单位,影响稀释能力,可能导致低钠。当肌酐清除率低于 30mL/min 时,噻嗪类利尿药的效果明显降低,此时应选择袢利尿药。保钾利尿药的应用在有氮质血症时应属禁忌,特别是糖尿病肾病及有低肾素、低醛固酮血症时。

3)降压药物的使用:利尿之后如仍不能控制血压,则需要加用其他降压药物,抗肾上腺素能药或 ACEI,或钙离通道阻滞药均有效,但作用机制不一,各有优缺点。

4)透析患者的降压治疗:随着肾衰竭的进展,发生高血压的患者增多,这些患者几乎无排泄功能。因此,钠容量状态在维持高血压中起重要作用。通过透析,多数患者的高血压可获得控制,限制水盐可控制病情,若仍不能控制血压,需要额外的降压措施。对高血压合并蛋白尿的患者优先选择 ACEI 和 ARB,必要时联合钙离通道阻滞药降压,而且有协同降尿蛋白的作用。

2.血管疾病所致高血压　肾血管性高血压是单侧或双侧肾动脉主干或分支狭窄引起的高血压。及时解除动脉狭窄,高血压可以逆转。它与原发性高血压合并肾动脉阻塞或硬化不同,后者是长期高血压的结果,即使解除阻塞也不能使血压完全恢复。

（1）病因:常见病因有动脉粥样硬化、多发性大动脉炎和肾动脉纤维肌性发育不良。其中动脉粥样硬化所致肾动脉狭窄最常见,占 75%~84%。动脉粥样硬化病变主要累及肾动脉主干的近1/3 段,多见于老年男性。纤维肌性发育不良主要累及肾动脉主干的后2/3 段和肾动脉分支,常见于女性。

（2）发病机制:肾血管性高血压患者的一系列改变始于肾素分泌率增高或肾血浆流量降低,可引起肾素浓度的增高。当肾血浆流量低于 75mL/min,双侧肾静脉肾素比值迅速增高,受累侧肾内肾素含量增高。单侧和双侧肾动脉狭窄所致的高血压,具有不同的病理生理特征,对降压药物的反应也有不同,前者属于肾素依赖性高血压,后者属于容量依赖性高血压。

（3）临床表现:病程短,病情进展较快,血压变化以舒张压升高最为明显。原有高血压的中、老年患者近期迅速恶化,甚至出现恶性高血压。不应用抗肾素-血管紧张素-醛固酮系统(RAAS)的药物,高血压难以控制,动脉血压迅速上升。反复发作的肺水肿,此肺水肿能瞬间发生并迅速消退,被称为"闪现肺水肿",这与左心功能受损有关。

（4）体格检查:体检时腹部或腰部可闻及血管杂音,杂音限度与肾动脉狭窄限度不呈平行关系。腹部杂音并非肾动脉狭窄的特异性体征。约 50% 的大动脉炎患者于颈部可闻及血管杂音。

（5）辅助检查：①超声检查；②放射性核素扫描；③CT 血管成像（CTA）或磁共振血管成像（MRA）；④肾动脉造影。

（6）治疗

1）药物治疗：主要是降压治疗。常用药物 ACEI 或 ARB、β 受体阻滞药、钙通道阻滞药。ACEI 或 ARB 一般来说适用于单侧肾动脉狭窄患者，但有学者报道在不影响血流动力学的情况下，双侧肾动脉狭窄也可应用。β 受体阻滞药对肾素系统的抑制作用有限，应联合治疗。

2）经皮腔内肾血管成形术（PTPA）治疗：血管成形术能改善 60%~70% 患者血压，这些患者伴随有更多的纤维肌病，而不是动脉粥样硬化。肾动脉支架植入术可减轻再狭窄。目前争议较大的问题是，如何掌握单侧肾动脉狭窄严重而肾功能正常、血压控制良好患者的介入治疗指征。

3）外科血管重建术可用于以下几种情况：不能很好控制的高血压、药物治疗导致肾功能逐渐减退、对血管成形术仅有暂时效果或无效。当前指南建议血管重建可能对一些特殊患者有益，包括血流动力学明显改变的肾动脉狭窄（RAS）和再发的不明原因充血性心力衰竭或不明原因特发或一过性肺水肿（Ⅰ类推荐）患者。血流动力学明显改变的RAS 患者或不稳定型心绞痛或急进性高血压、顽固性高血压和恶性高血压患者，宜进行经皮血管重建术治疗（Ⅱ类推荐）。

五、内分泌性高血压

内分泌组织增生或肿瘤所致的多种内分泌疾病，由于其相应激素如醛固酮、儿茶酚胺（CA）、皮质醇等分泌过度增多，导致机体血流动力学改变而使血压升高。若去除病因，高血压可治愈或缓解。

1.原发性醛固酮增多症（简称原醛）　是由于肾上腺的皮质肿瘤或增生，醛固酮分泌增多所致。占高血压的 0.4%~2%，发病年龄高峰 30~50 岁，女性较男性多见。最常见的原因为醛固酮瘤（APA），占原醛的 60%~85%，大多数为单个腺瘤，左侧多见。其次为双侧肾上腺皮质增生，又称特发性醛固酮增多症（IHA），占 20%~30%。少见有醛固酮癌、异位分泌醛固酮的肿瘤。

（1）发病机制：由于大量醛固酮潴钠、排钾所引起，钠潴留导致细胞外血容量扩张，血容量增多，血压升高；血管壁内钠离子浓度增加，增强血管对去甲肾上腺素的反应。

（2）临床表现

1）高血压。

2）低钾引起的症状。①肌肉方面：肌无力或麻痹多见，呈周期性发作，一般在肌肉劳累后或服用噻嗪类等排钾利尿药后发生，厌食、呕吐、腹泻也是诱因；②肾方面：缺钾可引起肾小管空泡样变性，临床表现为肾小管浓缩功能障碍，尿量增多（夜尿增多），伴口渴、多饮;③心脏方面:心电图表现 U 波明显,ST-T 波变化,QT 间期延长,低血钾时心肌细胞兴奋性增高,出现心律失常。

3)碱中毒:因细胞内大量钾离子丢失,细胞外钠和氢离子进入胞内而致,表现为血游离钙水平下降,出现肢端麻木和手足抽搐等。

4)代谢紊乱。

5)发育迟缓。

(3)实验室检查:①血浆钾浓度降低或正常,尿钾排量增加,血浆钠浓度正常或略高于正常;②血浆醛固酮、肾素活性、血管紧张素Ⅱ测定;③皮质醇浓度的测定;④钠负荷试验;⑤卡托普利试验;⑥螺内酯试验。

(4)定位诊断:当原醛的定性诊断明确后,需进一步鉴别 APA 和 IHA,因两者的治疗方法明显不同,APA 需手术治疗,IHA 则用药物治疗,常用的定位方法:①肾上腺 CT 扫描;②肾上腺磁共振成像(MRI);③肾上腺静脉血浆醛固酮水平测定;④血浆 18-羟皮质酮(18-OHB)或 18-羟皮质醇(18-OHF)水平;⑤地塞米松抑制试验。

(5)治疗:手术切除腺瘤或原醛患者的一侧肾上腺常可有效甚至根治本病。特发性醛固酮增多症手术疗效不佳,对此类患者或不能进行手术的患者多用药物治疗,包括螺内酯、氨苯蝶啶、钙通道阻滞药等。对于促肾上腺皮质激素(ACTH)依赖性醛固酮增多症,可采用终身口服地塞米松的方法治疗。

1)手术治疗:采用腹腔镜技术切除醛固酮腺瘤。

2)药物治疗:对于不能手术的肿瘤,宜用螺内酯治疗,长期使用可出现男子乳腺发育,女性月经不调等,可改为氨苯蝶啶或阿米洛利,以助排钠潴钾。血压控制未达标,可加钙通道阻滞药或 ACEI 或 ARB。

2.嗜铬细胞瘤 起源于主要位于肾上腺髓质和腹部的神经外胚层嗜铬细胞,也可起源于任何交感肾上腺素能神经丛。这种肿瘤持续或间断地释放大量 CA,引起持续性或阵发性高血压和多个器官功能及代谢紊乱。约 10% 为恶性肿瘤,以 20~50 岁多见。

(1)发病机制:嗜铬细胞胞质内有大量的嗜铬颗粒,主要分泌和储存 CA,即肾上腺素(E)、去甲肾上腺素(NE)和多巴胺(DA)。CA 持续增加,NE 可引起血管收缩,血压升高;E 收缩皮肤、肾及黏膜血管床,增加肝血流,通过 β_2 受体作用使骨骼肌舒张,心率增快,心排血量增加,收缩压升高;DA 刺激 β_1 肾上腺素能受体可增加心排血量,肾上腺轴突末梢释放 NE 而增高血压。

(2)临床表现:①高血压是其常见的临床表现,可呈阵发性、持续性或在持续性高血压的基础上阵发性加重,高血压发作时,一般降压药物治疗无明显效果;②头痛、心悸、多汗三联征;③代谢紊乱。

(3)实验室检查

1)血、尿 CA 及其代谢物测定:正常人尿 CA 排泄量呈昼夜周期性变化,白天高于夜间,并在活动时排泄增多。大多数嗜铬细胞瘤患者无论发作或不发作,尿 CA 明显增高,均大于 1 500nmol/d。

2)药物试验:对于阵发者,如果一直等不到发作,可考虑胰高血糖素激发试验。静脉注射胰高血糖素1mg,如有本病者,注射后1~3分钟内血浆儿茶酚胺增加3倍以上,或升至2 000μg/mL,血压上升。

3)苄胺唑啉试验。

(4)定位诊断:影像学检查对直径为1cm以上的肾上腺肿瘤可有阳性发现,超声阳性率高。CT对90%以上的肿瘤可准确定位。^{131}I-间位碘代苄胍(MIBG)闪烁扫描,是用于发现肾上腺外嗜铬细胞瘤的最好定位检查。

(5)治疗:一旦诊断及定位都确定了,应及早手术治疗。虽然推荐术前及术中应用α受体阻滞药,但在应用钙通道阻滞药的一系列患者中术中或术后的问题更少。如果肿瘤无法切除,用α-受体阻滞药(酚苄明)进行长期药物治疗,或用儿茶酚胺合成酶抑制药α-甲基络氨酸。

3.库欣综合征

(1)病因及发病机制:肾上腺皮质肿瘤或增生分泌糖皮质激素过多所致。病因为ACTH分泌过多或肾上腺病变。包括原发性肾上腺皮质病变;原发于肾上腺本身的肿瘤,其中皮质肿瘤约占20%,皮质腺癌约占5%。垂体瘤或下丘脑-垂体功能紊乱可引起肾上腺皮质增生,约占70%。异位ACTH综合征,指垂体以外的癌瘤如肺癌、胸腺癌、胰腺癌等刺激ACTH分泌及肾上腺皮质增生。长期大量应用皮质激素治疗某种疾病可引起医源性库欣综合征。

(2)临床特点

1)高血压:发生率为80%。

2)脂肪代谢紊乱:向心性肥胖,满月脸,水牛背,锁骨上窝脂肪垫,四肢纤细,臀部脂肪不多。

3)蛋白质代谢紊乱:皮下胶原纤维减少,皮肤变薄,皮肤宽大紫纹,伤口不易愈合,严重的骨质疏松。

4)水盐代谢紊乱:肾小管对钠的重吸收增加,血容量增加;出现低血钾、碱中毒。

5)糖代谢紊乱:20%的患者出现糖尿病。

6)钙磷代谢:皮质醇促进骨钙动员,使骨质疏松加重,血钙升高,尿钙排泄率增加,部分患者有泌尿系统结石。

7)性腺的抑制作用。

(3)实验室检查

1)血皮质醇的测定:呈脉冲式分泌,随昼夜节律变化,半夜零点测血皮质醇的意义较大。

2)24小时尿17-羟皮质类固醇测定:可代表皮质醇分泌水平。

3)24小时尿游离皮质醇(UFC)测定:可反映血中活性的游离皮质醇的水平,并且不受昼夜节律和脉冲分泌的影响。

4)小剂量地塞米松抑制试验。

5)胰岛素低血糖试验。

(4)影像学检查:颅内蝶鞍 X 线检查、肾上腺 CT、放射性碘化胆固醇肾上腺扫描可用于定位诊断。

(5)治疗:治疗方法包括手术、放射治疗及药物治疗。药物治疗包括对于催乳素升高者,可试用溴隐亭、赛庚啶等;阻滞肾上腺皮质合成的药物有双氯苯三氯乙烷、美替拉酮等。手术治疗的患者可能出现肾上腺皮质功能减退的临床表现,此时应补充肾上腺皮质激素。

4.甲状腺疾病　甲状腺激素在调节血压方面有重要的作用,发生甲状腺功能亢进(甲亢)和甲状腺功能减退(甲减)时可以合并高血压的发生。

(1)病因及发病机制:甲状腺激素可增加心肌收缩力,增加每搏量,伴心率加快,收缩压增高。同时可使机体代谢产物增多,外周血管扩张,引起舒张压下降,脉压增宽,一般为50~80mmHg;增加心血管 α 受体的数目和兴奋性,增加对 CA 的敏感性;血管活性物质产生变化。

(2)临床特点

1)甲亢继发性高血压:甲亢的临床表现有怕热、多汗、易饥饿、多食、心悸、心音增强,严重者可出现房颤、腹泻、容易激动、手有细微颤抖等高代谢综合征。高血压特点:脉压大,但平均动脉血压并没有改变。

2)甲减继发性高血压:无明显特异性,仅有畏寒、乏力、表情淡漠、面色苍白、水肿、体重增加、皮肤粗厚、毛发稀疏、心率减慢、记忆力减退、嗜睡、黏液性水肿、便秘、性功能紊乱。

高血压特点:舒张压升高,外周血管阻力正常或轻度升高,动脉压中度升高。

(3)实验室检查:甲状腺功能测定。甲亢时,血清促甲状腺素(TSH)多降低。促甲状腺素释放激素(TRH)兴奋试验无反应,三碘甲状腺原氨酸(T_3)抑制试验不被抑制,甲状腺摄碘率增加,高峰前移。甲减时,TSH 多升高。原发性甲减,TRH 兴奋试验中 TSH 在原已增加的基础上进一步升高;垂体性甲减,TRH 兴奋试验无反应;下丘脑性甲减,TRH 兴奋试验中 TSH 延迟升高。对舒张压升高的患者,尤其老年人,临床中要注意测定甲状腺功能。

(4)影像检查:甲状腺超声、甲状腺放射性核素扫描可确定甲状腺的位置、外形、大小及有无结节。穿刺细胞学检查可明确病理类型。

(5)治疗

1)甲亢继发性高血压首要的是治疗甲亢。甲亢治疗主要有 3 种方法,即抗甲状腺药物、放射性核素碘治疗和手术治疗。

2)甲减所致的高血压为可治愈的高血压,首先给予甲状腺激素制剂。年龄<50 岁的患者,可不考虑心脏的不良反应,一开始用全量左甲状腺素替代治疗。血清 TSH 正常时,可结束全量替代治疗。年龄>50 岁,合并冠心病的甲减,需注意两个问题:第一,在开始甲状腺激素治疗前,考虑是否需要冠状动脉重建,若需要,甲状腺激素治疗可延迟到手术后;第二,对合并稳定型心绞痛的患者,临床上不需要血管重建,开始用小剂量,逐步增加,每6~8周增加25μg,直到TSH正常。

六、睡眠呼吸暂停低通气综合征

睡眠呼吸暂停低通气综合征(SAHS)是指每晚睡眠过程中,呼吸暂停反复发作30次以上或睡眠呼吸暂停低通气指数(AHI)>5次/小时并伴有嗜睡等临床症状。

1.病因及发病机制 随着不断的深入研究,人们日益重视睡眠呼吸障碍。上气道狭窄、塌陷引起上气道阻力增高,呼吸功增加和胸腔负压增高,是引起阻塞性睡眠呼吸暂停低通气综合征(OSAHS)患者睡眠呼吸时上气道进一步塌陷、阻塞的始动因素。在慢性间歇性低氧血症、交感神经活动增加、某些体液因子分泌增多、颈动脉体功能失常、血管反应性增强、遗传和年龄等因素共同作用下,OSAHS患者逐渐出现白天血压持续升高。

2.临床特点 清晨睡醒时血压较高,白天及晚间睡前血压较低。单纯的抗高血压药物治疗效果较差,血压波动大,夜间血压下降率<10%。夜间血压反复发作的一过性升高。常同时存在肥胖、高脂血症、糖耐量减低和糖代谢紊乱。晨起头痛、口干、疲劳,白天过度嗜睡,夜间睡眠障碍、肢体躁动、憋气,严重者常常憋醒。

3.治疗 不仅要针对高血压进行治疗,更应同时积极治疗OSAHS。

(1)内科治疗:减轻体重、侧卧睡眠、戒烟酒、治疗原发病等;选择降压药物时必须考虑24小时的降压效果和对睡眠各阶段的降压作用,以及对睡眠呼吸暂停的作用。目前推荐ACEI类降压药物。

(2)无创持续正压治疗。

(3)外科治疗:包括腭垂软腭咽成形术、激光辅助腭咽成形术、射频消融术、软腭支体植入术等。

参考文献

[1]曾和松,汪道文.心血管内科疾病诊疗指南.第3版[M].北京:科学出版社,2019.

[2]罗心平,施海明,金波.实用心血管内科医师手册.第2版[M].上海:上海科学技术出版社,2017.

[3]张澍.心律失常介入诊疗培训教程[M].北京:人民卫生出版社,2018.

[4]韩雅玲,周玉杰,陈韵岱.王士雯老年心脏病学.第4版[M].北京:人民卫生出版社,2018.

[5]曾敏.老年心血管疾病诊疗精要[M].北京:人民卫生出版社,2019.

[6]中华医学会心血管疾病学分会介入心脏病学组,中华心血管疾病杂志编辑委员会.中国经皮冠状动脉介入治疗指南2012[J].中华心血管疾病杂志,2012,4(40):271-277.

[7]魏毅东.心力衰竭的现代管理[M].上海:同济大学出版社,2017.

[8]李剑,罗心平.实用心律失常诊疗手册[M].上海:上海科学技术出版社,2017.

[9]中华医学会心血管疾病学分会,中华心血管疾病杂志编辑委员会.冠心病合并心房颤动患者抗栓管理中国专家共识[J].中华心血管疾病杂志,2020,48(7):552-564.

[10]常三帅,高颖,夏时俊,等.中国心房颤动患者地高辛应用时限与不良预后的相关性研究[J].中华心血管疾病杂志,2020,48(9):728-734.

[11]沈玉,杨雪梅,杨彦,等.右美托咪定在急性左心衰竭患者行NIPPV治疗中的作用研究[J].临床心血管疾病杂志,2020,36(3):253-256.

[12]MANGION K,CARRICK D,CLERFOND G,et al. Predictors of segmental myocardial functional recovery in patients after an acute ST-elevation myocardial infarction[J]. European Journal of Radiology,2019,112:121-129.